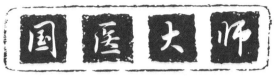

专科专病用方经验（第2辑）

—— 针 灸 分 册

主 编 蔡铁如 宁泽璞

U0129836

中国中医药出版社

·北 京·

图书在版编目（CIP）数据

国医大师专科专病用方经验.第2辑.针灸分册/蔡铁如，宁泽璞主编.—北京：中国中医药出版社，2018.1（2021.3重印）

ISBN 978－7－5132－4412－1

Ⅰ.①国… Ⅱ.①蔡… ②宁… Ⅲ.①针灸疗法—临床应用—经验—中国 Ⅳ.① R289.5 ② R246

中国版本图书馆 CIP 数据核字（2017）第 214208 号

中国中医药出版社出版

北京经济技术开发区科创十三街 31 号院二区 8 号楼

邮政编码 100176

传真 010-64405721

河北仁润印刷有限公司印刷

各地新华书店经销

开本 880×1230 1/32 印张 12 彩插 0.25 字数 286 千字

2018 年 1 月第 1 版 2021 年 3 月第 2 次印刷

书号 ISBN 978－7－5132－4412－1

定价 48.00 元

网址 www.cptcm.com

社 长 热 线 010-64405720

购 书 热 线 010-89535836

维 权 打 假 010-64405753

微信服务号 zgzyycbs

微商城网址 https://kdt.im/LIdUGr

官方微博 http://e.weibo.com/cptcm

天猫旗舰店网址 https://zgzyycbs.tmall.com

如有印装质量问题请与本社出版部联系（010-64405510）

国医大师专科专病用方经验（第2辑）
——针灸分册

编 委 会

国医大师
专科专病用方经验

九九叟朱良春题

国医大师朱良春教授题

辑名医经验
传大师精萃

为《国医大师专科专病
用方经验》出版题

刘祖贻

乙未春七月

前　言

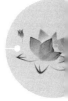

　　名老中医是中医药事业特有的智能资源，是维系中医药传承发展的中坚力量，而国医大师是名老中医的优秀代表。他们医德高尚、学术造诣精湛、实践经验丰富，代表着当代中医学术和临床发展的最高水平，是中医药学术的集中体现，是中医学发展的重要推动力。他们的学术思想、临床经验及技术是他们研读经典、博采诸家、长期临证而摸索总结出来的，是他们心血和智慧的结晶，是中医药学术的核心点和最具价值部分。正是因为有了一个个、一代代名老中医药专家的学术思想和临床经验，才汇聚成了丰富多彩、博大精深的中医药学术宝库，才使得中医药学术之树永葆长青！中医药文化之花灿烂绽放！中医药智慧之果普惠民众！中医药事业之舟破浪前行！

　　在浩如烟海的名老中医学术思想与临证经验之中，对其用方经验进行挖掘无疑是颇具临床实用价值的。"方从法立，以法统方"，名医经验用方既是其临床经验的结晶，更体现了其理、法、方、药相一致的学术思想与思维方法。因此，系统地整理研究国医大师的专科专病用方经验，将其汇编成册，公之于众，既是中医药学术传承的需要，也是广大中医药专业技术人员翘首以盼的盛事。

　　在王利广先生的策划下，我们成功推出了《国医大师专科专病用方经验》第1辑，包括心脑病、肺系病、脾胃肝胆病、肾系病和气血津液与头身肢体病共5个分册，受到各方好评。因此，在中国中医药出版社和湖南省中医药研究院的大力支持下，我们以第 1 辑编者为主体，组织湖南省中医药研究院、湖南中医药大学的一批中青年专家，对第二批国医大师的学术经验和专科专病特色方药进行了系统研究整理（部分分册研究整理了两批 60 位国医大师的资料），其收录内容均来源于国医大师亲自撰写或其传承弟子总结整理的公开发表文献，主要包括科学技术期刊、研究生学位论文、专业报纸以及学术专著等。相对于首批国医大师，第二批国医大师的研究领域更宽广，除内科外，还涉及针灸科和妇科，尤其是针灸科，又囊括了针灸治疗内、妇、皮肤、外、骨伤、儿、五官等临床各科疾病，使得资料收集的难度更大，对编写人员的专业素养要求更高，好在诸君同心协力，恪尽职守，历时近两年，形成了国医大师专科专病用方经验第 2 辑系列书稿，脾胃肝胆病、心肺脑病、妇科病、肿瘤病、肾系与气血津液头身肢体病和针灸 6 个分册。编写体例是在同一病证下，将各位国医大师独具特色的验方组成、功效、主治、用法及用药经验、验案（据广大读者建议本辑新加）进行集中展示，便于读者在极短的时间内能领略到国医大师们独具匠心的临证思辨方法和遣方用药经验，体会国医大师们独特的学术思想和丰富的临床经验，这是本书不同于同类著作之处和显著特色所在。

在本书即将付梓之际，谨对书中所有引用资料的原作者、编辑者、出版者致以深深的、诚挚的谢意！向为本书出版付出辛勤劳动的所有同仁表示衷心的感谢！第 1 辑出版时曾蒙国医大师朱良春（朱老已于 2015 年 12 月 13 日驾鹤仙逝）、刘祖贻题词，为表达对两位大师的敬意，我们仍然将朱老、刘老题词置于书首。由于学识有限，书中不当之处在所难免，敬请广大读者提出宝贵意见，以便再版时修订提高！

蔡铁如　宁泽璞

丙申年初秋于岳麓山下

编写说明

  针灸是中医学体系中具有独立理论及特殊治疗工具的疾病治疗方法，在对常见病、多发病的治疗上，针灸都取得了卓著疗效，随着时代的变迁，针灸理论、技术乃至工具都不断更新改进，适用范围越来越广泛。临床中医学家们单独使用针灸或针药并用，在实践中积累了相当丰富的经验，针灸作为一种疗效确切的中医外治法，越来越受到国内外的重视。世界卫生组织在1979年推荐针灸治疗43种病证，据近年来资料报道，针灸疗法已应用于共16类包含461种病证的治疗。

  针灸治疗疾病历史悠久，《素问·异法方宜论》载："东方之域……其疾皆为痈疡，其治宜砭石。""砭，以石刺病也"，此为最早的针刺治病记载。针刺工具种类多，运用广，在《黄帝内经》中即记载有九针，九针针型不同，作用也各有偏重，经过演变，现代形成了镵针、铍针、锋钩针、三棱针、火针、梅花针、磁圆梅针、鍉针、圆利针、毫针、长针等，而其中毫针使用频率最高。本书收录了新中国成立后第一批、第二批国医大师（按照姓氏笔画排序）针灸治疗常见病证的200余个经验方，将针灸方分为选穴、功效、主治、操作及经验进行了收集和整理归纳，系统总结了国医大师在针灸方面的高超技艺及理论创新，部分针方后附上临床验案以做参考，充分反映了国医大师在临床中对针灸组方的灵活运用及娴熟的操作手法。由于针灸涉及的病种广而杂，故本书内容以针为主，兼顾灸，而且针方主要收录毫针组方，其他针具针法的组方数量较少，暂未录入。大部分的针灸方鲜有固定名称，故统一以"经验方"命名。

由于编者水平有限，时间仓促，书中仅收录了国医大师的部分针灸方，敬请各位专家、学者和读者朋友提出宝贵意见，以便再版时修订提高。同时谨对本书中所有引用资料的作者、编者致以衷心的谢意！

本书编委会

2017 年 6 月

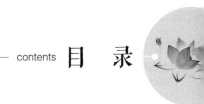

contents 目 录

第 **1** 章 内科

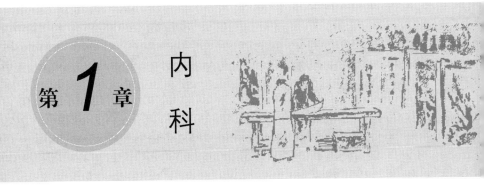

第1节 咳 嗽

咳嗽是指外感或内伤等因素，导致肺失宣肃，肺气上逆，冲击气道，发出咳声或伴咳痰为临床特征的一种病证。历代将有声无痰称为咳，有痰无声称为嗽，有痰有声谓之咳嗽。临床上多为痰声并见，很难截然分开，故以咳嗽并称。《黄帝内经》对咳嗽的成因、症状及证候分类、证候转归及治疗等问题已做了较系统的论述，阐述了气候变化、六气影响及肺可以致咳嗽，如《素问·宣明五气》说："五气所病……肺为咳。"《素问·咳论》更是一篇论述咳嗽的专篇，并指出了证候转归和治疗原则。

咳嗽既是独立性的病证，又是肺系多种病证的一个症状。本节是讨论以咳嗽为主要临床表现的一类病证。西医学的上呼吸道感染、支气管炎、支气管扩张、肺炎等以咳嗽为主症者可参考本病证进行辨证论治，其他疾病兼见咳嗽者，亦可参考本病证论治。本节收录了贺普仁治疗本病的经验方1首。贺普仁善用足太阳膀胱经三穴治疗咳嗽，除毫针外，重病时使用火针也是其独特方法。

贺普仁：经验方

【选穴】大杼、风门、肺俞。风寒咳嗽伴头痛，鼻塞，流清涕，寒热无汗，加风池，合谷；风热咳嗽伴身热头痛，恶风汗出，加大椎、曲池；痰浊阻肺伴胸脘痞闷，胃纳减少，加中脘、丰隆；肝火灼肺，加阳陵泉、行间；肺肾阴虚，加太渊、太溪。

【功效】宣肺平喘。风寒咳嗽：散风祛寒；风热咳嗽：疏风清热；痰浊阻肺：和中祛痰；肝火灼肺：清泻肝火；肺肾阴虚：益肺肾之阴而止咳。

【主治】风寒咳嗽：咳嗽喉痒，痰稀色白；风热咳嗽：咳嗽，痰稠而黄，咽痛口渴；痰浊阻肺：咳嗽痰多，痰白而黏；肝火灼肺：气逆作咳，痰少而黏，咳时胸胁引痛；肺肾阴虚：干咳少痰，或痰中带血。常见于上呼吸道感染、支气管炎、支气管扩张、肺结核等疾病。

【操作】毫针刺入选穴0.5寸深，先补后泻。病情重者可用中粗火针，速刺法，点刺不留针，针刺深度不超过0.5寸。风寒咳嗽、风热咳嗽型毫针浅刺用泻法，风池向鼻尖斜刺0.5寸，合谷直刺0.5寸，大椎向上斜刺0.5寸，曲池直刺1寸。痰浊阻肺及肝火灼肺型用平补平泻法，中脘、丰隆、阳陵泉直刺1寸，行间斜刺0.5寸。肺肾阴虚型用补法，太渊避开桡动脉，直刺0.3寸，太溪直刺0.5寸。

【经验】三穴属足太阳膀胱经，太阳主一身之表，大杼为手足太阳经交会穴；风门为风之门户，足太阳经督脉之会；肺俞是肺脏之气输注之要穴，此三穴共济宣肺平喘之功。贺普仁教授认为，病重用火针刺之，其意义在于借火之温热之力，激发经气，鼓舞气血运行，较毫针更具事半功倍之效。虚证得火，火壮补之；实证得火，火郁发之。此三穴合用为治疗呼吸疾患的主要针方。风池、合谷散风祛寒。大椎为手足三阳经与督脉之会，为清热要穴。行间为足厥阴经荥穴，配五行属木，与阳陵泉共为清泻肝火之要穴。太渊、太溪分别为手太阴经与足少阴经原穴，"五脏六腑之有疾者，皆取其原也"，肺主气，肾主纳气，二穴益肺肾之阴而止咳。

对于慢性长期不愈的咳嗽患者，应注意改善体质，提高人体防御能力。戒烟或少吸烟，平素要慎起居、避风寒，可以运用三伏贴、三九贴来改善呼吸系统的功能。

〔贺普仁.普仁明堂示三通〔M〕.北京：科学技术文献出版社，2011：151〕

第 2 节 发 热

发热是指体温超过正常水平状态的病证，引起发热的原因很多，其中最主要的是感受外邪、邪正相争。治宜疏风，清热，解毒。常见于西医学中的感冒发热、急性感染、急性传染病、寄生虫病和中暑、风湿热、恶性肿瘤等疾病。本节共收录了吕景山、贺普仁治疗本病的经验方 10 首。吕景山清补并用，治标扶本兼施；贺普仁以疏风清热为主。

吕景山：经验方 1

【选穴】①风门、肺俞；②曲池、合谷；③孔最、合谷；④大椎、束骨；⑤少商、商阳。

【功效】宣散解表，清肺退热。

【主治】恶寒发热，头身疼痛，咳嗽胸痛，咽喉肿痛。

【操作】①风门、肺俞先直刺，0.3～0.5寸，施以捻转泻法，再向椎体方向刺0.5～1寸，施以提插泻法。②曲池直刺1～1.2寸，合谷直刺0.5～1寸，均施以泻法，留针30分钟，每隔10分钟行针1次。③孔最直刺1～1.2寸，合谷直刺0.5～1寸，均施以泻法，留针30分钟，每隔10分钟行针1次。④大椎从后微向上斜刺1～1.2寸，行捻转泻法；束骨直刺0.2～0.3寸，施以同步行针法。⑤少商、商阳，三棱针点刺放血，以出血颜色由紫黑变为鲜红色为度。

【经验】①按"风从上受""肺合皮毛"之理，风门、肺俞位居人体上部，故为风邪侵袭之门户，风门轻清升散，以疏散风寒、清热解表为主，肺俞肃降下行，以宣肺降气、肃肺止咳为要，二穴相合，一升一降，相辅相成，疏风散寒，解表清热，宣肺止咳。②肺与大肠相表里，故曲池、合谷有清肺退热之妙用，盖曲池有通调腑气、疏风解表之功，合谷振奋整体功能，调气活血，清热，曲池走而不守、合谷升而能散，以合谷之轻载曲池之走，上行上焦，驱除外邪，使解表退热之功更强。③孔最为肺经郄穴，有救急之功，合谷为大肠原穴，可调整一身之元气，振奋一身之机能，孔最走而不守，合谷升而能散，孔最清肺热、宣肺气以解表，合谷调气血、泄大肠热以散邪，二穴伍用，一上一下，一肺一肠（大肠），一表一里，协同为用，疏风解表清热、宣肺止咳之效更显。④大椎通调督脉，宣通阳气，疏散表邪清热，突出一个"清"字，束骨宣通太阳经气，疏风散寒，发汗解表，突出一个"解"字，大椎以宣散为主，束骨以疏通为要，二穴相合，宣通上下，调和营卫，解表退热，发汗解肌。⑤少商为肺经井穴，五行属木，有清肺逆、泄脏热、利咽喉、消肿痛之功，商阳为大肠经井穴，五行属金，有通经活络、解表退热、开郁散结之效，二穴相合，相互制约，相互为用，表里双解，清热散邪之力增强。少商、商阳三棱针点刺放血对咽喉肿痛有立竿见影之效。

〔吕景山.发热［J］.山西中医，1990，6（2）：26-28〕

吕景山：经验方2

【选穴】①大椎、间使；②支沟、阳陵泉。

【功效】和解少阳，扶正达邪。

【主治】往来寒热，胸胁苦满，不欲饮食，心烦喜呕，口苦，咽干，目眩。

【操作】①大椎斜向椎体方向刺0.5～1寸，针刺用泻法；间使直刺0.5～1寸，亦可向支沟方向透刺，针刺用泻法。②支沟直刺0.5～1寸，阳陵泉直刺1～1.5寸，均施以同步行针法。

【经验】①大椎为膀胱经腧穴、督脉之别络、骨之会穴、手足太阳经之交会穴，有宣阳和阴、祛风散邪、解表退热、宣肺平喘之功；间使为心包经腧穴、经（金）穴，有和解少阳、祛除寒热、宽胸利膈之效，二穴伍用，宣阳和阴，和解少阳，平息寒热之力更强。②支沟为手少阳三焦经腧穴，有清利三焦、泄热通便之功；阳陵泉为足少阳胆经穴、筋之会穴，有疏泄肝胆、和解少阳、散邪清热之效，二穴伍用，一上一下，同经相应，同气相求，相互促进，疏散郁结，和解少阳之力增强。

〔吕景山.发热［J］.山西中医，1990，6（2）：26-28〕

吕景山：经验方3

【选穴】大椎、曲池、内庭、关冲。

【功效】清热祛邪。

【主治】高热，面红目赤，口渴饮冷，咳嗽胸痛，不恶寒反恶热。

【操作】大椎从后微向上斜刺1～1.2寸，行捻转泻法；曲池直刺1～1.2寸，施以泻法，留针30分钟；内庭直刺0.3～0.5寸，针刺用泻法；关冲斜刺0.2～0.3寸，针刺用泻法，亦可三棱针点刺放血。

【经验】大椎、曲池同前，内庭为足阳明胃经腧穴、荥穴，善清胃腑之热，关冲为手少阳三焦经腧穴、井穴，可清泄气分之热，诸穴参合，清热祛邪之力增强。

〔吕景山.发热［J］.山西中医，1990，6（2）：26-28〕

吕景山：经验方4

【选穴】①大椎、曲池、十二井穴、十宣；②曲泽、委中。

【功效】清营凉血。

【主治】高热夜甚，烦躁不安，口干而不甚渴，或斑疹隐隐，或衄血、吐血、便血。

【操作】①大椎斜向椎体方向刺0.5～1寸，针刺用泻法；曲池直刺 1 ～ 1.2 寸；十二井穴、十宣均以三棱针点刺放血，出血颜色由紫黑色变为红色为度。②曲泽、委中，用三棱针缓刺泻血，每穴可放 10 ～ 20mL。

【经验】①大椎、曲池同前，十二井穴、十宣皆位于四末，又为阴、阳经交接之处，刺之可凉血泄热，醒神开窍。②曲泽为手厥阴心包经腧穴、合穴，委中为足太阳膀胱经腧穴、合穴、下合穴，取浮络泻血，清营凉血，解毒退热，活血行瘀，调和阴阳。

〔吕景山. 发热［J］. 山西中医，1990，6（2）：26-28〕

吕景山：经验方 5

【选穴】①素髎、内关；②大椎、曲池、十二井穴；③内庭、二间。

【功效】清泄暑热，醒脑开窍。

【主治】高热神昏，烦躁不宁，口渴引饮，口唇干燥，肌肤灼热，时有谵语、抽搐。

【操作】①素髎向上斜刺 0.3 ～ 0.5 寸，行雀啄术针法；内关直刺 0.5 ～ 1 寸，行同步捻转针法。②大椎斜向椎体方向刺 0.5 ～ 1 寸，针刺用泻法；曲池直刺 1 ～ 1.2 寸；十二井穴以三棱针点刺放血，出血颜色由紫黑色变为红色为度。③内庭直刺 0.3 ～ 0.5 寸，针刺用泻法；二间直刺 0.3 ～ 0.5 寸，针刺用泻法。

【经验】①素髎为督脉之腧穴，位于鼻尖，入走上焦，有调和肺气、泄热开窍之功，内关为手厥阴心包经腧穴、络穴，别走少阳三焦，又为八脉交会穴之一，与阴维脉相通，行于上焦，有清泻包络、疏利三焦、理气强心之效，二穴参合，并走上焦，心肺同治，加强宣肺行气、泄热开窍、强心救急之力。②大椎、曲池、十二井穴同前。③内庭为足阳明胃经腧穴、荥水穴，有清泄胃腑邪热之功；二间为手阳明大肠经腧穴、荥水穴，有清泄大肠邪热之效，二穴伍用，胃肠并治，清热泻火之力更佳。

〔吕景山．发热［J］．山西中医，1990，6（2）：26–28〕

吕景山：经验方6

【选穴】①至阳、涌泉；②中脘、腕骨。

【功效】清化湿热。

【主治】午后发热，缠绵难愈，口黏口苦，胸闷纳呆，肢体困倦，大便溏泻。

【操作】①至阳针尖向上斜刺1～1.2寸，令针感向上腹部放散为度；涌泉直刺0.5～1寸，针刺用补法。②中脘直刺1～1.2寸，针刺先泻后补；腕骨直刺0.3～0.5寸，施以同步行针法。

【经验】①至阳为督脉腧穴，有理气宽胸、利胆清热之功；涌泉为肾经腧穴，乃肾经脉气所出，有滋肾阴、清虚热之效，二穴参合，一上一下，上下呼应，加强清热利湿之力。②中脘为任脉经穴、胃之募穴、腑之会穴，任脉与手太阳、手少阳、足阳明胃经之交会穴，有和胃气、化湿滞、理中焦、调升降之功；腕骨有疏散太阳经邪气、清利小肠经湿热之效，二穴伍用，健中宫、清湿热之力更强。

〔吕景山．发热［J］．山西中医，1990，6（2）：26–28〕

吕景山：经验方 7

【选穴】①鱼际、太溪；②内关、三阴交。

【功效】滋阴清热。

【主治】午后或夜间发热，五心烦热，颧红盗汗，口干咽燥，失眠多梦，尿少色黄，大便秘结。

【操作】①鱼际直刺 0.8～1 寸，针刺用泻法；太溪直刺 0.3～0.5 寸，针刺用补法。②内关直刺 0.5～1 寸，行同步捻转针法；三阴交直刺 0.5～1 寸，针刺用补法。

【经验】①鱼际为肺经腧穴，乃本经脉气所溜，为荥火穴，有宣肺止咳、清热泻火、清利咽喉之功，太溪为肾经腧穴，乃本经脉气所注，为输土穴、原穴，有滋肾阴、退虚热、壮元阳、利三焦、补肝肾、强腰膝之效，鱼际突出一个"清"字，太溪侧重一个"补"字，鱼际以泻火为主，太溪以滋阴为要，二穴伍用，一肺一肾，一补一泻，清上安下，水火相济，子母相生，滋阴润燥清热之力更强。②内关同前，三阴交为脾经腧穴，足三阴经之交会穴，有补脾胃、促运化、疏下焦、理肝肾之效，内关消上，三阴交滋下，一以和阳，一以和阴，清上发下，补虚疗损，清热除烦，除蒸止汗。

〔吕景山.发热［J］.山西中医，1990，6（2）：26-28〕

吕景山：经验方 8

【选穴】①膏肓俞、足三里；②足三里、三阴交。

【功效】益气健脾。

【主治】低热畏风，常自汗出，疲乏无力，气短懒言，食少便溏。

【操作】①膏肓俞斜刺 0.5～1 寸，针刺用补法；足三里直刺 1.5 寸，针刺先泻后补。②足三里同前，三阴交直刺 0.5～1 寸，针刺用补法。

【经验】①膏肓俞为膀胱经腧穴，有宣通肺气、益气补虚、扶正祛邪、调和气血、强壮健身之功，足三里为胃经腧穴、合土穴、下合穴，有壮一身之元阳、补脏腑之亏损、健脾胃、助消化、增食欲之效，膏肓俞走上焦、强心肺为主，足三里行中焦、补气升阳为要，二穴伍用，上中合治，培土生金，补虚除热。②足三里、三阴交伍用，一脾一胃，一表一里，一纳一运，阴阳相配，相互制约，相互促进，健脾和胃，益气生血，扶正退热。

〔吕景山.发热［J］.山西中医，1990，6（2）：26-28〕

吕景山：经验方 9

【选穴】①大椎、膈俞；②曲泽、委中。

【功效】活血祛瘀。

【主治】入暮发热，口干咽燥，肌肤甲错，面色暗黑，唇青舌紫。

【操作】①以大椎穴为中心，上下左右各 0.2～0.3 寸处三棱针点刺，加拔火罐放血；膈俞斜刺 0.5～0.8 寸，针刺用泻法，亦可点刺放血。②曲泽、委中，用三棱针缓刺泻血，每穴可放 10～20mL。

【经验】①大椎同前，膈俞为膀胱经腧穴、血之会穴，有活血祛瘀之力，二穴伍用，化瘀退热之力增强。②曲泽、委中同前。

〔吕景山.发热〔J〕.山西中医，1990，6（2）：26-28〕

贺普仁：经验方

【选穴】大椎、曲池、合谷。伴头痛，加太阳、外关，毫针泻法以清头部之邪。伴咽喉肿痛，加少商，三棱针点刺出血以清肺热利咽喉。伴咳嗽、气喘，加尺泽、肺俞，毫针泻法以清肺化痰。

【功效】清利肺气，疏散风热。

【主治】在发热初常有寒意，或恶寒、寒战；发热时心率一般加速、呼吸增快，并有口唇干燥、舌苔厚腻、食欲不振、尿少色深、疲乏软弱、头痛头昏。

【操作】大椎，三棱针点刺放血；曲池、合谷，毫针泻法。高热时三穴同用，热度不太高时选用其中两穴。留针 30 分钟，每天 1 次。

【经验】贺普仁教授认为大椎、曲池、合谷三穴组成为清热之要方。大椎是督脉要穴，为诸阳之会，针之能振奋人体正气，驱邪外出而解热。风热上受，首先犯肺，太阴与阳明互为表里。曲池、合谷为手阳明大肠经的合穴、原穴，二穴并用，有疏散风热、清利肺气的作用。

〔贺普仁.普仁明堂示三通［M］.北京：科学技术文献出版社，2011：150〕

第3节　胃脘痛

胃脘痛又名胃痛，是指以胃脘近心窝处疼痛为主症的病证。多由外感邪气、内伤饮食情志、脏腑功能失调等导致气机郁滞、胃失所养而发病，往往兼见胃脘部痞满、胀闷、嗳气、吐酸、纳呆、胁胀、腹胀等症，常反复发作，久治难愈。本病初发，多属实证，其病位主要在胃，可及肝，常见胃气壅滞、肝胃气滞、肝胃郁热、瘀血阻滞等证；病久常见虚证，病位主要在脾，常见胃阴不足、脾胃虚寒等证；亦有虚实夹杂者，或脾胃同病，或肝脾同病。治法上常以理气和胃止痛为基本原则，邪实者以祛邪为急，正虚者以扶正为先，虚实夹杂者又应邪正兼顾。凡西医学急慢性胃炎、消化性溃疡、胃神经官能症、胃痉挛、胃下垂、胃癌，以及部分肝胆胰疾病，见有胃脘部疼痛者可参照本节内容辨证论治。本节收录了吕景山、贺普仁治疗本病的经验方7首。吕景山善用对穴以"和治内腑"，使之调通，功能顺畅；贺普仁善用中脘、梁门和胃降逆止痛。

吕景山：经验方 1

【选穴】①中脘、气海、足三里；②脾俞、胃俞；③手三里、足三里。

【功效】健脾益气，通络止痛。

【主治】胃痛喜按，面色㿠白，消瘦乏力。

【操作】①中脘直刺 1～1.5 寸，施以捻转补泻手法，先泻后补；气海直刺 1～1.5 寸，针刺用补法；足三里直刺 1～1.5 寸，针刺用补法。②脾俞、胃俞先直刺 5～8 分，在得气、守气的基础上施以补法，再将针提至皮下，向脊椎方向斜刺 1 寸左右，并施以补法，留针 25 分钟。③手三里直刺 1～1.2 寸，针刺用泻法，亦可与足三里施以同步针法。

【经验】①中脘为任脉经穴、腑之会穴、胃之募穴，内为胃腑所居，有调升降、和胃气、化湿滞、消胀满之功；气海为任脉经穴，乃本经脉气所发，为生气之海，有补肾气、益元气之效；足三里为胃经穴、合穴、下合穴，有健脾和胃、消积导滞、理气止痛、扶正祛邪、强壮健身之力，三穴参合，有健脾益气、行气止痛之效。②脾俞为脾的精气输注于背部的特定部位，有补脾气、益营血、助运化、利水湿之功；胃俞为胃的精气输注在背部的特定部位，有调中气、和胃气、补中气、消胀满之功。盖脾胃同居中焦，脾为阴土，胃为阳土，胃主纳谷，脾主运化，脾气宜升，胃气宜降，二穴相合，一阴一阳、一表一里、一纳一运、一升一降，相互促进，相互为用，升降协和，纳运如常，脾健胃和，饮食自倍，疼痛即除。③手三里为大肠经腧穴，能和胃利肠，与足三里相合，一手一足，一上一下，一胃一肠，同气相求，相得，调理气机，宣通胃肠，补益强壮之功增强。

〔吕景山. 胃痛［J］. 山西中医，1989，5（6）：32-34〕

吕景山：经验方2

【选穴】①期门、内关；②足三里、太冲；③左支沟、阳陵泉，右合谷、足三里。

【功效】疏肝理气，和胃止痛。

【主治】胃脘攻冲胀痛，痛引两胁，生气恼怒则痛甚。

【操作】①期门斜刺0.5～0.8寸，针刺用泻法；内关直刺0.5～1寸，施以同步行针法。②足三里直刺1～1.5寸，针刺用补法；太冲直刺0.5～1寸，先行捻转泻法，再施同步行针法。③支沟直刺0.5～1寸，针刺用泻法；阳陵泉直刺1～1.5寸，施以泻法；合谷直刺1～1.5寸，针刺先泻后补；足三里同前；四穴亦可行同步行针法。

【经验】①期门为肝经腧穴、募穴，内与肝脾相应，有疏泄肝胆、散结止痛之功，内关为心包经腧穴，有宽胸理气、和胃止痛之效，二穴合用，有疏肝和胃、开郁止痛之力。②足三里同前，太冲为肝经腧穴、原穴，有疏肝理气之力，足三里以补为主，太冲以泻为要，二穴参合，一补一泻，相互制约，相互为用，培土抑木，清泻肝胆、和胃止痛之力增强。③支沟为三焦经腧穴，有通调三焦、行气止痛之功，阳陵泉为胆经腧穴，有疏泄肝胆、舒筋活络、缓急止痛之效，二穴伍用，一上一下，同经相应，同气相求，相互促进，相得，和解少阳，散结止痛之力增强；合谷为大肠经腧穴、原穴，有清利三焦、通降肠胃、镇静止痛之功，足三里同前，四穴参合，疏肝和胃、理气止痛之力佳。

〔吕景山.胃痛［J］.山西中医，1989，5（6）：32-34〕

吕景山：经验方 3

【选穴】①期门、中脘、血海；②膈俞、至阳、三阴交；③章门、劳宫。

【功效】活血化瘀。

【主治】胃脘疼痛，痛有定处，状如针刺，舌质暗，有瘀点、瘀斑。

【操作】①期门斜刺 0.5 ～ 0.8 寸，针刺用泻法；中脘直刺 1 ～ 1.5 寸，施以捻转补泻手法，先泻后补；血海直刺 1 ～ 1.2 寸，针刺用泻法。②膈俞直刺 0.3 ～ 0.8 寸，施以泻法；至阳向前上方斜刺 1 ～ 1.5 寸，令针感直达病所（胃脘部有收缩感）为宜；三阴交从内向外斜刺 0.8 ～ 1 寸，针刺先泻后补。③章门斜刺 0.5 ～ 1 寸，施以捻转泻法；劳宫直刺 0.3 ～ 0.5 寸，行提插泻法，亦可施同步行针法。

【经验】①期门、中脘同前，血海为脾经腧穴，有活血行气、凉血止血之功，期门、中脘为近部取穴，理气散瘀定痛，血海为循经远道配穴，诸穴相合，增强行瘀止痛之力。②膈俞为膀胱经腧穴、血之会穴，有解郁散结、活血止痛之功；至阳为督脉经穴，内与胃相应，有理气止痛之效；三阴交为脾经腧穴，三条阴经之交会穴，有健脾利湿、散瘀止痛之力。③章门为肝经腧穴、脾之募穴、脏之会穴，内与胃为邻，有疏肝理气、活血化瘀、消痞散结之功；劳宫为心包经腧穴、荥火穴，有清心泻火、宽胸散结、凉血息风之效，二穴相合，同气相求，相得，清心泻肝，疏肝和胃、散瘀止痛之力增强。

〔吕景山.胃痛［J］.山西中医，1989，5（6）：32-34〕

吕景山：经验方4

【选穴】①中脘、气海、足三里、三阴交；②上脘、中脘、下脘、足三里。

【功效】温中散寒止痛。

【主治】胃脘冷痛，得热痛减，遇寒痛甚，四肢不温。

【操作】①中脘直刺1～1.5寸，施以捻转补泻手法，先泻后补；气海直刺1～1.5寸，针刺用补法，重用灸法，艾条灸15～20分钟；足三里、三阴交先泻后补，再施温针灸5～10壮。②上脘、中脘、下脘直刺1～1.5寸，艾条灸10～15分钟；足三里直刺1～1.5寸，针刺用补法。

【经验】①中脘、气海、足三里、三阴交同前，四穴合参，加强健脾和胃、散寒止痛之力。②上脘位于胃之上口，属胃的络脉，为足阳明、手太阳、任脉之会穴，能开胃腑受纳之门，下脘位于胃之下口，为足太阳、任脉之会穴，善温通肠胃，益气降逆，二穴之间为中脘所居，它正处胃之中央，善调中州气机，升清降浊，温通腑气，消磨水谷，足三里同前。

〔吕景山．胃痛［J］．山西中医，1989，5（6）：32–34〕

吕景山：经验方5

【选穴】①足三里、内庭；②内关、厉兑；③二间、内庭。

【功效】清胃泻火止痛。

【主治】胃脘疼痛，喜冷畏热，便秘溺赤。

【操作】①足三里直刺1～1.5寸，针刺用补法；内庭直刺0.3～0.5寸，施以泻法。②内关直刺0.5～1寸，施以同步行针法；厉兑斜刺0.1～0.2寸，针刺用泻法。③二间直刺0.2寸，针刺用泻法；内庭同前。

【经验】①足三里同前，内庭为胃经腧穴、荥水穴，能通降胃气，理气止痛，清泄肠胃邪热，足三里以培补中宫为主，内庭以清泄胃热为要，二穴伍用，一补一泻，相互制约，相互为用，疏调阳明经气，有和胃降逆、清热化湿、降气止痛之力。②内关同前，厉兑为胃经腧穴、井穴，善清阳明邪热，通窍止痛，二穴伍用，清热泻火、开胸散结、理气止痛之力增强。③二间为大肠经腧穴、荥穴，能引邪热从大肠而泄，内庭同前，二穴伍用，清泄阳明之热，降气止痛之力更佳。

〔吕景山．胃痛［J］．山西中医，1989，5（6）：32–34〕

吕景山：经验方6

【选穴】①中脘、丰隆；②中脘、三阴交、足三里。

【功效】健脾祛痰除饮。

【主治】胃脘痛伴头眩心悸，时吐涎沫，腹中辘辘有声。

【操作】①中脘直刺 1～1.5 寸，施以捻转补泻手法，先泻后补；丰隆直刺 1～1.5 寸，针刺用泻法。②中脘同前；三阴交从内向外斜刺 0.8～1 寸，针刺先泻后补；足三里直刺 1～1.5 寸，针刺用补法。

【经验】①中脘同前，丰隆为胃经腧穴、络穴，别走足太阴，能沟通脾胃两经，清化痰湿，中脘为病所取穴，以健脾为主，丰隆为循经远道配穴，以清降为要，二穴伍用，健脾和中，燥湿化痰之力增强。②中脘、三阴交、足三里同前。

〔吕景山．胃痛［J］．山西中医，1989，5（6）：32-34〕

贺普仁：经验方

【选穴】中脘、梁门。寒邪犯胃，加足三里；饮食停滞，加天枢、上脘、下脘；肝气犯胃，加左内关、右足三里；脾胃虚寒，加足三里、关元；胃阴不足，加内关、足三里。

【功效】和胃降逆，养胃止痛。

【主治】寒邪犯胃：胃痛暴作，遇寒痛重，得热痛减，口不渴或喜热饮；饮食停滞：胃脘胀满而痛，拒按，厌食，嗳腐吞酸，恶心呕吐，吐后痛缓；肝气犯胃：胃脘胀痛，攻窜两胁，得嗳气或矢气舒，遇郁怒复发或加重；脾胃虚寒：胃痛隐隐，喜温喜按，遇冷痛作或加重，空腹痛重，得食痛减，食后腹胀；胃阴不足：胃痛隐作而有烧灼感。

【操作】前三型属实证用泻法，后二型为虚证用补法。腹部穴直刺 1 寸左右，足三里直刺 1～1.5 寸，内关直刺 0.5 寸，寒邪犯胃和脾胃虚寒者中脘可加灸。

【经验】贺普仁教授认为梁门穴具有和胃降逆的功能，梁门为水谷之门，可消积化滞、和胃降逆、制酸止痛。中脘为胃之募穴，可疏理中焦之气。足三里为胃之合穴，合治内腑，内关为手厥阴心包经之络穴，通于少阳经，少阳乃气机之枢纽，可助脾胃之升降，常与足三里相配合，有温中健脾、疏肝理气之功。

患者平时应注意饮食规律，忌食刺激性食物。针刺不缓解者，应详查病因，对溃疡病出血、穿孔等症，应及时采取急救措施。

〔贺普仁.普仁明堂示三通［M］.北京：科学技术文献出版社，2011：153〕

第 4 节　呃　逆

呃逆以气逆上冲、喉中呃呃有声、短促而频繁、令人不能自控为主要特征。西医学称为"膈肌痉挛"，是由于膈神经、迷走神经受刺激所致的膈肌、肋间肌不自主同步强烈收缩。其轻重差别十分明显。本病多因饮食不节、情志不畅、胃中受寒等致胃气不降所致。本节收录了石学敏治疗本病的经验方 2 首。石学敏教授认为醒脑开窍针操作具有调神降气之功效，故针对中风所致的顽固性呃逆，创建了"降逆止呃、宽胸利膈"之治疗大法。

石学敏：经验方1

【选穴】①内关、水沟、中脘、膈俞、内庭、太冲，咽后壁点刺；②颈1～5的颈部夹脊穴。

【功效】调神降气。

【主治】窍闭神匿，神不导气，致使胃气不降，气逆上冲。

【操作】①第1组操作：患者取仰卧位，先刺双内关进针1寸左右，得气后施捻转泻法1分钟；再刺水沟，向鼻中隔方向斜刺0.3～0.5寸，采用雀啄手法（泻法），以流泪或眼球湿润为度；双侧内庭穴，进针1寸左右，手法同内关穴；双侧膈俞穴向脊柱方向斜刺1.5寸，使针感沿胁肋方向前胸感传，施捻转泻法1分钟；太冲穴取双侧，进针1寸左右，施捻转泻法1分钟；中脘穴直刺2寸，施呼吸补泻之补法，使针感向腹部四周放射，行针1分钟。再用0.30mm×75mm的芒针在咽后壁点刺3～5点，以咽后壁出血2mL为度。②第2组操作：患者取坐位，背向医师，尽量暴露颈部，取颈1～5的颈部夹脊穴，斜刺向脊柱方向进针，深度1～1.5寸，施以提插与捻转相结合手法。每天上午针刺第1组穴，下午针刺第2组穴。

【经验】呃逆是由膈肌痉挛所致，膈肌是由膈神经支配，膈神经为一混合性神经，是颈丛的一个重要分支，由C1～C5脊髓节段支配。中风所致的呃逆是由于窍闭神匿，神不导气，致使胃气不降，气逆上冲。石学敏教授认为醒脑开窍针操作具有调神降气之功效，故针对中风所致的顽固性呃逆，创建了"降逆止呃、宽胸利膈"之治疗大法。先针内关可达和胃降逆、宽胸理气之效；再针水沟可调畅督脉及手足阳明之经气，以达醒脑调神、通调阴阳经气、畅通气血、和胃止呃之效，两穴可达醒脑调神、降气止呃之功。顽固性呃逆取内关、水沟二穴，以醒脑调神为主，止呃尤佳。中脘穴可温补脾肾，使气逆平息，太冲穴可疏肝理气，同时还可配合针刺膈俞、天鼎、攒竹、公孙等穴加强疗效。现代研究表明，脑血管急性期由于脑细胞缺血缺氧影响自主神经功能紊乱而致膈神经和迷走神经兴奋，出现呃逆，针刺内关可兴奋丘脑内侧背核，而下丘脑是较高级的调节内脏活动中枢，能把内脏活动和其他生理活动联系起来。水沟穴分布有面神经及三叉神经的分支，面神经的蝶腭神经节与皮层神经元和脑血管密切相关。针刺水沟不仅可以兴奋神经元，还能使中枢神经发挥复杂的整合作用，同时又能改善脑血流，提供神经元兴奋所需的能量。针刺水沟、内关可调节中枢神经，使病理神经反射恢复正常。

〔佟媛媛，吕建明，石学敏，等.醒脑调神针操作治疗中风后顽固性呃逆 46 例〔J〕.陕西中医，2014（2）：219-220〕

石学敏：经验方 2

【选穴】双侧翳风、双侧内关、水沟。

【功效】醒脑开窍，健胃宽胸，降逆利膈。

【主治】中风后气逆上冲，喉中呃呃有声，短促而频繁，令人不能自控。

【操作】患者仰卧位或坐位，局部消毒后，翳风穴用1.5寸毫针快速刺入皮下，针尖向咽喉部刺入1寸，捻转手法，得气后大幅度捻转5～6次，同时嘱患者屏气15秒，如呃逆未止，可用同法操作2～3遍，留针20分钟。若呃逆再次发作，在上述治疗基础上加双侧内关穴、水沟穴。操作方法：内关穴直刺0.5～1寸，采用捻转提插结合泻法，施手法1分钟，不留针；水沟穴向鼻中隔方向斜刺0.3～0.5寸，用重雀啄法，至眼球湿润或流泪为度。

【经验】呃逆一证常因饮食不节、过食生冷寒凉之物或因暴饮暴食、过食炙热辛辣之品，或情志不畅；或由于胃肠、肝胆、胸膜、颅内的某些疾病，直接或间接影响呼吸中枢，使膈神经受到刺激，导致膈肌不自主、不规则地间歇收缩，而产生出一种奇特的呃呃之声。对于脑血管病累及呃逆中枢所发生的呃逆，症状严重而且顽固，可使病情加重危及生命或使康复疗程延长。对呃逆有效的治疗有利于降低中风病死亡率和疾病康复。翳风穴属三焦经穴，可疏利三焦气机，宽胸理气利膈，降上逆之胃气而止呃。《中藏经》载："三焦通则内外左右上下皆通也。"从西医学角度分析，翳风穴位深处有面神经、迷走神经和耳大神经分布，刺激该穴能反射性地抑制迷走神经和膈肌的异常兴奋，缓解膈肌痉挛，平息呃逆。翳风穴与内关穴是互为表里的穴位，同用可共同疏调三焦气机，宽胸利膈。针刺水沟穴可调畅督脉及手足阳明之经气，醒脑调神，通调阴阳经气，畅通气血，和胃止呃。翳风、内关、水沟合用，共达醒脑开窍、健胃宽胸、降逆利膈之效。

〔王炎，石学敏.针刺翳风穴治疗中风并发呃逆1例［J］.湖南中医杂志，2013（11）：90］

第5节 呕　吐

　　呕吐可见于多种疾病。有声无物为呕，有物无声为吐，因两者常同时出现，故统称呕吐。呕吐一证的病变部位在胃，是由于胃失和降、反逆于上所致。根据胃主受纳，腐熟水谷，以及其经脉联系，胃气上逆主要是由于感受外邪、饮食停滞、痰饮停蓄、肝气犯胃、脾胃虚弱所致。治宜开窍祛邪、活血化瘀、疏经通络、降逆止呕。呕吐可见于西医的多种疾病，如神经性呕吐、急慢性胃炎、幽门痉挛和梗阻、肝胆疾患等。本节收录了贺普仁治疗本病的经验方1首。贺普仁善用放血疗法止呕吐。

贺普仁：经验方

　　【选穴】内关、足三里、魄户、中府。感受外邪，加外关；饮食所伤，加合谷；肝气犯胃，加曲泽；痰饮停蓄，加阴陵泉；脾胃虚弱，加中脘和上脘；胃阴不足，加三阴交；呕吐甚者，加金津、玉液。

　　【功效】疏经通络，降逆止呕。

　　【主治】感受外邪：突然呕吐，伴寒热表证，头身疼痛，胸脘满闷；饮食所伤：呕吐酸腐，嗳气厌食，脘腹胀满，大便臭秽而溏；肝气犯胃：呕吐吞酸，嗳气频繁，胸胁胀满，烦闷不舒；痰饮停蓄：呕吐清水痰涎，脘闷不食，头晕目眩，心悸；脾胃虚弱：饮食稍有不慎即呕吐，时作时止，倦怠无力，不欲饮食，四肢不温，腹满便溏；胃阴不足：干呕，时作时止，口燥咽干，似饥而不欲食。

【操作】内关直刺 0.5 寸；足三里直刺 1 寸；魄户斜刺 0.5 ～ 0.8 寸；中府向外斜刺或平刺 0.5 寸，不可向内深刺，以免伤及肺脏。隔姜灸中脘和上脘 20 分钟。患者取坐位或卧位，手臂前伸，肘上扎止血带，肘窝部常规消毒，用三棱针或 7 ～ 9 号头皮针在曲泽穴（相当于肘正中静脉）刺络放血，流出暗红或暗紫色血液数滴后，松开止血带，待血色变正常后，拔除针具，以消毒棉球压迫止血。呕吐严重者可加金津、玉液穴三棱针刺络出血。实证用泻法，虚证用补法。

【经验】贺普仁教授认为，魄户和中府是治疗呕吐的经验效穴；内关、足三里健脾和胃，为消化系统疾患常用穴位；曲泽穴为手厥阴心包经合穴，有治疗呕吐的功效。《灵枢·顺气一日分为四时》曰："病在胃及以饮食不节得病者，取之于合。"曲泽穴刺络放血具有开窍祛邪、活血化瘀、疏经通络、降逆止呕的作用，针刺曲泽穴止吐方法简便，见效快，痛苦小。金津、玉液为经外奇穴，有强力止吐功效，运用放血疗法治疗严重呕吐可以取得很好的疗效。虚证加灸可以增强温养降逆之功。

〔贺普仁.普仁明堂示三通［M］.北京：科学技术文献出版社，2011：152-153〕

第6节　腹　痛

腹痛是指胃脘以下、耻骨毛际以上部位发生的疼痛。腹痛的发生与受寒、饮食不节、情志刺激及平素内脏阳虚有关。腹内为许多

脏腑所居，并为手足三阴、足少阳、足阳明及冲脉、任脉、带脉等
经脉循行之处。因此有关脏腑、经脉发生病变，均可导致腹痛。西
医学认为腹痛主要由腹内脏器的病变引起，如消化性溃疡、肠炎、
阑尾炎、胆囊炎、腹膜炎、胰腺炎、尿路结石、手术后肠粘连、肝
大及妇科病等。但有时胸部疾病，如冠状动脉硬化性心脏病、肺炎、
胸膜炎等，也可由于放射性疼痛而出现腹痛，所以腹痛应及时查明
原因，明确诊断而进行相应的治疗。本节收录了吕景山、贺普仁治
疗本病的经验方 7 首。吕景山根据寒积、食滞、肝郁、脾胃虚寒、
肠腑湿热、瘀血内阻等证分型论治，达到调和脾胃的目的；贺普仁
治疗本病善用灸法或火针刺天枢、足三里等穴，根据寒积、饮停、
肝郁等情况加减治疗。

吕景山：经验方 1

【选穴】①公孙、内关；②中脘、天枢、气海、足三里。

【功效】温中散寒止痛。

【主治】腹痛急暴，得热痛减，遇寒则甚，小便清利，大便溏
薄，舌苔白润，脉沉。

【操作】①内关直刺 0.5 ～ 1 寸，公孙直刺 0.5 ～ 1 寸，施以交
叉同步捻转行针法。②中脘直刺 1 ～ 1.2 寸；天枢直刺 1 ～ 1.5 寸，
令针感沿侧腹部放散；气海直刺 1 ～ 1.5 寸，行先泻后补手法；足三
里直刺 0.5 ～ 1 寸。针后加灸，每穴 5 ～ 10 分钟。

【经验】①内关为手厥阴心包经腧穴、八脉交会穴之一，有疏
理三焦、宽胸理气、降逆止痛之功，公孙为足太阴脾经腧穴、络穴，

别走足阳明胃经，八脉交会穴之一，有调气机、理升降、扶脾土、调冲任之效，二穴相合，直通上下，理气行滞，健脾和胃；内关通于阴维脉，公孙达于冲脉，二者相合，合于心、胸、胃，故可统治胃、心、胸、腹之病证。②中脘为任脉经穴，位于上腹，有调升降、和胃气、理中焦、消胀满之功；天枢为足阳明胃经腧穴、手阳明大肠经募穴，通于中焦，具职司升降、斡旋上下、和胃通肠、理气健脾、调经导滞之效；气海为任脉经穴，该穴为先天元气汇聚之处，又为生气之海，有调气补气、培肾补虚、温阳固精、散寒止痛、止血止带、纳气平喘之功；足三里为足阳明胃经腧穴、下合穴，有调理肠胃、理气消胀、行气止痛、化积导滞之效，中脘、天枢、气海为病所取穴，统治胃肠诸疾，足三里为循经远道配穴，统治脾胃诸证，诸穴参合，有调和胃肠、温中散寒、理气止痛之力。

〔吕景山.腹痛［J］.山西中医，1990，6（6）：37-39〕

吕景山：经验方2

【选穴】①璇玑、足三里；②手三里、足三里；③内关、内庭。

【功效】消食导滞止痛。

【主治】脘腹胀满，痛处拒按，或痛则欲泻，泻后痛减，恶食，嗳腐吞酸，舌苔白腻，脉滑实。

【操作】①璇玑针尖向下斜刺0.3～0.5寸，针刺用泻法；足三里直刺0.5～1寸，针后加灸，每穴灸5～10分钟。②手三里直刺1～1.5寸，足三里同前。③内关直刺0.5～1寸，内庭直刺0.5～0.8寸。

【经验】①璇玑为任脉经穴，有宣通阳气、升清降浊之功，足三里同前，二穴伍用，调和气机，消食化积，开胃增食。②手三里为手阳明大肠经腧穴，有和胃利肠之功，足三里同前，二穴伍用，一手一足，一肠一胃，一上一下，同经相应，同气相求，调理气机，宣通胃肠，有化积导滞之力。③内关同前，内庭为足阳明胃经腧穴，乃本经脉气所溜，属荥水穴，有降逆止呕、理气止痛、和胃化滞之效，内关行于胸，内庭达于腹，二穴参合，直通胸腹，调和气血、和胃化滞、行气止痛之力增强。

〔吕景山.腹痛［J］.山西中医，1990，6（6）：37-39〕

吕景山：经验方3

【选穴】①魂门、胃俞；②肝俞、足三里；③左支沟、阳陵泉，右合谷、足三里；④内庭、足临泣。

【功效】疏肝理气止痛。

【主治】脘腹胀痛，连及胁肋，痛无定处，若遇忧虑恼怒，疼痛易于发作或加剧，得嗳气或矢气后则痛减，舌苔薄白，脉弦。

【操作】①魂门、胃俞先向下斜刺0.5寸，在得气的基础上施以泻法，再向脊柱方向斜刺0.5～1寸，得气，行针1～3分钟，留针30分钟，在留针期间再行针2～3次。②肝俞针法同魂门；足三里直刺0.5～1寸，针后加灸，每穴灸5～10分钟。③支沟、阳陵泉直刺1～1.2寸，施以同步捻转泻法，合谷、足三里直刺1～1.2寸，施以同步捻转补法。④内庭直刺0.5～0.8寸，足临泣直刺0.5～0.8寸，施以捻转泻法。

【经验】①肝藏魂，魂门为肝之精气输注的处所，故有疏肝理气、和胃止呕、消胀止痛之功，胃俞为胃的精气输注的地方，有调中和胃、化湿消滞、扶中补虚、消胀止痛之效，魂门以疏肝理气为主，胃俞以和胃补中为要，魂门突出一个"泻"字，胃俞侧重一个"补"字，二穴参合，一补一泻，相互制约，相互为用，奏疏肝和胃、消胀止痛之功。②肝俞为肝之精气输注的处所，有清泻肝胆、平肝息风、通络止痛之功，足三里同前，肝俞以疏泄肝木为主，足三里以培补中土为要，肝俞有升清之功，足三里有降浊之效，二穴参合，一补一泻，一升一降，相互制约，相互促进，有疏肝理气、健脾补中、理气止痛之力。③支沟为手少阳三焦经腧穴、经火穴，有调理脏腑、清利三焦、活络散结、行气止痛、泄热通便之功，阳陵泉为足少阳胆经腧穴、下合穴，有疏泄肝胆、和解少阳、泄热除湿、舒筋活络、缓急止痛之效，支沟以清利三焦气机为主，阳陵泉以疏调肝胆为要，二穴伍用，一上一下，同经相应，同气相求，相互促进，促疏散郁结、理气止痛之力；合谷为手阳明大肠经原穴，五行属火，足三里为胃经合穴，五行属土，二穴伍用，有火土相生之妙用，合谷清轻主气，以升散为主，足三里重浊下行，以降浊为要，二穴同用，一升一降，清升浊降，升降调和，调理胃肠，消胀除满，理气止痛；支沟、阳陵泉以疏肝理气为主，合谷、足三里以和胃健中为要，四穴参合，增疏肝和胃、理气止痛之力。④内庭同前，足临泣为足少阳胆经脉气所注，为输木穴，有疏肝胆气滞、清火息风之力，与内庭相合，有荥输相合、水木相生之妙，对肝胆火旺、横逆犯胃、胃火炽盛之腹痛，可收清热泻火、疏肝理气、通络止痛之功。

〔吕景山.腹痛［J］.山西中医，1990，6（6）：37-39〕

吕景山：经验方4

【选穴】①脾俞、胃俞；②足三里、三阴交；③中脘、气海、天枢、足三里。

【功效】温中补虚，缓急止痛。

【主治】腹痛绵绵，时作时止，痛时喜温喜按，饥饿、劳累后加重，食后、休息后稍减，神疲畏寒，大便溏薄，舌淡苔白，脉沉细。

【操作】①脾俞、胃俞先向下斜刺0.5寸，在得气的基础上施以泻法，再向脊柱方向斜刺0.5～1寸，得气，行针1～3分钟，留针30分钟，在留针期间再行针2～3次。针刺先泻后补，重用灸法。②足三里直刺0.5～1寸，针后加灸5～10分钟；三阴交直刺0.5～1.2寸，针刺用补法，并重用灸法。③中脘直刺1～1.2寸；气海直刺1～1.5寸；天枢直刺1～1.5寸，令针感沿侧腹部放散；足三里同前。

【经验】①脾俞、胃俞为脾胃精气输注的处所，盖脾胃同居中焦，脾为阴土、胃为阳土，脾主运化、胃主纳谷，脾气宜升、胃气宜降，二穴相合，一阴一阳，一表一里，一纳一运，一升一降，相互促进，相互为用，升降协和，纳运如常，脾健胃和，诸恙悉除矣。②足三里同前，三阴交为足太阴脾经腧穴，又是足三阴经之交会穴，有补脾胃、促运化、通经络、止疼痛之效，与足三里相伍用，足三里以升阳益胃为主，三阴交以滋阴健脾为要，二穴相合，一脾一胃，表里相配，阴阳协和，相互促进，增健脾和胃、补益中气、散寒止痛之力。③中脘、气海、天枢、足三里同前。

〔吕景山.腹痛〔J〕.山西中医，1990，6（6）：37–39〕

吕景山：经验方5

【选穴】①足三里、阴陵泉；②足三里、内庭。

【功效】清泄邪热，通调腑气。

【主治】腹痛拒按，胸闷不舒，大便秘结，或溏滞不爽，烦渴引饮，自汗，小便短赤，舌苔黄腻，脉濡数。

【操作】①足三里直刺0.5～1寸，针后加灸5～10分钟；阴陵泉直刺1～1.5寸，针刺用泻法。②足三里同前，内庭直刺0.5～0.8寸。

【经验】①足三里同前，阴陵泉为足太阴脾经腧穴，为本经脉气所入，为合水穴，有理中宫、促运化、化湿滞之效，与足三里为伍，有调脾胃、理升降、促纳运、消胀满、通腑气、泄湿热之功。②足三里为胃经合土穴，以培补中宫为主，内庭为胃经荥水穴，以清泄胃热为要，二穴参合，一补一泻，相互制约，相互为用，疏调阳明经气，和胃降逆、清热化湿、通调腑气之力倍增。

〔吕景山.腹痛［J］.山西中医，1990，6（6）：37-39〕

吕景山：经验方6

【选穴】①章门、劳宫；②中脘、期门；③曲泽、委中。

【功效】通经活络，祛瘀止痛。

【主治】脘腹疼痛，痛势较剧，痛如针刺，痛有定处，舌质暗，有瘀点、瘀斑，舌下静脉充盈（怒张），脉弦滞、弦涩。

【操作】①章门斜刺 0.5 ～ 0.8 寸，劳宫直刺 0.5 ～ 0.8 寸，针刺用泻法。②中脘直刺 1 ～ 1.2 寸，期门斜刺 0.5 ～ 0.8 寸，针刺用泻法。③曲泽、委中三棱针缓刺放血，出血颜色由紫黑色变为鲜红色为度。

【经验】①章门为足厥阴肝经腧穴、脾之募穴，有疏肝理气、活血化瘀、消癥散结之功，劳宫为手厥阴心包经腧穴、荥火穴，有清心火、安心神、理胸膈、散郁结、导火下行、凉血息风之效，章门以疏泄为主，劳宫以清降为要，二穴参合，同经相应，同气相求，相互促进，清泻心肝之火，疏肝和胃，散瘀止痛。②中脘同前，期门为足厥阴肝经腧穴、肝之募穴，位居乳下二肋，内与肝、脾相应，有调和表里、疏肝理气、活血化瘀、消癥散结之效，二穴伍用，一肝一胃，疏肝理气，和胃健脾，消胀除满，散瘀消癥。③曲泽为手厥阴心包经腧穴，有疏通络道、调和阴阳、消胀除痛之功，委中为足太阳膀胱经腧穴、下合穴，有调和阴阳、引血下行、活血行瘀之效，厥阴属阴，主里，太阳属阳，主表，曲泽以清里邪为主，委中以散表邪为要，二穴伍用，一阴一阳，一表一里，相互促进，相互为用，调和阴阳，和解表里，行气活血，消胀止痛。

〔吕景山 . 腹痛〔J〕. 山西中医，1990，6（6）：37-39〕

贺普仁：经验方

【选穴】天枢、足三里。寒邪内积，加中脘、合谷；饮食停滞，加下脘、里内庭；肝郁气滞，加章门、行间。

【功效】理气止痛。

【主治】寒邪内积：腹痛急暴，得温痛减，遇冷更甚。饮食停滞：

脘腹胀满，痛处拒按，或痛处欲泻，泻后痛减。肝郁气滞：脘腹胀痛，连及胁肋，痛无定处。

【操作】实证用泻法，虚证用补法。腹部穴位直刺1～1.5寸；足三里直刺1.5寸，中脘用隔盐灸或火针点刺，合谷直刺0.5寸，章门直刺0.5寸，行间斜刺0.5寸。

【经验】贺普仁教授用天枢、足三里为治疗腹痛的基本针方，因天枢为大肠募穴，可分离水谷糟粕、清导浊滞，与足三里配合具有调节肠胃、理气止痛之功。下脘位于胃之下口，可降逆导滞；里内庭为治疗伤食的经验效穴；章门为肝经穴位，又为脾之募穴，可健脾疏肝；行间可平横逆之肝气，肝条达而脾土健则腹痛止。

尽管针灸治疗腹痛效果较好，但腹痛痛势急暴而针灸不缓解或缓解不理想者，应尽快查明原因，采取相应措施，以免延误病情。

〔贺普仁.普仁明堂示三通［M］.北京：科学技术文献出版社，2011：154〕

第7节 腹 泻

腹泻的主要表现为排便次数增多、粪便稀薄，有时带有黏液或脓血。急性泄泻多由于感受寒湿、暑湿，或饮食积滞，客于胃肠，传导失司所致；慢性泄泻多由于脏腑失和所致，或由于脾胃虚弱，或由于命门火衰，脾失温煦，或由于肝郁侮脾，致使脾失健运，清浊不分，并走肠间而成泄泻。所以致病原因有外感和内伤的不同。外感致泻其证多实，内伤致泻其证多虚。但临床上二者互为因果，交错发生，形成虚实夹杂的复杂证型。西医学认为腹泻主要原因有肠道功能紊乱,如精神紧张、饮食失调、受冷或变态反应;肠道感染,如肠炎、食物中毒、细菌性痢疾、阿米巴痢疾、肠结核、肠道肿物如结肠癌等。本节收录了吕景山、贺普仁治疗本病的经验方 7 首。吕景山根据寒湿、湿热、宿食内停、肝气郁结、脾虚及五更泄泻等不同证型辨证取穴,随证治之;贺普仁总结取长强穴治疗腹泻,配合大肠募穴、胃之募穴调节胃肠的运化与传导功能,疗效颇佳。

吕景山:经验方 1

【选穴】①天枢、足三里;②中脘、止泻穴;③脾俞、胃俞、大肠俞、小肠俞。

【功效】温中化湿,散寒止泻。

【主治】寒湿泄泻。泻下澄澈清冷,甚如水样,或如鸭溏,脘闷纳呆,身重嗜卧。

【操作】①天枢用 2 寸针直刺 1 ~ 1.5 寸,令半边腹内有收缩感为度;足三里直刺 1 ~ 1.5 寸,先泻后补,令针感向足背放散为佳。②中脘直刺 1 寸左右,得气之后,再向下、向两侧斜刺 1 ~ 1.5 寸;止泻穴直刺 1 ~ 1.5 寸,施以捻转泻法,留针 30 分钟,每间隔 10 分钟行针 1 次,寒重者,艾条 3 支,合用重灸,令腹内温暖舒适为度。③脾俞、胃俞先直刺 0.5 ~ 1 寸,得气后再向椎体方向斜刺 1 寸左右,施以平补平泻手法;大肠俞、小肠俞直刺 0.8 ~ 1.2 寸,先施以泻法,再施以捻转补法,亦可重灸 10 ~ 15 分钟。

【经验】①天枢为胃经腧穴、大肠之募穴,有疏调大肠、调中和胃、理气消胀、扶土化湿之功;足三里为胃经腧穴、合穴、下合穴,有健脾和胃、化积导滞、理气消胀、行气止痛、利水化湿、整肠止泻之效。天枢以疏泄为主，足三里以补中为要，二穴伍用，一补一泄，一肠一胃，调和气机，和胃整肠，传导功能即可恢复正常。②中脘为任脉腧穴、胃之募穴、腑之会穴、回阳九针穴之一，又是任脉与小肠、三焦、胃之交会穴，有调升降、理三焦、促健运、化湿滞、止疼痛之功；止泻穴又名利尿穴，位于腹正中线，脐下2.5寸处，有调整下焦气机、消胀除满、利水止泻之效。二穴合用，有疏调中焦、下焦气机，利湿止泻之力。③脾俞、胃俞、大肠俞、小肠俞为膀胱经腧穴，为所属脏腑之精气输注在背部的特定部位。四穴合用，健脾胃，促运化，疏理肠道，利湿止泻。

〔吕景山.泄泻［J］.山西中医，1989，5（5）：48-50〕

吕景山：经验方2

【选穴】①中脘、天枢、上巨虚；②大肠俞、阴陵泉；③天枢、合谷、内庭、足三里。

【功效】清化湿热，宽肠止泻。

【主治】湿热泄泻。泻下急迫，或泻下不爽，痛泻交加，粪臭灼肛，小便短少。

【操作】①中脘直刺1寸左右，得气之后，再向下、向两侧斜刺1～1.5寸；天枢用2寸针直刺1～1.5寸，令半边腹内有收缩感为度；上巨虚直刺1～1.5寸，施以捻转泻法。②大肠俞直刺0.8～1.2寸，先施以泻法，再施以捻转补法，亦可重灸10～15分钟；阴陵泉从内向外刺1～1.5寸，施以提插泻法。③天枢同前；足三里直刺

1 ～ 1.5 寸，先泻后补，令针感向足背放散为佳；合谷直刺 0.8 ～ 1.2
寸；内庭直刺 0.5 ～ 0.8 寸，针刺用泻法。

【经验】①中脘、天枢同前，上巨虚为胃经腧穴、大肠经下合
穴，三穴伍用，调整胃肠之运化，增强传导功能。②大肠俞同前，
阴陵泉为脾经腧穴、合穴，有建中宫、促运化、调水液、行水湿、
降逆气、止泄泻之力，大肠俞以通泄为主，阴陵泉以渗利为要，二
穴相合，协力为用，具清热化滞、消胀除满、渗湿利水、止泻之功。
③天枢同前，合谷为大肠经腧穴、原穴，有清泄大肠邪热之功，内
庭为胃经腧穴、荥穴，有清泄胃经邪热之效，足三里同前，四穴合
用，调理肠胃，清热化湿止泻。

〔吕景山．泄泻〔J〕．山西中医，1989，5（5）：48-50〕

吕景山：经验方 3

【选穴】①璇玑、足三里；②建里、足三里；③中脘、天枢、气
海、三阴交。

【功效】健脾和胃，消食化滞。

【主治】宿食内停泄泻。腹痛，泻下臭黏，泻后痛减，脘痞纳
呆，嗳腐泛酸。

【操作】①璇玑针尖向下斜刺 0.5 寸左右，施以捻转泻法；足三
里直刺 1 ～ 1.5 寸，先泻后补，令针感向足背放散为佳。②建里直
刺 0.8 ～ 1 寸，施以平补平泻手法；足三里同前。③中脘直刺 1 寸左
右，得气之后，再向下、向两侧斜刺 1 ～ 1.5 寸；天枢用 2 寸针直刺
1 ～ 1.5 寸，令半边腹内有收缩感为度；气海直刺 1 ～ 1.5 寸，施以
捻转补法；三阴交直刺 0.3 ～ 0.5 寸，施以平补平泻手法。

【经验】①璇玑为任脉之腧穴，位于胸腔上部，有宣发气机、通滞祛瘀、降逆止呕之功，足三里同前，璇玑以宣通上焦气机为主，足三里以调中焦气机为要，璇玑以升清为主，足三里以降浊为要，二穴伍用，一升一降，调和上、中二焦，增消食化积、开胃增食之功。②建里为任脉之腧穴，位于胃的中、下部，有建中宫、和脾胃、调升降、消食宽中之功，足三里同前，建里以建中升清为主，足三里以补中降浊为要，二穴参合，一升一降，升降协和，增补中气、健脾胃、增食欲、止泄泻之力。③中脘、天枢同前；气海为任脉之腧穴，有调补下焦气机以补肾气、益元气、温下元、祛寒湿、止泄泻之效；三阴交为脾经腧穴，又是肝、脾、肾三经之交会穴，有补脾胃、促运化、通气滞、利水湿之效，诸穴参合，通调中、下二焦，彰消积化滞、利湿止泻之力。

〔吕景山.泄泻［J］.山西中医，1989，5（5）：48-50〕

吕景山：经验方 4

【选穴】①期门、天枢、太冲；②左支沟、阳陵泉，右合谷、足三里。

【功效】疏肝和中止泻。

【主治】肝气郁结泄泻。素有性情急躁，胸胁胀满，每逢七情变动（如恼怒等）则泄泻腹痛发作。

【操作】①期门斜刺 0.3～0.5 寸，施以捻转泻法；天枢用 2 寸针直刺 1～1.5 寸，令半边腹内有收缩感为度；太冲直刺 0.5～0.8 寸，施以同步行针法。②支沟直刺 1～1.2 寸，阳陵泉直刺 1～1.2 寸，同步行针，施以泻法；合谷直刺 0.8～1.2 寸，足三里直刺 1～1.5 寸，先泻后补，令针感向足背放散为佳。

【经验】①期门为肝经腧穴，又是肝的募穴，有疏肝理气、散结祛瘀之功；天枢同前；太冲为肝经腧穴、原穴，有疏肝理气、清利下焦湿热之效，三穴伍用，疏肝理气、畅中止泻之力增强。②支沟为三焦经腧穴、经火穴，有清利三焦、通调腑气、降逆泻火之功；阳陵泉为胆经腧穴、合土穴、筋之会穴，有和解少阳、疏泄肝胆、清泄湿热之效，支沟以清利三焦之气为主，阳陵泉以疏调肝胆为要，二穴参合，一上一下，同经相应，同气相求，相互促进，和调肝胆、疏散郁结之力增强；合谷、足三里同前，四穴伍用，疏肝和胃止泻。

〔吕景山. 泄泻﹝J﹞. 山西中医，1989，5（5）：48-50〕

吕景山：经验方5

【选穴】①合谷、足三里；②脾俞、胃俞、三阴交；③中脘、章门、足三里。

【功效】健脾和中，升阳止泻。

【主治】脾虚泄泻。食少脘闷，面黄肢倦，时溏时泻，多食即泻。

【操作】①合谷直刺 0.8～1.2 寸，足三里直刺 1～1.5 寸，先泻后补，令针感向足背放散为佳；②脾俞、胃俞先直刺 0.5～1 寸，得气后再向椎体方向斜刺 1 寸左右，施以平补平泻手法；三阴交直刺 0.3～0.5 寸，施以平补平泻手法。③中脘直刺 1 寸左右，得气之后，再向下、向两侧斜刺 1～1.5 寸；章门斜刺 5 分左右，施以捻转补法；足三里同前。

【经验】①针刺合谷能使胃蠕动减弱，痉挛缓解；针刺足三里能使胃蠕动弱者增强，亢进者弛缓，合谷清轻主升，以升散为主，足三里重浊下行，以降浊为要，二穴同用，一升一降，清升浊降，升降协和，奏调整肠胃、理肠止泻之功。②脾俞、胃俞、三阴交同前。③中脘为腑之会穴，章门为脏之会穴，二穴同用，善调脏腑功能，再与足三里参合，有健脾胃、止泄泻之功。

〔吕景山.泄泻［J］.山西中医，1989，5（5）：48–50〕

吕景山：经验方6

【选穴】①命门、太溪；②中脘、天枢、关元、足三里、三阴交。

【功效】温肾健脾，固涩止泻。

【主治】五更泄泻，形寒肢冷，腰膝酸软。

【操作】①命门直刺0.5～1寸，针刺用补法，灸10～15分钟；太溪直刺0.5～0.8寸，针刺用补法。②中脘直刺1寸左右，得气之后，再向下、向两侧斜刺1～1.5寸；天枢用2寸针直刺1～1.5寸，令半边腹内有收缩感为度；关元直刺1～1.5寸，针刺用补法，重灸；足三里直刺1～1.5寸，三阴交直刺0.3～0.5寸，针刺用补法，亦可加灸，每穴灸3～5分钟。

【经验】①命门为督脉之腧穴，有培元补肾、壮阳止泻之功；太溪为肾经腧穴、原穴，有滋肾阴、退虚热、壮元阳、利三焦之效，命门以补肾阳为主，太溪以补肾阴为要，二穴伍用，一阴一阳，相互依赖，相互促进，增温肾健脾、壮阳滋阴、固精止泻之力。②中脘、天枢同前；关元为任脉之腧穴，系精血之室、元气之所、生命的根本所在，功专培元固本，温中散寒，泌别清浊，固精止泻；足三里、三阴交同前，诸穴合用，温肾健脾，固本止泻之力增强。

〔吕景山.泄泻[J].山西中医，1989，5（5）：48-50〕

贺普仁：经验方

【选穴】中脘、天枢、长强。外感寒湿，加灸神阙；外感湿热，加曲池、内庭；饮食所伤，加合谷、里内庭；脾胃虚弱，加脾俞、胃俞；肝郁乘脾，加肝俞、脾俞、太冲；肾阳不足，加肾俞、命门、太溪。

【功效】调理肠道气机，调节传化止泻。

【主治】外感寒湿：泄泻不止，泻物清稀带不消化之食物，色淡无剧臭。外感湿热：起病急暴，腹痛即泻，泻物黄褐糜粪，臭秽。饮食所伤：泄泻频繁，泻时排气多，泻后舒，泻物含不消化之食物，臭如败卵。脾胃虚弱：时溏时泻，久泻便频，甚则食入即泻，泻物含不消化之食物。肝郁乘脾：暴怒伤肝，痛则腹泻，泻物含不消之食。肾阳不足：黎明之前，腹鸣即泻，泻后则安，日久不愈，泻物色白溏软。

【操作】前三型为实证，用泻法；后三型为虚证，用补法。毫针刺长强时，紧靠尾骨前面斜刺 0.8～1 寸，也可用中粗火针点刺；腹部穴位直刺 1～1.5 寸；背俞穴向内斜刺 0.5～0.8 寸；四肢穴位直刺 1 寸，手足穴位直刺 0.5 寸。

【经验】取长强穴治疗腹泻是贺普仁教授长期临床经验的总结，长强为督脉络穴，又靠近肛门，可调理肠道气机；天枢为大肠募穴；

中脘为胃之募穴，募穴是脏腑之气汇聚之处，故三穴合用可调节胃肠的运化与传导功能，为针方的基本选穴。临床上随不同的病因、证候而加相应的腧穴。如合谷是大肠经原穴，大肠经又与手太阴经相表里，故既可通调胃肠气机，又可驱除外邪；胃俞与中脘为俞募相配，可加强健脾益气的作用；肝俞与太冲乃俞原相配，可疏肝解郁；肾俞与太溪亦为俞原相配，更助以命门，可温肾壮阳。诸穴合用以奏温养脾肾、运化水谷之功，属治本之法。

〔贺普仁.普仁明堂示三通［M］.北京：科学技术文献出版社，2011：155〕

第8节 便 秘

便秘是大肠传导功能失常引起的病证，病位在大肠，但受肝、脾、肾等多个脏腑的影响，病性有虚实寒热的不同，常见病因有胃肠积热、肝郁气滞、气血虚弱、肾阳虚弱等，可分为热秘、寒秘、气秘和虚秘4种类型。本节收录了贺普仁治疗本病的经验方1首。贺普仁认为便秘可分热秘、气秘、虚秘和冷秘，多选用足阳明经之腧穴随证加减使用。

贺普仁：经验方

【选穴】丰隆、支沟。热秘：加内庭、天枢；气秘：加中脘、太冲；虚秘：加足三里；冷秘：加灸关元。

【功效】通调腑气，导滞下行。

【主治】热秘：腹胀腹满拒按，大便干结难下，数日一行，排出后身觉舒快。气秘：大便多日不通，欲便不得，窘迫难下，胸胁痞满，甚则腹胀痛。虚秘：大便努争难下，但并不干硬，或秘结带黑色，便如羊屎，腹痛胀。冷秘：大便艰涩，排出困难，腹中气攻或痛。

【操作】热秘、气秘用泻法，虚秘用补法，冷秘用灸法。丰隆直刺 1.5 寸，支沟直刺 1 寸，腹部穴位及足三里直刺 1.5 寸，足部穴位直刺 0.5 寸。

【经验】西医学认为便秘的主要原因有：多种因素所致的习惯性便秘；排便肌衰弱无力；肛门周围有疼痛性疾病，如痔疮、肛裂、肛门周围脓肿等，引起肛门括约肌痉挛；肠蠕动迟缓、肠痉挛、肠梗阻等。贺普仁教授认为丰隆为足阳明经之络穴，《备急千金要方》曰"丰隆主大小便涩难"，此穴可推动腑气下行；支沟为手少阳经腧穴，宣通三焦气机，二穴共为主穴以通调腑气。内庭、天枢清热导滞；中脘、太冲疏肝行气；足三里补益气血而润肠；灸关元以温通下焦，肠道温煦则便自通。

〔贺普仁.普仁明堂示三通［M］.北京：科学技术文献出版社，2011：155-156〕

第9节 淋 证

淋证是指小便频数，短涩淋沥，尿道刺痛，小腹拘急或胀痛连腰的病证。根据病因病机和症状的不同，临床上一般分为热淋、石淋、血淋、气淋、膏淋和劳淋六淋。本证病在肾与膀胱，且与肝脾有关。因为湿热蕴结下焦，导致膀胱气化不利，也有因年老体弱，肾虚不固，或虚火灼络所致者。其治则有清热利湿通淋、排石通淋、补中益气、利气疏导、凉血止血、清热通淋、补虚固摄等。西医学的急性尿路感染、结石、结核、急慢性前列腺炎及乳糜尿等，有类似六淋证候者，均可参照本节论治。本节收录了石学敏治疗淋证的经验方1首。石学敏善用醒脑开窍针操作治疗脑神失养固摄无权所致本病。

石学敏：经验方

【选穴】内关（双侧）、水沟、三阴交（双侧）、秩边透水道（双侧）。

【功效】补脾益肾。

【主治】膀胱固摄无权，开阖不利，小便频数，面色㿠白，伴腰酸乏力，舌淡，苔薄，脉细弱。

【操作】先刺双侧内关，直刺0.5～1寸，采用提插捻转结合的方法，施手法1分钟；继刺水沟，向鼻中隔方向斜刺0.3～0.5寸，采用雀啄手法（泻法），以患者眼球湿润或流泪为度；再刺三阴交，沿胫骨内侧缘与皮肤呈45°角斜刺，针尖刺到原三阴交穴的位置上，进针0.5～1寸，采用提插补法，针感到足趾，以患肢抽动3次为度；秩边透水道：患者取侧卧位，以30号毫针取秩边穴透向水道穴5～6寸，令针感向会阴部、小腹部放射，施提插手法1分钟，不留针。

【经验】本病主要病机为脑神失养，膀胱固摄无权，开阖不利，小便不能统摄。《灵枢·本神》云："凡刺之法，先必本于神。"《本草纲目》又云："脑为元神之府。"醒脑开窍针操作就是立足于"醒神""调神"。因为只有"醒神、调神、开窍启闭"，才可以使诸脏恢复功能，筋、脉、肉、皮、骨的生理状态恢复正常。脑神失养，统摄无力，加之本病又与肾、膀胱、三焦功能失调有关，故醒脑开窍针操作可以达到一定的治疗效果。秩边透水道针刺方法采用长针深刺，促使针感传导，产生"气至病所"，发挥"气至而有效"的效应。采用醒脑开窍针操作，重在调神，以内关、水沟、三阴交为主穴，同时配合秩边透水道，达到疏通经络的目的，整体调神与局部疏通相结合，收到显著的效果。

【验案】某患者，女，25岁。2个月前无明显诱因发生尿频、尿急，无明显尿痛，无尿血，咳嗽或喷嚏时常伴尿失禁，严重时约10分钟1次。曾在美国纽约诊断为膀胱炎，查颅脑MRI未见异常，用西药治疗无效（具体用药不详），为进一步治疗收入病区。查其身体瘦弱，面色㿠白，无发热恶寒，伴腰酸乏力，饮食差，舌淡，苔薄，脉细弱。尿常规：WBC（－），膀胱测压 $15cmH_2O$，诱发试验（＋）。

诊断：西医：不稳定膀胱。中医：淋证（劳淋）。

治疗：补脾益肾。取穴：内关（双侧）、水沟、三阴交（双侧）、秩边透水道（双侧）。操作：采取醒脑开窍针操作，结合秩边透水道。每天治疗1次，10次为1个疗程，2个疗程后进行尿流动力学复查。

患者治疗前临床症状积分为9分，2个疗程后复查膀胱测压＜ $15cmH_2O$，临床症状积分为4分。为巩固疗效继续治疗1个疗程后临床症状积分为1分，出院，随访半年未复发。

〔王涛，许军峰，石学敏，等.醒脑开窍针操作为主治疗不稳定膀胱1例［J］.吉林中医药，2013，33（4）：421〕

第10节 中 风

中风又名卒中，是由于阴阳失调，气血逆乱，上犯于脑所引起的以突然昏仆，不省人事，半身不遂，口舌㖞斜；或不经昏仆，仅以半身不遂，口舌㖞斜，言语不利，偏身麻木为主要表现的一种病证。本病由于脏腑功能失调，正气虚弱，在情志过极，劳倦内伤，饮食不节，用力过度，气候骤变的诱发下，致瘀血阻滞，痰热内生，心火亢盛，肝阳暴亢，风火相煽，气血逆乱，上冲犯脑而形成本病。其病位在脑，与心、肝、脾、肾密切相关。其病性为本虚标实，上盛下虚，在本为肝肾阴虚，气血衰弱；在标为风火相煽，痰湿壅盛，气逆血瘀。西医学的急性脑血管疾病出现中风表现者，均可参照本节辨证论治。

本节收录了石学敏、吕景山治疗本病的经验方17首。石学敏运用"醒脑开窍、滋补肝肾为主，疏通经络为辅"的治法，创立了以内关穴、水沟穴、三阴交穴为主穴，有明确规范手法量学标准和量效关系的针刺方法，用来治疗中风及中风后遗症期出现的并发症；吕景山通过查病位、辨虚实，辨别病情的程度和阶段，分步对中风的各个时期进行针对性治疗。

石学敏：经验方 1

【选穴】内关、水沟、三阴交、风池、完骨、金津、玉液，咽后壁。

【功效】醒脑开窍。

【主治】中风后假性延髓麻痹。

【操作】选用石氏针灸针 0.3mm×75mm 毫针，常规皮肤消毒。内关、水沟、三阴交穴选用 0.3mm×40mm 毫针，内关行提插捻转泻法 1 分钟；水沟行雀啄手法，以眼球湿润或流泪为度；三阴交双侧直刺 1～1.5 寸，行提插补法 1 分钟。首次治疗先刺内关、水沟；风池针向结喉，振颤徐入 2.5～3 寸，施小幅度高频率捻转补法，施术 1 分钟，以结喉麻胀为度；完骨操作同风池；金津、玉液位于舌底，令患者张口伸舌后，术者用舌钳或纱布将舌体提起暴露舌底部，用三棱针点刺金津、玉液，以出血 5mL 为宜；咽后壁点刺时，嘱患者张口，用压舌板压住舌体，清楚暴露咽后壁，分别用 3 寸以上长针点刺双侧咽后壁。每天 1 次，28 天为 1 个疗程。

【经验】内关为八脉交会穴之一，通于阴维，属厥阴心包经之络穴，有养心安神、疏通气血之功。水沟为督脉、手足阴阳经之合穴。督脉起于胞中，上行入脑达巅，故泻水沟可调督脉，开窍启闭以醒脑宁神。三阴交系足太阴脾、足厥阴肝、足少阴肾经之交会，该穴有补肾滋阴生髓的功能，髓主精，精生髓，脑为髓海，髓海有余于脑有益。金津、玉液、咽后壁局部取穴放血点刺，有活血化瘀、通气利窍之功，有利于吞咽和语言功能的恢复。针刺风池、完骨等穴位具有扩张脑血管、增加脑血流量、改善脑部供血供氧的作用，有助于侧支循环的建立，减轻组织损害，有利于疾病的恢复。

〔赵瑞珍，熊杰，丁淑强，石学敏."醒脑开窍"针操作治疗中风后假性延髓麻痹34例［J］.中医杂志，2006，5（2）：47〕

石学敏：经验方 2

【选穴】内关、水沟、三阴交、风池、完骨、天柱。

【功效】通关利窍。

【主治】中风后吞咽障碍。

【操作】双侧三阴交直刺 1～1.5 寸，行提插补法 1 分钟；内关行提插泻法 1 分钟；水沟行雀啄手法，以眼球湿润或流泪为度；风池、完骨、天柱针向结喉，振颤徐入 2.5～3 寸，施小幅度高频率捻转补法 1 分钟，以咽喉麻胀为宜。每天 1 次，30 天为 1 个疗程。

【经验】内关为八脉交会穴之一，通于阴维，属厥阴心包经之络穴，有养心安神、疏通气血之功。水沟为督脉、手足阴阳经之会。督脉起于胞中，上行入脑达巅，故泻水沟可调督脉，开窍启闭以醒脑宁神。足三阴之经脉或挟舌本，或络于舌本，或连舌本，散舌下；补其三阴可达补益肝肾、健脾利湿之功，故取足三阴之交会穴位，即三阴交。风池、完骨均为胆经近脑的腧穴，胆为中正之官，主决断，胆之经气升则十一经脉气随之而升。风池、完骨、天柱具有通利枢纽之功，三穴合用可达养脑髓、通脑窍、利机关的作用。

〔申鹏飞，石学敏.通关利窍针操作对脑卒中后吞咽障碍患者吞咽功能及血氧饱和度影响的临床研究［J］.新中医，2009（2）：88-90〕

石学敏：经验方3

【选穴】内关、水沟、三阴交，极泉、尺泽、委中。

【功效】醒脑开窍。

【主治】中风后遗症。

【操作】双侧三阴交斜刺，行提插补法，以下肢抽动为度；内关行提插泻法1分钟；水沟行雀啄手法，以眼球湿润或流泪为度；极泉原穴沿经下移3.3～6.6cm，避开腋毛，直刺5cm，用提插泻法，以上肢抽3次为度；委中直刺1.7～3.3cm，提插泻法，使下肢抽动3次为度；尺泽，屈肘成120°，直刺1寸，用提插泻法，使患者前臂、手指抽动3次为度。每天1次，共治疗4周。

【经验】刺双侧内关有宁心调血安神之效，刺水沟可开窍启闭、醒元神、调脏腑，刺三阴交（患侧）以补三阴、益脑髓、调气血、安神志。配穴极泉、尺泽、委中可疏通经络、运行气血、改善肢体运动功能，故临床疗效显著。

〔宁丽娜，熊杰，魏茂提，石学敏.针刺治疗缺血性中风后遗症期89例临床观察〔J〕.江苏中医药，2008，40（4）：56〕

石学敏：经验方4

【选穴】双侧内关、双侧风池、光明、睛明、阳白、太阳、球后。

【功效】滋补肝肾，填精益髓，濡养筋脉。

【**主治**】中风后复视。

【**操作**】先刺双侧内关，直刺0.5～1寸，施捻转提插的复式泻法，施术1分钟；睛明以刺入0.5寸为宜，球后刺入1寸，二穴均不施提插捻转手法，余穴采用常规捻转提插针法。风池取穴时针尖微向下，向鼻尖方向斜刺0.8～1寸，以局部酸胀感并向上窜至目眶为度；睛明取穴时嘱患者闭目，左手将眼球推向外侧固定，针沿眼眶边缘缓缓刺入0.3～0.5寸，不做手法；余穴平补平泻。留针20分钟，每天1次，14天为1个疗程。

【**经验**】光明为足少阳胆经络穴，且足少阳经"起目锐眦""至锐眦后"，经脉所过，主治所及，同时，光明又是治疗眼疾的要穴。风池亦为少阳经腧穴，可补髓养血、通利眼窍。其中局部取穴的作用能疏通经络、运行气血、濡养经筋以固目系。配穴多取少阳经穴，以疏利肝胆气机。

【**验案**】某患者，男，18岁，2008年9月以左侧肢体不遂伴复视1年半入院。头颅CT示：脑干出血。患者自觉复视，向右视物时明显。检查：投射试验异常，眼底检查无异常。

诊断：中风后复视。辨证：肝肾亏虚。

治疗：滋补肝肾，填精益髓，濡养筋脉。选穴：取穴双侧内关、风池、光明、睛明、阳白、太阳、球后、三阴交。操作：如上，每天1次，每次留针20分钟。

治疗2个疗程后，症状好转，复视痊愈。随访半年未复发。

〔周萍，石学敏.醒脑开窍结合局部取穴治疗中风后复视33例［J］.山东中医杂志，2011，30（6）：398-399〕

石学敏：经验方5

【选穴】内关、水沟、三阴交、极泉、尺泽、委中、合谷透三间。

【功效】疏通经络，濡养筋脉。

【主治】中风后肌张力增高。

【操作】用 0.25mm×40mm 毫针先刺双侧内关，直刺 0.5～1寸，采用捻转提插结合泻法，施手法 1 分钟；继刺水沟，向鼻中隔方向斜刺 0.3～0.5 寸，用重雀啄法，至眼球湿润或流泪为度；再刺三阴交，沿胫骨内侧缘与皮肤呈 45°斜刺，进针 1～1.5 寸，用提插补法，使患侧下肢抽动 3 次为度。极泉原穴沿经下移 1 寸，避开腋毛，直刺 1～1.5 寸，用提插泻法，以患侧上肢抽动 3 次为度；尺泽屈肘成 120°，直刺 1 寸，用提插泻法，使患者前臂、手指抽动 3 次为度；委中仰卧直腿抬高取穴，直刺 0.5～1 寸，施提插泻法，使患侧下肢抽动 3 次为度。合谷针向三间穴，进针 1～1.5 寸，采用提插泻法，使患者第二手指抽动或五指自然伸展为度；留针 20 分钟，每天 1 次，15 天为 1 个疗程，疗程间休息 3 天，治疗 2 个疗程。

【经验】石学敏教授对手指握固者用合谷透三间，认为"经之所过，病之所在，主治所及"，《灵枢·经脉》中说"大肠手阳明之脉，起于大指次指之端，循指上廉，出合谷两骨之间，上入两筋之中"，《灵枢·本输》曰："过于合谷，合谷在大指歧骨之间，为原"，《灵枢·本输》云"注入本节之后三间"为输穴，输穴为脏腑经络之气输注之所在，脏腑经络发生病变会相应地反应到输穴上来，输穴也可以治疗相应的疾患。故合谷透三间能调整脏腑生理，调节手阳明之经络。

〔常颖慧，申鹏飞，石学敏.合谷透三间对降低中风致全手肌张力增高的临床疗效观察［J］.针灸临床杂志，2010，26（6）：30-32〕

石学敏：经验方6

【选穴】内关、水沟、三阴交、风池、完骨、翳风、金津、玉液、上廉泉。

【功效】化瘀祛痰，通窍解语。

【主治】中风后失语。

【操作】内关行提插泻法1分钟；水沟行雀啄手法，以眼球湿润或流泪为度；双侧三阴交直刺1～1.5寸，行提插补法1分钟；风池、完骨、翳风针向结喉，振颤徐入2.5～3寸，施小幅度高频率捻转补法，施术1分钟，以结喉麻胀为度；金津、玉液点刺放血；上廉泉向舌根部直刺1～1.5寸。每天1次，1周为1个疗程，治疗4周。

【经验】内关为心包经络穴，刺之可调神导气、调理舌本，配合水沟以醒神开窍；三阴交滋补三阴、通利舌窍；风池、完骨、翳风共奏补益脑髓、通关利窍之效；上廉泉为经外奇穴，因其位于咽喉附近，有利舌机、开关窍、祛风痰、和气血的作用；金津、玉液两穴在口腔内舌系带两旁静脉上，左为金津，右为玉液，刺之有化瘀祛痰、通窍解语之功效。

〔蔡斐，谷文，石学敏."醒脑开窍"针法治疗脑梗死后失语的临床疗效观察［J］.天津中医药杂志，2014，31（5）：272-273〕

吕景山：经验方1

【**选穴**】①百会、四神聪、合谷、太冲；②大椎；③十二井穴。

【**功效**】清脑调神，通调气血。

【**主治**】中风先兆。

【**操作**】百会直刺，四神聪向前、后、左、右斜刺，施捻转泻法1分钟左右，合谷、太冲直刺0.5～0.8寸；大椎三棱针先直刺1针，再于大椎穴的上、下、左、右各点刺1针，并用手指挤压穴周，令其出血，然后加拔火罐；十二井穴，常规消毒，三棱针点刺放血，血色由黑紫色转为鲜红色为度。每天1次，10天为1个疗程。

【**经验**】百会、四神聪位于巅顶，内为元神之府，针刺该穴可升阳益气，清脑调神利机关，改善脑的功能状态。合谷、太冲伍用，名曰"四关穴"，盖合谷为大肠经腧穴、原穴，按阳明为多气多血之经、五脏有疾取之十二原的理论，本穴有调和气血、通经活络、行气开窍、镇静安神之功；太冲为肝经腧穴、原穴，为多血少气之经，按肝为脏、属阴，肝藏血、主疏泄的道理，本穴有调和气血、通经活络、疏肝理气、平肝息风之效；合谷主气，清轻升散，太冲主血，重浊下行，二穴相合，一气一血，一升一降，相互制约，相互为用，行气活血，燮理阴阳，调整整体功能。大椎为督脉腧穴，诸阳之会（手足三阳经与督脉之交会穴），具有宣通阳气、理气降逆、清心祛火、镇静安神之功，以三棱针点刺放血，可收平肝息风、活血祛瘀、引气血下行之效。十二井穴位于手、足指趾的末端，是阴阳经气血交换的处所，本穴点刺放血，有调和气血、燮理阴阳、醒神开窍之效。

〔吕景山.中风〔J〕.山西中医，1989，3（5）：49-52〕

吕景山：经验方2

【选穴】水沟、内关、尺泽、委中、三阴交。

【功效】醒脑开窍，疏通经脉。

【主治】中风中经络。

【操作】水沟向鼻中隔下斜刺，用雀啄手法，以眼球充满泪水为度；内关直刺1寸左右，左、右手各持1针，施以同步行针法，施术1分钟；尺泽直刺1寸左右，令针感向前臂、食指放散，并有抽动现象为度；委中直刺1～1.2寸，针感向下肢放散，并有抽动现象为度；三阴交从内向外直刺0.5～1寸，令针感向足跟、足心、足大趾放散为度。

【经验】水沟为督脉腧穴，位于口鼻之间，有清神醒脑、回阳救逆之功；内关为心包经腧穴、络穴，又是八脉交会穴之一，通于胃、心、胸，有宽胸理气、镇静安神、强心定志、活络止痛之效，二穴伍用，通窍醒神，可改变元神之府的失用状态；尺泽为肺经腧穴、合穴，善调上焦气血、舒筋活络、缓急通痹；委中为膀胱经腧穴、合穴、下合穴、四总穴，有调和阴阳、舒筋活络、活血行瘀、引血下行的作用；三阴交为脾经腧穴、肝脾肾之交会穴、回阳九针穴，针之可育阴潜阳、通经活络。

〔吕景山.中风［J］.山西中医杂志，1989，3（5）：49-52〕

吕景山：经验方 3

【选穴】①百会、隐白；②水沟、风府；③十二井穴。

【功效】启闭开窍。

【主治】中风中脏腑闭证。

【操作】百会直刺，隐白直刺 0.1 ～ 0.2 寸，针刺用泻法，亦可三棱针点刺放血。水沟向鼻中隔下斜刺，用雀啄手法，以眼球充满泪水为度；风府直刺 0.8 ～ 1 寸，二穴施以同步行针法。十二井穴，常规消毒，三棱针点刺放血，血色由黑紫色转为鲜红色为度。

【经验】百会同前，隐白为脾经腧穴、井穴，按"病在脏取之井"的道理，针之有调理气血、开窍醒神、苏厥救逆之功；百会为病所取穴，隐白为循经远道配穴，二穴相合，一上一下，相互为用，醒脑开窍，回阳救逆。水沟同前，风府为督脉腧穴，居于脑后，与生命中枢毗邻，针之醒脑开窍，镇静安神，二穴相合，一前一后，两面夹击，直达病所，祛风散邪，醒脑开窍，镇静安神之力增强。十二井穴同前。

〔吕景山．中风［J］．山西中医，1989，3（5）：49-52〕

吕景山：经验方 4

【选穴】①神阙、气海、关元；②水沟、内关、百会；③合谷、太冲；④足三里、涌泉。

【功效】回阳固脱，醒神开窍。

【主治】中风中脏腑脱证。

【操作】神阙，用炒盐将肚脐填平，上盖姜片，用大艾炷灸数十壮；气海、关元重灸，灸至汗收、肢温、脉起为度。水沟向鼻中隔下斜刺，用雀啄手法，以眼球充满泪水为度；内关直刺1寸左右，左、右手各持1针，施以同步行针法，施术1分钟；百会直刺。合谷、太冲直刺0.5～0.8寸。足三里直刺1～1.5寸，施以捻转补法，加灸30分钟；涌泉直刺1寸，施以捻转泻法，亦加灸30分钟。

【经验】神阙、气海、关元均为任脉腧穴，神阙位于生命根蒂脐中，为真气之所系，气海又名丹田，为生气之海、大气之宅，关元是任脉与足三阴经的会穴，为肾间动气之处，联系命门真阳，是阴中有阳的穴位，三穴重灸，有补益先天之本、培补元阳、举陷固脱、回阳救逆之功。水沟、内关同前；百会同前。合谷、太冲同前。足三里为胃经腧穴、合穴、下合穴、回阳九针穴，有调和气血、扶正固本之功，涌泉为肾经腧穴、井穴、回阳九针穴，有通关开窍、醒脑苏厥之效，足三里以补为主，涌泉以泻为要，二穴相合，一补一泻，相互制约，相互为用，补不恋邪，泻不伤正，强心升压，醒脑开窍。

〔吕景山.中风［J］.山西中医，1989，3（5）：49-52〕

吕景山：经验方5

【选穴】①风池、太阳、下关、颊车、地仓（均取患侧）、合谷（健侧）；②阳白透鱼腰，攒竹透丝竹空，四白透承泣，风池透风府，太阳透颧髎，口禾髎透巨髎，地仓透颊车（均取患侧），合谷

（健侧）。

【功效】益髓充脑，通经活络，疏调经筋。

【主治】中风后口眼㖞斜。

【操作】风池针尖方向正对结喉，进针 1.5 ～ 2 寸，施以捻转补法，每个穴位施术 1 分钟；太阳沿颧骨弓内缘进针 2 ～ 3 寸；下关直刺 2 寸；颊车、地仓，可互相透刺，施以提插泻法；合谷直刺0.5 ～ 0.8 寸。阳白透鱼腰，从阳白进针，再沿皮下向鱼腰刺去，以针尖不出皮为度，合谷同前。

【经验】风池为胆经腧穴，是胆经与阳维的交会穴，穴居脑后，与脑毗邻，针之有益髓充脑的作用；太阳、下关、地仓、颊车均为足阳明经筋分布之处，针之可疏调经筋，通经活络；健侧合谷，取阳明经脉还出颊口，左之右、右之左之意，以疏解经筋。阳白透鱼腰等透穴，是属病所取穴，用透针法，以加强刺激量，增加疏解经筋的治疗作用；合谷同前。

〔吕景山 . 中风〔J〕. 山西中医，1989，3（5）：49-52〕

吕景山：经验方 6

【选穴】①哑门、廉泉；②廉泉、通里；③哑门、关冲、百会。

【功效】调神开窍。

【主治】中风后失语。

【操作】哑门直刺 1 ～ 2 寸，针尖尚未穿过黄韧带，仅有局部针感者谓之浅刺，亦无危险性，针尖穿过黄韧带，针下有落空感，患者有闪电样针感者谓之深刺，此时应立即出针、不提插、不捻转（按：哑门深刺有一定的危险性，初学或无经验者宜慎重从事）；廉泉针尖斜向后上方刺 1～1.5 寸，令针感向舌根、咽喉部位放散为度；通里直刺 0.3～0.5 寸，施以同步行针法，约 1 分钟，留针 30 分钟，每间隔 10 分钟，再行针 2～3 次；百会直刺；关冲斜向上刺 0.1 寸，亦可用三棱针点刺放血。

【经验】哑门位于脑后，为督脉腧穴，入通于脑，内联舌本，有通经络、开窍络、清神志、利发音之功；廉泉位于舌本下，为任脉腧穴，有疏调舌本经气、通窍络、利发音之效，二穴伍用，一任一督，一前一后，两面夹击，直达病所，通窍开音。廉泉同前，通里为心经腧穴、络穴，有调心气、通窍络之力，二穴参合，有通经接气、调神开窍的功效。哑门、百会同前，关冲为三焦经腧穴、井穴，针之可醒神开窍。

〔吕景山．中风［J］．山西中医，1989，3（5）：49-52〕

吕景山：经验方 7

【选穴】①肩髃、曲池、外关、八邪；②曲池、内关、合谷；③百会、四神聪、哑门、大椎、身柱；④华佗夹脊穴：胸 1～3。

【功效】疏通经络。

【主治】中风后上肢不遂。

【操作】肩髃、曲池直刺 2 寸，外关先直刺 0.8 寸，继向内关穴透刺，八邪向上刺 1 寸，均施捻转泻法。内关直刺 1 寸左右，左、右手各持 1 针，施以同步行针法，施术 1 分钟；合谷直刺 0.5～0.8 寸。百会直刺；四神聪向前、后、左、右斜刺，施捻转泻法 1 分钟左右；哑门直刺 1～2 寸，针尖尚未穿过黄韧带，仅有局部针感者谓之浅刺，亦无危险性，针尖穿过黄韧带，针下有落空感，患者有闪电样针感者谓之深刺，此时应立即出针、不提插、不捻转（按：哑门深刺有一定的危险性，初学或无经验者宜慎重从事）；大椎先直刺2寸，令针感沿督脉传导，再向患侧斜刺，以针感传到上肢为度。夹脊穴直刺1～1.5寸，施以捻转泻法。

【经验】肩髃、曲池为手阳明大肠经腧穴，外关为手少阳三焦经腧穴、络穴，三穴合用，有疏通上肢经络之功；八邪为病所取穴，善调指掌经气，以恢复其功能。曲池、内关、合谷同前。百会、四神聪、哑门、大椎同前；身柱为督脉腧穴，根据病变在脑首取督脉的理论，诸穴合用，具有振奋阳气、醒脑开窍、补髓益脑、恢复肢体功能之功。夹脊穴位居督脉与膀胱经第一侧线之间，既能疏调督脉，又能调整相应脏腑的功能，还对脊神经后支有振奋之效。

〔吕景山．中风［J］．山西中医，1989，3（5）：49-52〕

吕景山：经验方8

【选穴】①环跳、阳陵泉、昆仑；②委中、三阴交；③足三里、阳陵泉、三阴交、华佗夹脊穴：胸11、12，腰1、2、3、4。

【功效】培元补肾，舒筋活络。

【主治】中风后下肢不遂。

【操作】环跳取侧卧位，伸健侧，屈患侧，以电击感传到足趾为度；阳陵泉直刺，令针感沿小腿外侧下传至足为度；昆仑直刺，令针感传到足跟、足的外侧为度。委中直刺1～1.2寸，针感向下肢放散，并有抽动现象为度；三阴交从内向外直刺0.5～1寸，令针感向足跟、足心、足大趾放散为度。足三里直刺1～1.5寸，施以捻转补法，加灸30分钟；夹脊穴直刺1～1.5寸，施以捻转泻法。

【经验】环跳为胆经腧穴，有通经活络之功，阳陵泉亦为胆经腧穴、合穴、筋之会穴，有舒筋活络之效，昆仑为膀胱经腧穴，有行气血、散瘀滞之力，三穴合用，通经接气，宣通气血，舒筋活络之力增强。委中、三阴交同前。足三里、阳陵泉、三阴交同前；华佗夹脊穴同前。

〔吕景山.中风［J］.山西中医，1989，3（5）：49-52〕

吕景山：经验方9

【选穴】筑宾、昆仑、解溪、丘墟、照海。

【功效】平衡阴阳二跷脉。

【主治】中风后足内翻。

【操作】筑宾直刺1.2寸，行提插泻法；昆仑直刺，令针感传到足跟、足的外侧为度；解溪直刺0.5寸，施捻转泻法；丘墟透照海，行捻转补法。

【经验】筑宾为阴跷之郄穴，针之有纠正阴急阳缓之力；昆仑同前；解溪、丘墟、照海为局部取穴，取其近治作用以纠内翻。

〔吕景山.中风［J］.山西中医，1989，3（5）：49-52〕

吕景山：经验方10

【选穴】风池、天柱。

【功效】益髓填精明目。

【主治】中风后失明。

【操作】风池针尖方向与双目系对角相交刺，令针感向眼周放散为度；天柱直刺 1.5 寸，施以捻转补法，每分钟捻转 150 转左右，持续运针 1 ～ 3 分钟。

【经验】风池为胆经腧穴，有祛风明目之功，天柱为膀胱经腧穴，有益髓填精之效，二穴同用，增明目之力。

〔吕景山 . 中风［J］. 山西中医，1989，3（5）：49-52〕

吕景山：经验方 11

【选穴】水沟、内关、风池、廉泉。

【功效】醒神开窍，利咽通痹。

【主治】中风后假性延髓麻痹。

【操作】水沟向鼻中隔下斜刺，用雀啄手法，以眼球充满泪水为度；内关直刺 1 寸左右，左、右手各持 1 针，施以同步行针法，施术 1 分钟；风池进针 2 ～ 2.5 寸，针尖方向刺向喉结，施捻转补法 1 ～ 3 分钟，每分钟捻转 150 转左右；廉泉针尖斜向后上方刺 1 ～ 1.5 寸，令针感向舌根、咽喉部位放散为度。

【经验】水沟、内关同前，风池益髓充脑利机关，廉泉利咽通痹。

〔吕景山 . 中风［J］. 山西中医，1989，3（5）：49-52〕

第11节 眩 晕

眩是指眼花或眼前发黑，晕是指头晕，二者常并见，故称为"眩晕"。轻者闭目即止；重者如坐车船，旋转不定，不能站立，或伴有恶心、呕吐、汗出，甚则昏倒等症状。本病的发生，多因肝阳上亢、气血亏虚、肾精不足、痰湿中阻等所致，常兼见头痛，虚实互见，迁延反复，时作时止，若中年以上，眩晕常作者有中风暴厥的可能。本病属虚者居多，由于阴虚则肝风内动，血少则脑失所养，精亏则髓海不足发病；属实者则由于风、火、痰、瘀扰乱，清窍失宁。其病位在脑窍（髓海），其病变脏腑与肝、脾、肾密切相关。各病因往往彼此影响，病机相互兼杂或转化。治疗上以补虚泻实、调整阴阳为基本原则，虚者以补益气血、滋养肝肾、填精生髓为主；实者以平肝潜阳、清火息风、燥湿祛痰、活血祛瘀为要。凡西医学高血压病、梅尼埃病、良性位置性眩晕、低血糖症、低血压症、脑动脉硬化症、椎 - 基底动脉供血不足、贫血见有眩晕者可参照本节内容辨证论治。

本节收录了石学敏、吕景山治疗本病的经验方5首。石学敏运用"活血散风，平肝降逆"为主的治法，创立了以人迎穴为主穴，有明确规范手法量学标准和量效关系的针刺方法治疗高血压病（眩晕）；吕景山通过查病因、辨虚实，运用"平肝潜阳、补虚泻实、调和脾胃"法针对性地治疗各种原因所致的眩晕。

石学敏：经验方

【选穴】人迎、合谷、太冲、足三里、曲池。

【功效】活血散风，平肝降逆。

【主治】肝阳上亢、气海失司之眩晕（高血压病）。

【操作】人迎，垂直进针，缓缓刺入 0.5～1 寸，见针体随动脉搏动而摆动，施以小幅度（＜90°）、高频率（＞120r/min）捻转补法 1 分钟，留针 20 分钟；合谷、太冲，垂直进针 0.8～1 寸，施以捻转泻法，即医者采用面向患者的体位，以任脉为中心，拇指捻转作用力为离心方向，捻转 1 分钟，留针 20 分钟；曲池、足三里，垂直进针 1 寸，施以小幅度、高频率（＞120r/min）捻转补法 1 分钟，留针 20 分钟。28 天为 1 个疗程，每日 2 次。

【经验】此法是石学敏教授在深入研究古医籍基础上，结合西医学理论，根据大量临床观察，对中医学"气海"及"无虚不作眩、无痰不作眩、无风不作眩"等理论进行深刻探索和思辨之后确立的以"活血散风、平肝降逆"为主的治法，创立了以人迎为主穴、有明确规范手法量学标准和量效关系的针刺方法。作为临床治疗高血压病确有疗效的人迎穴，是气海所出之门户、头气街与胸气街的连接处，正如《灵枢·海论》曰："膻中者，为气之海，其输上在于柱骨之上下，前在于人迎。"本穴具有调和营卫之气，使血脉通利、正常运行的功能。此外，人迎的解剖部位恰在颈动脉窦附近，针刺人迎可刺激颈部压力感受器和化学感受器，以调节自主神经功能和心脑血管的舒缩功能，从而调节血压。故人迎有调整机体阴阳、疏通气血的功能，以达到阴平阳秘、气血调和、血压稳定之目的。曲池为手阳明大肠经之合穴，有泄热潜阳、利气通下的作用；合谷为手阳明大肠经之原穴，为阳中之阳，主气在上；太冲是足厥阴肝经之原穴，为阴中之阴，主血在下，是脏腑元气经过和留止的部位，有疏肝理气、平肝潜阳、定眩降压之功效，合谷配太冲具有平衡阴阳、调和气血、沟通上下的作用；足三里为足阳明胃经之合穴，有扶正培元、通经活络之效，且助人迎以达活血散风、平肝降逆之功。

〔周森焱，石学敏.针刺治疗原发性高血压及获得性因素对降压疗效的影响〔J〕.中西结合心脑血管病杂志，2012，10（3）：350-351〕

吕景山：经验方1

【选穴】①二间、厉兑；②百会、风府；③风池、水泉；④太冲、太溪。

【功效】平肝潜阳，补益肝肾。

【主治】肝阳上亢，眩晕耳鸣，头痛头胀，每因恼怒、烦劳病情加重，急躁易怒，少寐多梦，苔黄，脉弦。

【操作】①二间：直刺0.2～0.3寸；厉兑：从前向后斜刺0.1～0.2寸，不做任何手法，留针30分钟即可起针。②百会：沿皮刺0.5～0.8寸，属实证者，三棱针点刺放血；风府：直刺0.5～1寸，切勿向上斜刺。③风池：针尖对准鼻尖刺0.5～1.2寸，令针感向侧头、前额、眼区放散为度；水泉：直刺0.3～0.5寸。④太溪：直刺0.3～0.5寸，针刺用补法；太冲：直刺0.5～1寸，针刺先泻后补。

【经验】①二间为大肠经腧穴，乃本经脉气所溜，为荥水穴，又是本经子穴（大肠属金，金能生水，故二间为大肠经子穴），善清上焦邪热（引邪热从大肠而解）；厉兑为胃经腧穴，乃本经脉气所出，属井金穴，又是本经子穴（胃属土，土能生金，故厉兑为胃经子穴），有疏泄阳明邪热、清泻胃火之效，二穴伍用，相互促进，有金水相生之妙，善清上焦邪热，祛风明目，消胀止痛。②百会为督脉腧穴，位于头顶正中，内为元神之府所居，有健脑宁神、息风开窍之功；风府亦为督脉腧穴，穴居脑后，有调元神、利气机、清神志之效，百会以平肝为主、风府以息风为要，二穴伍用，调理气机、醒神开窍、平肝息风之效更佳。③风池为胆经腧穴，穴居脑后，既是风邪汇集、入脑的要冲，又是息风明目的要穴；水泉为肾经腧穴，有疏调气机、滋肾平肝之效，风池以散邪为主，水泉以扶正为要，二穴伍用，一补一泻，补不滞邪，散不伤正，相互制约，相互为用，有祛风明目、滋水平肝之效。④太溪为肾经腧穴、原穴，有滋肾阴、退虚热之功；太冲为肝经腧穴、原穴，有理气活血、平肝息风之效，太溪突出一个"补"字，太冲侧重一个"泻"字，二穴伍用，一补一泻，相互制约，相互为用，相互依赖，相互促进，滋肾平肝，移盈补亏，清上安下，奏息风明目之力。

〔吕景山.眩晕〔J〕.山西中医，1990，6（5）：46-47〕

吕景山：经验方2

【选穴】①中脘、丰隆；②风池、丰隆、合谷。

【功效】调和脾胃，化湿祛痰。

【主治】痰湿中阻之眩晕，头重如蒙，胸脘痞闷，恶心呕吐，食少多寐，苔白腻，脉濡滑。

【操作】①中脘：直刺1～1.2寸，以得气为度；丰隆：直刺1～1.5寸，施以同步行针法。②风池：针尖对准鼻尖刺0.5～1.2寸，令针感向侧头、前额、眼区放散为度；合谷：直刺1～1.2寸，在得气的基础上，施以同步行针法；丰隆：同前。

【经验】①中脘为任脉腧穴，位于上腹，内与胃相应，有调升降、理三焦、促健运、化湿滞之功；丰隆为胃经腧穴、络穴，有和胃气、降浊逆、化痰湿、清头目之效，中脘以健运为主，丰隆以降浊为要，二穴伍用，相互促进，相互为用，有调和脾胃、化湿祛痰之效。②风池同前，丰隆同前，合谷为大肠经腧穴、原穴，有理气化痰、清头明目之效，三穴同用，和中除眩之力更佳。

〔吕景山.眩晕［J］.山西中医，1990，6（5）：46-47〕

吕景山：经验方3

【选穴】①百会、足三里、三阴交；②风池、脾俞、胃俞。

【功效】调补脾胃，补益气血。

【主治】气血亏虚之头目眩晕，时常发作，动则加剧，劳累即发，面色㿠白，肤色不荣，心悸失眠，神疲懒言，舌质淡，脉细弱。

【操作】①百会：沿皮刺0.5～0.8寸，属实证者，三棱针点刺放血；足三里：直刺1～1.5寸；三阴交：直刺0.5～1寸，针刺用补法。②风池：针尖对准鼻尖刺0.5～1.2寸，令针感向侧头、前额、眼区放散为度；脾俞、胃俞：先直刺0.3～0.5寸，针刺用补法，再向脊柱方向斜刺 0.5～1 寸，留针 20～30 分钟。

【经验】①百会同前；足三里为胃经腧穴、下合穴，有健脾和中、升阳益胃、理气消胀之功；三阴交为脾经腧穴，足三阴经之交会穴，有补脾胃、助运化之效，百会为病所取穴，以升阳除眩，足三里、三阴交调补脾胃，以生气血，诸穴合参，标本兼治。②风池同前，脾俞、胃俞为本脏腑精气输注的处所，以健运脾胃，运化水谷，化生精血，以资化源，三穴伍用，标本兼顾。

〔吕景山．眩晕［J］．山西中医，1990，6（5）：46-47〕

吕景山：经验方 4

【选穴】①百会、涌泉；②天柱、养老；③百会、关元、肾俞。

【功效】补肾益精止眩。

【主治】肾精不足之眩晕，眩晕耳鸣，失眠健忘，腰膝酸软，遗精滑泄，舌淡，脉细。

【操作】①百会：沿皮刺 0.5～0.8 寸，属实证者，三棱针点刺放血；涌泉：直刺 0.5～1 寸。②天柱：直刺 1～1.2 寸，令针感上下传导为度；养老：斜刺 0.2～0.5 寸，施以同步行针法。③百会：同前；关元：直刺 0.5～1 寸，艾条灸 10～15 分钟；肾俞：直刺 1～1.5寸，针刺用补法，艾条灸 10～15 分钟。

【经验】①百会同前，涌泉为肾经腧穴，有益肾降火之效，百会以升清为主，涌泉以清降为要，二穴伍用，一升一降，升降协和，滋肾平肝，息风止眩力增。②天柱为膀胱经腧穴，有调和气血、舒筋活络之功，养老为小肠经腧穴，有疏通络道、补肾益精之效。天柱以清上为主，养老以安下为要，二穴伍用，一上一下，同经相应，同气相求，通调经脉，调和气血，增补肾益精之力。③百会同前，关元为任脉腧穴，是人生之关要，真气之所存，元阴元阳交关之所，有培肾固本、补益元气、调元散邪、强身防病之功，肾俞为膀胱经腧穴，是肾之精气输注的处所，有滋补肾阴、温补肾阳、益精填髓之效，三穴参合，协力为用，培补先天而除眩。

〔吕景山．眩晕［J］．山西中医，1990，6（5）：46-47〕

第12节 不 寐

　　不寐，又称失眠、睡眠障碍，是指睡眠时间及深度的不足，轻者入睡困难，或寐而不酣，时寐时醒，或醒后不能再寐，重则彻夜不寐，常影响人们的正常工作、生活、学习和健康。常伴有头痛、头昏、心悸、健忘、神疲乏力、心神不宁、多梦等症。其病因常与情志失常、饮食不节、劳逸失调、病后体虚等因素相关。其病机为阳盛阴衰、阴阳失交。其病位主要在心，与肝、脾、肾密切相关。本病有虚、实之分，肝郁化火或痰热内扰、心神不安者以实证为主；心脾两虚、气血不足，或心胆气虚，或心肾不交，水火不济，心神失养，神不安宁，多属虚证；但久病可见虚实夹杂，或为瘀血所致。补虚泻实、调整脏腑阴阳是本病治疗的基本原则。凡西医学的神经官能症、更年期综合征、原发性失眠，或继发性失眠以失眠为主要临床表现者，可参考本节内容辨证论治。

　　本节收录了贺普仁、程莘农治疗本病的经验方5首。贺普仁认为不寐病位在心，治以补虚祛邪，交通阴阳，多取心经、督脉之穴为主；程莘农认为失眠以心神不安为基本病机，故治疗时宁心安神是其大法，心脾两虚、心肾不交、肝火上扰、胃气不和之证分别以心经穴位与他穴辨证配伍。

贺普仁：经验方

【选穴】百会、神庭、神门、照海。配穴：烦躁加本神；气虚加气海；压力大加丘墟、蠡沟；胃不和加中脘、解溪、丰隆；阴虚加三阴交；肝阳上亢加四神聪；梦多加通里、内关。

【功效】补虚祛邪，交通阴阳。

【主治】不寐。

【操作】毫针刺，留针 30 分钟。

【经验】不寐病位在心，取心经原穴神门宁心安神，取督脉百会充荣髓海、神庭镇静安神，三穴共奏养心安神之效；照海属肾经，通于阴跷，滋阴养心，诸穴共用，有交通心肾，使阴阳平衡之效。

〔谢新才，王桂玲.国医大师临床经验实录·贺普仁［M］.北京：中国医药科技出版社，2012：117〕

程莘农：经验方 1

【选穴】神门、三阴交、安眠、脾俞、心俞、隐白。

【功效】补脾养心，宁心安神。

【主治】不寐，证属心脾两虚，症见难于入睡，多梦易醒，心悸健忘，体倦神疲，饮食无味，面色少华，舌淡苔薄，脉细弱。

【操作】针刺用补法，兼用灸法。神门：程氏三才法直刺人才0.3～0.5寸，振颤催气，飞旋补法；三阴交：程氏三才法直刺人才0.8～1寸，振颤催气，飞旋补法；安眠：程氏三才法直刺人才0.5～0.7寸，飞旋补法；心俞、脾俞：斜刺0.5～0.7寸，飞旋补法；隐白：以豆子大小的小艾炷施灸。

【经验】失眠以心神不安为基本病机，故治疗时宁心安神是其大法。手少阴心经从心而出，气血通于心，"是主心所生病"（《灵枢·经脉》），因此心经为首选经脉。由于脾胃为生血之源，血为安神之物质基础，故取脾之背俞穴及脾经井穴。神门为手少阴心经原穴，取之以宁心安神；三阴交是肝脾肾三经的交会穴，故能通三经气血，治三脏疾病，取之以协调三阴。脾主运化而统血，肝主疏泄而藏血，肾中藏精，血能养神，精神可以互化互用，此乃三阴交可治疗失眠之理也。安眠是治疗失眠的经外奇穴。心俞、脾俞是心脾的背俞穴，可补养心脾。隐白是足太阴经的井穴，能治疗多梦易惊。神门为手少阴心经腧穴、原穴，为心气和神出入之门户，有宁心安神、开郁散结之功，刺激神门可开心气，使神有所依。

〔杨金生.国医大师临床经验实录·程莘农［M］.北京：中国医药科技出版社，2012：106–111〕

程莘农：经验方2

【选穴】神门、心俞、安眠、三阴交、肾俞、太溪。

【功效】清心滋肾，宁心安神。

【主治】不寐，证属心肾不交，症见心烦不眠，头晕耳鸣，口干津少，五心烦热，舌质红，脉细数，或有梦遗、健忘、心悸、腰酸等症。

【操作】神门：程氏三才法直刺人才0.3～0.5寸，振颤催气，平补平泻；三阴交：程氏三才法直刺人才0.8～1.2寸，振颤催气，平补平泻；安眠：程氏三才法直刺人才0.5～0.7寸，平补平泻；心俞：斜刺0.5～0.7寸，平补平泻；肾俞：程氏三才法直刺人才0.8～1寸，平补平泻；太溪：程氏三才法直刺人才0.5～0.8寸，振颤催气，平补平泻。

【经验】神门为手少阴心经原穴，取之以宁心安神；三阴交是肝脾肾三经的交会穴，取之以协调三阴；安眠是治疗失眠的经外奇穴；心俞泻心火，肾俞、太溪补肾水，三穴配伍，以交通心肾，功同交泰丸，上清心火，下滋肾水，水火得济而人自安眠。

〔杨金生.国医大师临床经验实录·程莘农〔M〕.北京：中国医药科技出版社，2012：106-111〕

程莘农：经验方3

【选穴】神门、三阴交、安眠、肝俞、胆俞、完骨。

【功效】清肝泻火，宁心安神。

【主治】不寐，证属肝火上扰，症见性情急躁，多梦，惊恐兼有头痛，胁肋胀痛，口苦，脉弦。

【操作】神门：程氏三才法直刺天才 0.2 ～ 0.3 寸，振颤催气，飞旋泻法；三阴交：程氏三才法直刺天才 0.5 ～ 0.8 寸，振颤催气，飞旋泻法；安眠：程氏三才法直刺天才 0.3 ～ 0.5 寸，飞旋泻法；肝俞、胆俞：斜刺 0.5 ～ 0.7 寸，飞旋泻法；完骨：斜刺 0.3 ～ 0.5 寸，飞旋泻法。

【经验】神门为手少阴心经原穴，取之以宁心安神；三阴交是肝脾肾三经的交会穴，取之以协调三阴；安眠是治疗失眠的经外奇穴；肝俞、胆俞为足太阳膀胱经背俞穴，两穴位置皆近于肝、胆，为肝胆之气在背部转输之处，是调肝胆疾病之要穴，艾灸两穴可清肝胆之火，使神魂得安，夜卧能眠；完骨为足少阳胆经穴，足太阳、少阳交会穴，该穴位置在头部，其气可通脑府，故有通络宁神、祛风清热之功，可治肝火上扰所致失眠者，艾灸完骨可泻肝胆之火而宁神。

〔杨金生.国医大师临床经验实录·程莘农［M］.北京：中国医药科技出版社，2012：106-111〕

程莘农：经验方4

【选穴】神门、三阴交、安眠、胃俞、足三里。

【功效】和胃消食，宁心安神。

【主治】不寐，证属胃气不和，症见脘闷嗳气，胀痛不舒，或大便不爽，苔腻，脉滑。

【操作】神门：程氏三才法直刺天才 0.2～0.3 寸，振颤催气，飞旋泻法；三阴交：程氏三才法直刺天才 0.5～0.8 寸，振颤催气，飞旋泻法；安眠：程氏三才法直刺天才 0.3～0.5 寸，飞旋泻法；胃俞：斜刺 0.5～0.7 寸，飞旋泻法；足三里：程氏三才法直刺人才 0.8～1.2 寸，振颤催气，飞旋泻法。

【经验】神门为手少阴心经原穴，取之以宁心安神；三阴交是肝脾肾三经的交会穴，取之以协调三阴；安眠是治疗失眠的经外奇穴；胃俞近胃腑，乃胃气转输之处而名，艾灸胃俞可补脾益胃，使升降失常之气机回归正常，胃气和顺而神有所安；足三里为胃之下合穴、阳明经腧穴，采用毫针泻法，可和胃消食、清胃火、安心神。

【验案】案 1：张某，女，54 岁。失眠半载，近日尤苦。曾服中西药物疗效不显，由于半年前入睡时意外受惊所致。伴头晕耳鸣，心烦怔忡，腰酸乏力，四肢不温，舌质偏红，苔薄白，脉弦细。

诊断：不寐。辨证：肾阳虚弱，火不归原。

治疗：温肾制火，交通心肾。取穴：太溪、神门、心俞。操作：双太溪，进针 1 寸左右，得气后行补法；双神门进针 0.5 寸，得气后行泻法，留 25 分钟出针；双心俞麦粒灸 3 壮。每天 1 次，共 20 次。失眠基本痊愈。

案 2：李某，女，32 岁。失眠。夜间入睡困难近 5 个月。多方治疗，诸药无效，伴心烦不安，头晕且眩，口干咽燥，纳差，但白天精神尚可。舌红，苔根薄黄少津，脉弦细而数。

诊断：不寐。辨证：心肝阴虚。

治疗：滋阴养血，宁心安神。取穴：神门、三阴交、肝俞、太冲、脾俞、足三里。操作：针取双神门，进针 0.5 寸，双三阴交进针 1 寸，得气后行补法；肝俞进针 0.1 寸，太冲进针 1 寸，得气后行泻法；脾俞进针1寸，足三里进针1寸，得气后行平补平泻法，留25分钟出针。每天1次。

治疗10次后，患者已能入眠，但易惊醒，醒后难入睡。后隔天1次，针10次，睡眠、饮食正常，头晕目眩亦除。

〔杨金生.国医大师临床经验实录·程莘农［M］.北京：中国医药科技出版社，2012：106-111〕

第13节 癫 狂

癫与狂都是精神失常的疾患。癫证以沉默痴呆，语无伦次，静而多喜为特征；狂证以喧扰不宁，躁妄打骂，动而多怒为特征。因二者在症状上不能截然分开，又能相互转化，故癫狂并称。本证多见于青壮年。癫狂的病因是以阴阳失调，七情内伤，痰气上扰，气血凝滞为主要因素。此外，癫狂与先天禀赋和体质强弱亦有密切关系，禀赋不足往往是家族性的，故癫狂患者的家族往往亦有类似病史。其病机为气郁痰火，阴阳失调。其病变在肝胆心脾。临床首先应区分癫证与狂证之不同。癫证治疗当以疏肝理气、化痰开窍及养血安神、补养心脾为主。狂证治疗当以镇心祛痰、清肝泻火，或滋阴降火、安神定志为主。癫证可以转化为狂证，狂证日久往往又多转为癫证。故癫狂在初发病时多属实证，宜以清热涤痰，疏肝理气，或者以安神定志为主。如病情久久不愈，正气渐衰，应根据气血阴阳亏损的不同，予以健脾益气、滋阴养血等法调理之。如有瘀血内阻，又当活血化瘀。凡西医学的精神分裂症、躁狂症、抑郁性精神病及部分神经官能症多属本病，可参考本节内容辨证论治。

本节收录了贺普仁治疗本病的经验方 2 首。贺普仁认为，本病的产生根本所在是痰闭心窍，神明受阻，治疗以疏肝解郁、顺气豁痰、宁心安神为主要原则，配合补肾，注重辨证取穴。

贺普仁：经验方 1

【选穴】合谷、太冲、内关、丰隆、颊车、地仓、气海。

【功效】疏肝解郁，顺气豁痰，宁心安神。

【主治】癫狂。因心情抑郁，耗伤营血，痰气内结，蒙闭包络，发而成癫。

【操作】以毫针刺入腧穴 0.5～1.5 寸，施以泻法。气海施以补法，留针 1 小时。

【经验】由于癫狂产生的原因多为肝胆火热，炙火内结而上蒙清窍，此乃阳盛之证。因此多从痰火着手，在经络多取阳明、厥阴，以清泻痰火，豁痰开窍，开胸解郁，宁心安神。其关键在于"通""泻"，多首选丰隆，以化痰通络，泄热安神，配以合谷、太冲，开四关以调达气血，宁心定志。内关为厥阴心包经之络穴，善解郁宽胸，使心窍豁达。地仓、颊车为阳明经腧穴，是治疗狂证的经验穴，在临床治疗癫狂有一定效果。

【验案】张某，女，34 岁。语无伦次，行为异常半年。半年前因家务琐事导致情绪不畅，继而出现呃逆气短，善太息，吞咽不利。后因悲伤思虑过度，病情加重。现神志昏乱，行为异常，语言不分伦次，双颊发紧，张口困难。曾多方治疗无效，遂来诊，身体一般情况尚好，纳佳，便调，寝安。形弱体瘦，面色萎黄，闭口不张，未见舌象。脉弦滑。

诊断：癫狂。辨证：耗伤营血，痰气内结。

治疗：以上法治疗。

针后当即神志意识清醒，语言行为趋于合理，嘱其戒怒少思，弃其前嫌，擅自调养，巩固治疗。

〔谢新才，王桂玲.国医大师临床经验实录·贺普仁〔M〕.北京：中国医药科技出版社，2012：157–159〕

贺普仁：经验方2

【选穴】心俞、譩譆。

【功效】清心开窍，补益气血，养心安神。

【主治】癫狂。因情志抑郁，日久不畅，气血耗散，清窍失荣，以致成癫。

【操作】取俯卧位，以毫针刺入5分深，施用补法，留针30分钟，每天治疗1次。

【经验】治疗癫证，穴不在多而在精，法不在杂而在通。治疗本证，心俞、譩譆两穴是主要的，心俞通于心窍，乃心窍之门户，刺心俞可使周身气血与心窍相通，气血调达，痰浊蠲化，心窍开通。譩譆亦为太阳经穴，位于L6棘突下旁开3寸。此穴在临床少用。综观经典古籍多治疗肩膊痛、热病汗不出等症，很少见用其治疗癫证。鉴于对癫证的认识，贺普仁教授发现譩譆在治疗癫证方面有较好的疗效。其功能是蠲化痰浊，调达气血，开窍安神，疏通经气。根据临床实践，本穴虽在 L6 棘突下旁开 3 寸，但每个人尚有病情与个体的差异。贺普仁教授的经验是在 L6 棘突下旁开 3 寸处，医者以指按之，若患者有疼痛酸楚感，出现"唏嘘"之声即为此穴。上二穴均使用补法，多用捻转补泻法之补法，以鼓舞正气。除了正确地选穴和施用手法外，进行心理上的治疗也是必要的。可针对患者发病之根源、现在之要求，进行良言劝解。并令其家属予以合作。应用上法，宜守方而治，不可操之过急。

【验案】王某，女，29 岁。精神不正常，经常自言自语 2 年。现病史：2 年前突然语无伦次，谩骂频发，诊断为"精神分裂症"，住院治疗。病情平稳后出院。出院后不足 1 年，病证频发，语无伦次，时不识人。自言自语，恶言谩骂，近日加重，遂来诊。食纳极佳，二便调。表情淡漠，舌苔白有齿痕。脉沉细数。

诊断：癫狂。辨证：气血耗散，清窍失荣。

治疗：以上法治疗。

治疗约 40 次后，渐渐恢复正常。经随访，患者精神正常，症未复发，临床治愈。

〔谢新才，王桂玲 . 国医大师临床经验实录·贺普仁〔M〕. 北京：中国医药科技出版社，2012：157-159〕

第 14 节　脏　躁

脏躁是以精神抑郁，心中烦乱，无故悲伤欲哭，哭笑无常，呵欠频作为主要表现的情志疾病。脏躁者，乃脏阴不足，有干燥躁动之象。本病发生的病因病机与患者体质因素有关。如素多抑郁，忧愁思虑，积久伤心，劳倦伤脾。心脾受伤，化源不足，脏阴更亏；或因病后伤阴，或因产后亡血，使精血内亏，五脏失于濡养，五志之火内动，上扰心神，以致脏躁。脏躁一证，相当于西医学的癔症。

本节收录了石学敏治疗本病的经验方2首。石学敏运用"醒脑开窍针操作"治疗脏躁。

石学敏：经验方1

【选穴】内关、水沟、三阴交。癔症性抽搐取后溪、申脉、照海等；癔症性呕吐取天突、足三里、中脘；癔症性瘫痪取委中、环跳、极泉；癔症性失明取睛明、四白、风池；癔症性失语取天突、廉泉、金津、玉液。

【功效】醒脑开窍。

【主治】心神失宣、气机不行之脏躁。

【操作】先针刺双侧内关，进针1～1.5寸，施捻转提插泻法；针刺水沟时，向鼻中隔下斜刺，进针约2分深，然后向同一方向捻转2圈，行雀啄泻法；最后取双侧三阴交，施提插泻法。针刺配穴时，均采用提插或捻转泻法。以上施术时均严格遵照石氏手法量学的标准。每天针刺2次，每次留针30分钟。

【经验】朱丹溪说："气血冲和，百病不生，一有怫郁，诸病生焉。"所以治疗此病当先"调神"。主穴取水沟以调督脉、振奋阳气、益气调神；取手厥阴之络的内关，有宽胸和气、开郁调神之功；三阴交为足太阴、厥阴、少阴之会，有益脑生髓之效，三穴合用共奏开窍醒神、健脑益智、通调机体内外之功效，且辅以随症选穴，往往可收桴鼓之效。

〔张琳，张艳，李澎，李金坡．石学敏."醒脑开窍针操作"治疗癔症 84 例临床观察［J］．针灸临床杂志，2001，17〔10〕：43-44〕

石学敏：经验方 2

【选穴】内关、水沟、上星、委中、三阴交。

【功效】醒脑开窍，滋补肝肾，疏通经络。

【主治】肝肾阴虚之脏躁。

【操作】患者仰卧位，内关直刺，施捻转提插之泻法；水沟采用雀啄手法；上星进针 0.5 ～ 1 寸，施提插泻法；三阴交沿胫骨后缘与皮肤呈 45° 斜刺，施提插泻法，以肢体抽动 3 次为度。每天 1 次，每次 30 分钟。

【经验】石学敏教授认为本病病机关键在于肝失疏泄、脾失健运、脏腑阴阳气血失常，使脑失所养而致神无所依、神无所主、神气郁逆，使脉道闭塞而成。患者素性抑郁，多疑善感，致使肝气郁结，郁久则化热伤阴，故舌红，脉见弦细。今遇恼怒，肝火更炽则郁闭清窍，心阴不足又被热所扰，故神失主宰，统率不行致肢痹不仁，肢痿不用。治疗当以醒脑开窍为法则，以水沟、内关为主穴，辅以对症选穴，疗效尤佳。水沟主一身阳气，针之清心益脑，通阳疏气，调理神机。内关为手厥阴之络，可宽胸利气，开郁调神。故诸穴合用有开窍醒神、健脑益智、通机体内外之作用，达到气至病所的功效。委中为针刺治疗癔症常用守神部位穴位，针之可疏利膀胱经气，消络中瘀滞。

【验案】某患者，女，43岁。四肢活动不利、感觉减弱9周。患者于2010年4月13日受凉后突然出现四肢活动不利，伴周身疼痛，经休息后未缓解，遂就诊于当地医院，查头颅计算机断层扫描（CT）、核磁共振（MRI）示：未见明显异常，患者出现低热，体温波动于37.5～37.8℃之间，予解热镇痛药，1周后患者出现肢体运动、感觉减退，二便失禁，住院期间治疗不详，经治病情稍有减轻，为进一步系统诊治收入本病区。患者乘轮椅入病房，现症：神清，语言流利，视物重影，呼吸平稳，四肢活动不利，双下肢无自主活动，双下肢略肿，二便失禁，纳食少，夜卧不安，舌暗苔白，脉弦细。查体：四肢活动不利，双下肢无自主活动，左上肢可在床面平移，右上肢可抬离床面。自肋缘水平以下感觉减弱，双膝以下感觉消失。双膝腱反射活跃对称，未引出病理反射。脊髓MRI：未见异常（澳洲自带）。

诊断：脏躁。辨证：肝肾阴虚。

治疗：以上法治疗。

经上述治疗，1个月后痊愈出院，随访3个月，症状未复发。

〔田晓芳，石学敏．石学敏教授治疗癔症性瘫痪1例〔J〕．天津中医药，2012，29（2）：183〕

第15节　头　痛

头痛是临床上常见的自觉症状，可单独出现，亦可出现于多种急、慢性疾病的过程中，多由外感六淫或内伤杂病所致头部脉络拘急或失养、清窍不利所引起，其病机可归纳为不通则痛和不荣则痛。本病病位在脑，外感头痛为外邪上扰清空，壅滞经络，络脉不通，属表证实证，病程较短，预后较好，治疗以祛风为主，兼以散寒、清热、祛湿；内伤头痛与肝、脾、肾三脏的功能失调有关，其中气血亏虚、肾精不足之头痛属虚证，肝阳、痰浊、瘀血所致头痛多属实证，虚实可在一定条件下转化，内伤头痛多起病较缓，病程较长，迁延难愈，治疗上虚者以补养气血、益肾填精为主，实者当平肝、化痰、行瘀，虚实夹杂者酌情兼顾并治。凡西医学偏头痛、紧张性头痛、丛集性头痛、三叉神经性头痛及其他原发性头痛、部分继发性头痛者可参照本节内容辨证论治。

　　本节收录了石学敏、吕景山治疗本病的经验方10首。石学敏运用"疏风、潜阳、化痰、祛瘀"为主的治法，达到止痛之功；吕景山通过"首辨外感、内伤，继辨虚实，再辨病位"，对证灵活运用"扶正祛邪、补虚泻实"，针对性地治疗各种证型的头痛。

石学敏：经验方1

　　【选穴】率谷、头维、太阳、风池。肝阳上亢加阳陵泉、行间；痰浊上扰加丰隆、阴陵泉；气滞血瘀加太冲、血海；肝肾阴虚加三阴交、太溪。

　　【功效】平肝祛痰，行气散瘀，滋补肝肾。

　　【主治】偏头痛。证属肝阳上亢、痰浊上扰、气滞血瘀、肝肾阴虚者。

　　【操作】患者取仰卧位，使用30号1.5～2寸针灸针。率谷：平刺0.5～0.8寸；头维：平刺0.5～0.8寸；风池：针尖向鼻尖斜刺1～1.5寸；太阳：直刺0.5～0.8寸。上穴行小幅度快速捻转手法，以得气为度。头维、率谷捻转得气后连接G6805-N型电针仪，疏密波，强度以患者耐受为度，留针30分钟。

【经验】偏头痛是一种常见、多发的神经内科疾病，是一侧或双侧发作性、搏动性的剧烈头痛，与遗传、饮食、内分泌紊乱及紧张、饥饿、睡眠不足等因素有关。经络辨证多属少阳头痛。头维、率谷、太阳皆位于头侧部，可以疏通脑络，使脉络通畅，通则不痛。头侧部主要为少阳经循行区域，风池是足少阳经的大穴，功能疏风散邪，通络止痛，故风池为治疗少阳头痛之要穴。肝阳上亢者加阳陵泉、行间以疏肝解郁，平肝潜阳；痰浊上扰者加丰隆、阴陵泉以健脾利湿，化痰降浊；气滞血瘀者加太冲、血海以疏肝理气，化瘀通络；肝肾阴虚者加三阴交、太溪以滋养肝肾，和络止痛。针刺治疗可作为临床治疗偏头痛的首选治疗方法之一。

〔王舒，陈祥芳，郭琳，指导：石学敏.针刺治疗偏头痛60例急性期临床疗效评价［J］.辽宁中医杂志，2006，33（11）：1489-1490〕

石学敏：经验方2

【选穴】印堂、百会、率谷、头维、太阳、风池。肝阳上亢型加颔厌、悬颅、阳陵泉、行间、丘墟；痰浊上扰型加上星、丰隆、阴陵泉；有热加外关、曲池、悬钟；气滞血瘀型加太冲、血海、膈俞、三阴交；肝肾阴虚型加三阴交、太溪。

【功效】疏风、潜阳、化痰、祛瘀、止痛。

【主治】偏头痛。证属肝阳上亢、痰浊上扰、气滞血瘀、肝肾阴虚。

【操作】印堂：平刺 0.3 ～ 0.5 寸；率谷：平刺 0.5 ～ 0.8 寸；头维：平刺 0.5 ～ 1 寸；风池：针尖微下，向鼻尖斜刺 1 ～ 2 寸；太阳：直刺 0.8 ～ 1 寸；百会：平刺 0.5 ～ 0.8 寸；以上均为捻转补法。针刺捻转至患部酸麻胀痛。患侧风池、率谷再通以电针（疏波频率 110Hz，密波频率 2100Hz，疏密波交替间动 25c/m，强度以患者能耐受为度）。首次治疗为急性发作 2 小时内，以后每天 1 次，每次 20 分钟。

【经验】针刺可以改善微循环，调节脑血流；提高脑组织血氧饱和度，改善血液流变学，调整自主神经功能等。印堂、太阳属经外奇穴，针刺可调和气血，清利头目，疏风泄热；风池属足少阳胆经，为手足少阳、阳维、阳跷之会，具有疏风通络、调气止痛的功效；百会位于巅顶，为"三阳五会"，与风池相配散风通络；头维、率谷有平肝息风、镇痉止痛之功效。肝阳上亢、上扰清空而致头痛，配颔厌、悬颅、阳陵泉、行间、丘墟平肝息风；禀赋不足，肾精久亏，髓海失养所致头痛，配太溪、三阴交滋补肝肾；脾失健运，痰湿内生，上蒙清窍，阻遏气血，配上星、丰隆、阴陵泉化痰降浊；瘀阻经络，不通则痛，配太冲、血海、膈俞、三阴交可活血化瘀通络，使络脉通畅，血气和顺，以达到止头痛的目的。

〔郭丽，樊小农，陈祥芳，指导：石学敏．针刺治疗 60 例急性期偏头痛疗效观察［J］．上海针灸杂志，2006，25（11）：24-25；陈祥芳，樊小农，刘健，指导：石学敏．针刺预防治疗偏头痛 59 例临床疗效观察［J］．天津中医药，2007，24（1）：30-31〕

吕景山：经验方1

【选穴】①百会、风府；②后溪、束骨；③列缺、后溪；④承浆、风府。

【功效】疏风散寒。

【主治】风寒头痛证。全头疼痛，痛引项背，受风感寒尤甚，恶风畏寒。

【操作】①百会：向前或向后沿皮刺0.5～1寸，针刺用捻转泻法，艾条灸5～10分钟；风府：直刺0.5～0.8寸，以得气为度，切勿向上斜刺，否则有发生针刺意外的危险。②后溪：直刺0.5～1寸，施以同步行针法；束骨：直刺0.2～0.3寸，行雀啄术针法。③列缺：向肘部方向斜刺0.2～0.3寸，施捻转泻法；后溪同前。④承浆：向上斜刺0.2～0.3寸，针刺用雀啄术；风府同前。

【经验】①百会为督脉穴，督脉与手足三阳经之交会穴，位于头顶正中，内为元神所居，有健脑宁神之功；风府亦为督脉穴，位于脑后，内与生命中枢相近，为风邪侵袭之门户，有散风邪、固表分之效，百会以升清潜阳为主，风府以祛风散邪为要，二穴伍用，调理元神气机，醒脑开窍，增祛风止痛之力。②后溪、束骨伍用，出自《灵枢·杂病》，曰："项痛不可仰，刺足太阳，不可顾，刺手太阳也。"后溪为手太阳小肠经腧穴、输木穴，又是八脉交会穴，通于督脉，有宣通阳气、宁心安神、通络止痛之功；束骨为足太阳膀胱经腧穴、输木穴，有宣通阳气、祛风散寒、发汗解表、通络止痛之效，二穴伍用，一手一足，一上一下，同经相应，同气相求，相互促进，

有疏通太阳经气、祛风散邪、通络止痛之功。③列缺为手太阴肺经
腧穴、络穴、八脉交会穴，通于任脉，有疏风解表、宣肺平喘、通
经活络止痛之功；后溪同前，二穴伍用，通调任、督二脉，祛风散
寒，通络止痛。④承浆与风府伍用，出自《玉龙歌》，曰："头项强
痛难回顾，牙疼并作一般看，先向承浆明补泻，后针风府即时安。"
《卧岩凌先生得效应穴针法赋》曰："风伤项急始求于风府，应在承
浆。"承浆为任脉腧穴，有疏口齿面目风邪、调阴阳气机乖逆之功，
风府同前，二穴伍用，一任一督，一前一后，两面夹击，通经活络、
祛风止痛之力更佳。

〔吕景山.头痛［J］.山西中医，1990，6（3）：44-46〕

吕景山：经验方 2

【选穴】①合谷、曲池；②后溪、申脉；③风池、后溪；④列缺、
合谷。

【功效】疏风清热，泻火止痛。

【主治】风热头痛证。头痛而胀，甚则如裂，多偏于一侧，发热
恶风，面红耳赤。

【操作】①合谷：直刺 1 ～ 1.2 寸，施以提插泻法；曲池：直刺
1 ～ 1.5 寸，施以提插泻法。②后溪：直刺 0.5 ～ 1 寸，施以同步行
针法；申脉：直刺 0.2 ～ 0.3 寸，行捻转泻法。③风池：直刺 1 ～ 1.2
寸，令针感向侧头部放散为度；后溪同前。④列缺：向肘部方向斜
刺 0.2 ～ 0.3 寸，施捻转泻法；合谷同前。

【经验】①合谷为手阳明大肠经腧穴、原穴，有调气活血、清

热退热、疏风解表之功；曲池亦为大肠经腧穴、合穴，有疏风解表、调和气血之效，曲池走而不守，合谷升而能散，二穴相合，以合谷之轻，载曲池之走，上行于头面诸窍，而行其清散作用，故能扫荡一切邪秽，消除一切障碍，共奏清热散风之效。②申脉为足太阳膀胱经腧穴，乃阳跷脉所生之处，为八脉交会穴，通于督脉，又与后溪相沟通，有疏表邪、定神志、舒筋脉、止疼痛之效，后溪同前，二穴伍用，同经相应，同气相求，相互促进，通调督脉，散风清热之力增强。③风池为足少阳胆经腧穴，手足少阳、阳维、阳跷之交会穴，穴居脑后，为风邪侵袭的门户，有祛风解表、疏邪清热、调和气血、通络止痛之功，后溪同前，二穴伍用，风池以祛风为主，后溪以清热为要，风池为病所取穴，后溪为循经远道配穴，一上一下，通经活络，祛风止痛，清热泻火。④列缺、合谷功效同前，二穴伍用，为原络相配，祛风通络、清热止痛之力增强。

〔吕景山.头痛［J］.山西中医，1990，6（3）：44-46〕

吕景山：经验方3

【选穴】①二间、厉兑；②水沟、前顶。

【功效】祛风胜湿，通络止痛。

【主治】风湿头痛证。头痛如裹，痛在前额，或全头作痛，肢体困重，胸闷纳呆。

【操作】①二间：直刺0.2～0.3寸；厉兑：从前向后斜刺0.1～0.2寸，针刺用提插泻法。②水沟：从下向上斜刺0.3～0.5寸；前顶：斜刺0.5～0.8寸，针刺用泻法。

【经验】①二间为手阳明大肠经腧穴、荥穴，有除寒热、利咽喉、止疼痛之功；厉兑为足阳明胃经腧穴、荥穴，有清泻胃火、祛风除湿之效，二穴伍用，同经相应，同气相求，相互促进，疏泄阳明经气，引邪热下行，而收祛风胜湿、泻火通络止痛之功。②水沟为督脉腧穴，有调和阴阳、镇静安神、通络止痛之功；前顶为督脉脑穴，穴在头顶中央，有调整元神气机、祛湿通络之效，二穴伍用，病所取穴，共奏化湿祛风、通络止痛之效。

〔吕景山．头痛［J］．山西中医，1990，6（3）：44-46〕

吕景山：经验方4

【选穴】①支沟、阳陵泉；②外关、足临泣；③合谷、太冲。

【功效】疏肝理气，平肝潜阳。

【主治】肝阳头痛证。头痛眩晕，痛在侧头，心烦易怒，口干口苦，胁肋胀痛。

【操作】①支沟：直刺1～1.2寸，同步捻转泻法；阳陵泉：直刺1～1.5寸，同步捻转泻法。②外关：直刺0.5～1寸，针刺用泻法；足临泣：直刺0.3～0.5寸，针刺用泻法。③太冲：直刺0.5～1寸，针刺用泻法；合谷：直刺1～1.2寸，施以提插泻法。

【经验】①支沟为手少阳三焦经腧穴，有清利三焦、活络散瘀、清热泻火、行气止痛之功；阳陵泉为足少阳胆经腧穴、合穴，有疏泄肝胆、和解少阳、祛风清热、缓急止痛之效，二穴伍用，一上一下，同经相应，同气相求，相互促进，疏散郁结，和解少阳，平肝止痛之力增强。②外关为手少阳三焦经腧穴、络穴，有通经络、行气滞、调气血、止疼痛之功；足临泣为足少阳胆经腧穴、输穴、八脉交会穴，有疏泄肝胆、平肝息风、调和气血、通络止痛之效，二穴伍用，同经相应，同气相求，清泻肝胆、通络止痛之力倍增。③合谷同前，太冲为足厥阴肝经腧穴、原穴，有调和气血、通经活络、疏肝理气、平肝息风止痛之效，二穴参合，合谷主气，清轻升散，太冲主血，重浊下行，一气一血，一升一降，相互制约，相互为用，相互促进，相互依赖，行气活血、通络止痛，调整整体功能。

〔吕景山.头痛［J］.山西中医，1990，6（3）：44–46〕

吕景山：经验方5

【选穴】①阴谷、行间；②太溪、太冲；③百会、涌泉。

【功效】滋补肝肾。

【主治】肝肾阴虚证。头昏头痛（空痛），视物不明，口干咽燥，腰酸膝软，烦热失眠。

【操作】①阴谷：直刺0.5～1寸，针刺用补法；行间：直刺0.3～0.5寸，针刺用泻法。②太溪：直刺0.3～0.5寸，针刺用补法；太冲：直刺0.3～0.5寸，针刺先泻后补。③百会：向前或向后沿皮刺0.5～1寸，针刺用捻转泻法，艾条灸5～10分钟；涌泉：直刺0.5～1寸，针刺用补法。

【经验】①阴谷为足少阴肾经腧穴、合水穴，有疏下焦、滋肾阴、退虚热之功；行间为足厥阴肝经腧穴、荥火穴，有泻肝火、凉血热、理气机、息肝风之功，阴谷以滋补肾阴为主，行间以清泻肝火为要，二穴伍用，一肾一肝，一补一泻，相互制约，相互为用，有滋肾平肝、清热息风、缓急止痛之力。②太溪为足少阴肾经腧穴、原穴，有滋肾阴、退虚热、壮元阳、强腰膝之功；太冲同前，二穴伍用，奏滋肾平肝、清上安下、息风止痛之力。③百会同前，涌泉为足少阴肾经腧穴、井穴，有滋肾阴、降阴火、镇静安神、平肝息风之力，二穴参合，滋肾平肝、潜阳息风之力增。

〔吕景山.头痛［J］.山西中医，1990，6（3）：44-46〕

吕景山：经验方6

【选穴】①百会、心俞、脾俞；②百会、足三里、三阴交。

【功效】益气养血，和络止痛。

【主治】气血双亏证。头痛绵绵，遇劳加重，神疲乏力，心悸怔忡，面色不华。

【操作】①百会：向前或向后沿皮刺0.5～1寸，针刺用捻转泻法，艾条灸5～10分钟；心俞、脾俞：直刺0.3～0.6寸，针刺用补法，艾条灸5～10分钟。②百会同前；足三里：直刺1～1.2寸，针刺用补法；三阴交：直刺0.5～1寸，针刺用补法。

【经验】①百会同前，心俞、脾俞为足太阳膀胱经的腧穴，乃心、脾之精气输注、转输的部位，有补益心脾、益气养血之功，三穴参合，标本兼施，益气养血止痛。②百会同前；足三里为足阳明胃经腧穴、合土穴，有健脾和胃、调和气血、强壮健身之功；三阴交为足太阴脾经腧穴，又是足三阴经之交会穴，有补脾胃、促运化、疏下焦、理肝肾、通气滞、理血室之效，足三里以升阳益胃为主，三阴交以滋阴健脾为要，三穴参合，有健脾和胃、益气生血、息风通络止痛之功。

〔吕景山.头痛［J］.山西中医，1990，6（3）：44-46〕

吕景山：经验方7

【选穴】①头维、风池、丰隆；②头维、风池、列缺、丰隆。

【功效】涤痰降逆，通络止痛。

【主治】痰厥头痛证。头痛如破，身重如山，胸脘满闷，呕吐痰涎。

【操作】①头维：平刺（向丝竹空或向率谷方向刺）1～2寸，针刺用泻法；丰隆：直刺1～1.5寸，针刺用泻法；风池：直刺1～1.2寸，令针感向侧头部放散为度。②头维、风池、丰隆同前；列缺：向肘部方向斜刺0.2～0.3寸，施捻转泻法。

【经验】①头维为足阳明胃经腧穴，有祛风散邪、清热明目、通络止痛之功；风池同前；丰隆为足阳明胃经腧穴、络穴，有和胃气、降浊逆、化痰湿、清神志、安心神之效，三穴伍用，降浊涤痰，通络止痛。②头维、风池、列缺、丰隆同前，诸穴参合，宣降化痰、祛风通络止痛之力增强。

〔吕景山.头痛［J］.山西中医，1990，6（3）：44-46〕

吕景山：经验方8

【选穴】①百会、太阳、头维；②膈俞、合谷、三阴交。

【功效】活血化瘀，行气止痛。

【主治】瘀血头痛证。头痛经久不愈，痛处固定不移，痛如针刺。

【操作】①百会、太阳、头维均用三棱针点刺放血。②膈俞：直刺 0.3 ～ 0.6 寸，针刺用泻法，亦可三棱针点刺，并加拔火罐；三阴交：直刺 0.5 ～ 1 寸，针刺用泻法；合谷：直刺 1 ～ 1.2 寸，针刺用补法。

【经验】①百会同前，太阳为经外奇穴，有清热舒络止痛之功，头维同前，诸穴参合，能祛风散瘀、活络止痛。②膈俞为足太阳膀胱经腧穴、血之会穴，有活血之效，合谷、三阴交同前，三穴合用，可收活血化瘀定痛之功。

〔吕景山 . 头痛〔J〕. 山西中医，1990，6（3）：44-46〕

第16节　面　瘫

面瘫是以面部表情肌群运动功能障碍为主要特征的一种常见病，一般症状是口眼㖞斜。它是一种常见病、多发病，不受年龄限制。患者面部往往连最基本的抬眉、闭眼、鼓嘴等动作都无法完成。临床可分为中枢性面瘫和周围性面瘫两大类型。面瘫多由正气不足，脉络空虚，卫外不固，风邪乘虚而入中经络，导致气血痹阻，面部少阳脉络、阳明经筋失于濡养，以致肌肉纵缓不收而发。

本节收录了贺普仁、郭诚杰治疗本病的经验方3首。贺普仁在临床上灵活运用三通法治疗本病，取得良好效果；郭诚杰根据不同穴位采用不同长度的针进行透刺来治疗本病。

贺普仁：经验方1

【选穴】①阳白、四白、地仓、合谷、太冲、颊车、风池；②攒竹、迎香、承浆、水沟。耳后疼痛加翳风；体虚加足三里；肝胆火热加阳陵泉、行间；肝肾亏虚加太溪。

【功效】祛风散寒，清热祛湿，活血通络。

【主治】患侧眼裂增大，眼睑不能闭合，流泪，额纹消失，不能皱眉；患侧鼻唇沟变浅或平坦，口角下垂，并向健侧偏斜，可不同程度伴有听觉障碍，舌前2/3味觉障碍，伴有乳突部疼痛，外耳道及耳郭部感觉障碍等症。可有舌红苔黄腻、脉滑数等湿热之象。

【操作】以微通法为基础。操作：用直径为0.25mm，长度为25mm及40mm两种规格的毫针，急性期（发病7日以内）采取浅刺，急性期过后可适当深刺、透刺，留针时间为30分钟。对伴有面肿、耳郭疱疹、耳痛、舌红苔黄腻、脉滑数等湿热之象者，配合强通法，选穴攒竹、阳白、耳尖；视力模糊者，亦以强通法，选穴耳尖，以三棱针点刺放血，每次10滴左右；后遗面肌痉挛或联动者，配合温通法，以火针局部点刺。

【经验】贺普仁教授"三通法"包括以毫针为主的"微通法"、以火针、艾灸为主的"温通法"及以三棱针刺络放血为主的"强通法"。温通法之火针疗法，《黄帝内经》称为"燔针劫刺"。《灵枢·经筋》示："足阳明之筋……其病……卒口僻，急者目不合，热则筋纵，目不开。颊筋有寒，则急引颊移口；有热则筋弛纵缓，不胜收，故僻……治在燔针劫刺。"经络、血气的运行不畅或阻隔不通，以"通"为法，以"通"为用，只有"通"才能使阴阳调和，才能扶正祛邪，补虚泻实，达到治病的目的。

周围性面瘫通常于吹风受凉后发病，若未化热，则以微通法。对于因感受风邪郁而化热或湿热蒸腾而见面肿、耳郭疱疹、耳痛、舌红苔黄腻、脉滑数之象者，应施以强通法刺络放血。

〔孙怡，贺普仁.贺氏针灸三通法治疗周围性面瘫96例〔J〕.北京中医药，2008（8）：615-616〕

贺普仁：经验方2

【选穴】合谷、足三里、阳白、太阳、下关、颧髎、颊车透地仓、翳风。鼻唇沟变浅，加迎香；人中沟歪，加水沟；颏唇沟歪，加承浆；闭眼困难，加鱼腰、丝竹空；内热较重，穴位放血。发病10天后用透穴，丝竹空透攒竹，阳白透鱼腰，太阳透颧髎，地仓透颊车。久病者或风寒较重者，火针点刺面部腧穴。

【功效】疏风清热，疏导经络，通调气血。

【主治】突然起病，每在睡眠醒来时发现症状，患侧眼睑闭合不全、流泪、口角下垂、流涎，不能做皱眉、闭眼、鼓腮、示齿和吹哨等动作。部分患者有耳根后疼痛，或头痛的症状。

【操作】酌情补虚泻实，一般多采用先补后泻手法。面部穴位均沿皮刺，合谷直刺0.5寸，足三里直刺1～1.5寸，留针30分钟。发病早期进针宜浅，久病可用2～3寸毫针做透穴治疗。里热重者，每次选2～3个穴位用三棱针点刺放血3～5滴。久病者可选用细火针点刺3～5个穴位，不留针。

【经验】贺普仁教授在临床上灵活运用三通法治疗面瘫皆取佳效。面瘫病在阳明、少阳，故取合谷、足三里和风池，以疏风清热、疏导经络、通调气血。面部穴位可驱散风邪，疏通局部经气。采用透穴法、温通法、强通法，均为加强经气的通调作用，适用于久病重症者。

本病年龄小者则疗效较好，恢复快；年龄大、病程长，有高血压病、糖尿病者则疗效差、疗程长。

〔贺普仁.普仁明堂示三通［M］.北京：科学技术文献出版社，2011：158-159〕

郭诚杰：经验方

【选穴】①地仓、颊车互透，阳白透鱼腰，颧髎透迎香、合谷，均为患侧穴。②下地仓、牵正互进，丝竹空透鱼腰，四白透地仓、合谷，均为患侧穴。上嘴唇明显㖞斜，可改用地仓透水沟；下嘴唇明显㖞斜，可改用地仓透承浆；不能闭眼时，多用丝竹空透鱼腰。

【功效】畅达经气，调和气血。

【主治】面瘫。

【操作】根据不同穴位采用不同长度的针进行透刺。上两组穴可交互使用，每天1次，每次留针15～20分钟，用中刺激，在病初五六天内暂不宜加电，五六天后可加电，宜用疏波，以肌肉随电流跳动或以患者耐受量为准。8次或10次为1个疗程，疗程满后休息4～5天，再进行第2个疗程，逐次类推。

【经验】疗效与精神因素、机体状态、针刺手法均相关，病程越长疗效越差，面瘫在 4 个月以后未获效，则出现面部肌肉弛缓无力下垂现象，在这种情况下，患者常常失去治疗信心，医师放弃治疗，致使后遗症无所改善。我体会，只要患者坚持治疗，医师耐心施治，方法对头，病情还能有一定改善。初诊面瘫患者，用电针时（宜疏波），若肌肉随电流明显跳动，则愈后好；若不明显，则愈后差，疗程要长，如治疗时间延误或治疗不当，可能出现后遗症。

〔郭诚杰.针刺通电治疗 60 例面神经麻痹的观察〔J〕.陕西中医学院学报，1978（1）：43-48〕

第17节 胁 痛

胁痛是以一侧或两侧胁肋疼痛为主要临床表现的病证，也是临床比较多见的一种自觉症状。肝位于胁部，其经脉布于两胁，胆附于肝，其脉亦循于胁，故本证主要责于肝胆，且与脾胃、肾有关。其病情有虚实，实证以气滞、血瘀、湿热为主，三者之中又以气滞为先，虚证多属气血亏虚，肝失所养。而实证日久，又可化热伤阴致肝肾阴虚，亦可出现虚实并见。治宜疏肝利胆，通络止痛，养阴柔肝。本证可见于西医学的肝、胆囊、胸膜等急慢性疾患和肋间神经痛等。

本章收集了贺普仁对本病治疗的经验方 1 首。贺普仁善于合用少阳厥阴二经的腧穴针灸来达到治疗本病的目的。

贺普仁：经验方

【选穴】支沟、丘墟透照海。肝血郁结：加合谷、太冲；瘀血停着：加膈俞、血海；肝胆湿热：加阳陵泉、阴陵泉；肝阴不足：加足三里、太溪。

【功效】疏肝理气止痛。

【主治】肝气郁结：胁肋胀痛、走窜不定，疼痛每因情绪变动而增减；瘀血停着：胁肋刺痛，痛处不移，入夜更甚；湿热蕴结：胁肋灼痛如刺，多见于右侧；肝阴不足：胁肋隐痛，绵绵不休。

【操作】肝阴不足用补法，余用泻法。丘墟向照海方向深刺，以不穿透照海处皮肤而又感觉到针尖为度，采用先补后泻手法。手足穴位直刺0.5寸，腿部穴位直刺1～1.5寸，膈俞向脊柱方向斜刺0.5寸。

【经验】贺普仁教授认为少阳、厥阴二经分布于胁肋处，支沟为手少阳经之腧穴，是治胁痛之验穴，丘墟乃胆经之原穴，可疏调胆经经气，通达病所，肝胆互为表里，二穴合用有疏肝解郁、调气止痛之功。合谷、太冲善治肝气郁结所致的各种疼痛，膈俞系血会，与血海共用可理血活血，四穴合用可条达胁肋之郁结、疏通脉络之瘀阻，自可消痛止疼。胆经合穴阳陵泉和解少阳，阴陵泉清利湿热，足三里、太溪则扶正育阴，从本治之而止痛。

〔贺普仁.普仁明堂示三通［M］.北京：科学技术文献出版社，2011：156〕

第18节 积 聚

积聚是腹内结块,或痛或胀的病证。积和聚有不同的病情和病机:积是有形,固定不移,痛有定处,病属血分,乃为脏病;聚是无形,聚散无常,痛无定处,病属气分,乃为腑病。一般来说,聚病较轻,为时尚暂,故易治;积病较重,为时较久,积而成块,故难治。亦称为"癥瘕",有聚散无常的症状。积与聚、癥与瘕均为同一类的疾病,多由情志失调、饮食所伤、外邪侵袭及病后体虚,或黄疸、疟疾等经久不愈,且以致肝脾受损,脏腑失和,气机阻滞,瘀血内停,或兼痰湿凝滞,而成积聚。其主要病机:聚证以气机阻滞为主,积证以瘀血凝滞为主。病位主要在肝脾。积聚日久,均可导致正虚,一般初病多实,久病多虚。西医学中,凡多种原因引起的肝脾肿大、腹盆腔肿瘤、增生型肠结核等,多属"积"之范畴;胃肠功能紊乱、不完全性肠梗阻等原因所致的包块,则与"聚"关系密切,均可参照本节内容进行辨证治疗。

本节收录了贺普仁治疗本病的经验方2首。贺普仁认为本病主要治法为行气化瘀,以腹部局部取穴为主。

贺普仁:经验方1

【选穴】水道、归来。

【功效】行气化瘀。

【主治】癥瘕（卵巢囊肿）。

【操作】水道、归来以毫针刺入穴位1.5寸深，先补后泻，留针30分钟。于少腹部行火针点刺肿物，深至肿物中心。

【经验】庸某，女，38岁。8年前曾流产1次，以后未再受孕。曾在某医院进行妇科检查，诊断为"卵巢囊肿"。建议：手术摘除。患者不同意。以后又去某妇产医院检查，该医院诊断为"左侧多发性腺瘤""继发不孕症"。仍建议手术切除。患者又未同意，故来我们医院要求针灸治疗。检查：左侧少腹部触诊有16cm×16cm及14cm×14cm大小两个肿物。按之质较硬，无压痛，表面光滑，但推之不移。现症：月经调，二便正常。舌苔白，脉弦细。

诊断：癥瘕。辨证：气机不畅，气血瘀滞，阻于胞宫，结而为瘕。

治疗：以上法治疗。

3天行针1次，3次后肿物渐缩小，七诊后左少腹部基本触不到肿物。13次后肿物完全消失。经妇科检查未触及原肿物。注：在13次治疗中，有4次是行普通针灸。

〔王凤岐.中华名医特技集成［M］.北京：中国医药科技出版社，1993：81-86〕

贺普仁：经验方2

【选穴】关元、大赫、气冲、中极、水道、归来、血海、三阴交。

【功效】调气活血，化瘀消瘤。

【主治】癥瘕（子宫肌瘤），证属肝郁气滞，气血瘀结。

【操作】取中等粗火针速刺关元，次刺大赫，再刺气冲。酌加针刺中极、水道、归来、血海、三阴交。

【经验】关元为任脉之穴，任脉主胞胎，为阴脉之海，以火针刺之从阴补阳；次刺足少阴及冲脉之会大赫穴，培元固本；再刺足阳明之气冲穴，此穴又名气街，为经气多聚之处，足阳明多气多血，火针刺之三穴，调气和血，阴阳双补，酌加中极、水道、归来穴，足太阴之血海、三阴交穴，以加强调补气血之功能，脾胃为后天之本，气血生化之源泉，配合刺关元穴，全方共同起到温补气血、化瘀散结之作用。

【验案】靳某，女，30岁。1个月以前，体格检查时发现小腹部肿块，经妇科检查及B超，诊断为"子宫肌瘤"。大小约3.2cm×2.9cm，建议手术切除。现月经不定期，经量少，经色黑，少腹冷痛，服诸药不效。素日周身乏力，性情急躁，夜眠不实，舌淡苔白，脉沉细弱。

诊断：癥瘕。辨证：证属肝郁气滞，气血瘀结而成瘤。

治疗：调气活血、化瘀消瘤，以上法治疗2个月，每周3次。

复查B超检查回声正常，子宫肌瘤消失。患者月经正常，诸不适皆除。

〔王凤岐.中华名医特技集成［M］.北京：中国医药科技出版社，1993：81-86〕

第19节 消 渴

消渴是由于先天禀赋不足、饮食不节、情志失调、劳倦内伤等导致阴虚内热，表现以多饮、多食、多尿、乏力、消瘦或尿有甜味为主要症状的病证。消渴病机主要在于阴津亏损，燥热偏盛，阴虚为本，燥热为标。两者互为因果，阴愈虚则燥热愈盛，燥热愈盛则阴愈虚。肺、胃、肾为主要病变脏腑，尤以肾为关键。三脏既互相影响又有所偏重。病久易发生以下病变：一是阴损及阳，导致阴阳俱虚；二是病久入络，血脉瘀滞。现代研究证明，消渴病多种并发症的发生与血瘀密切有关。西医学的糖尿病可参考本节内容辨证论治。

　　本节收录了石学敏、张大宁、贺普仁、程莘农治疗本病的经验方4首。石学敏认为消渴多为阴液内耗，虚热内生，燥热伤及肺肾，水津不能四布而发病，当以滋阴清热、润燥生津为治法；张大宁以补肾活血、分利浊毒为治法；贺普仁从上中下三焦辨治消渴，取督脉、手太阴、任脉、足阳明、足太阴等脉之腧穴，共奏清热润燥、养阴生津之功；程莘农认为根本在于肺、脾、肾三脏失调而致消渴之证，故取各脏之背俞穴以分证治疗。

石学敏：经验方

　　【选穴】列缺、照海、中脘、三阴交、肾俞、膈俞、脾俞、肺俞。

　　【功效】滋阴清热，润燥生津。

　　【主治】消渴病。

　　【操作】列缺向肘斜刺1寸，照海直刺0.5寸，均施捻转补法1分钟；中脘直刺2寸，施呼吸泻法1分钟，针感向全腹放散；三阴交直刺 1 寸，施捻转补法 1 分钟；肾俞宜刺 1.5 寸，膈俞、脾俞、肺俞向椎体方向斜刺，进针 1.5 寸，均施捻转补法 1 分钟，针感向前放散。

【经验】消渴多为阴液内耗，虚热内生，燥热伤及肺肾，水津不能四布，故发病。有上、中、下三消之分，肺燥、胃热、肾虚之别。但三者有一共同特点，即阴虚燥热，二者相互对立，又互为因果，阴虚而热甚则进一步伤阴，其始则异，其终则同。两者之中，特别是肾阴虚是矛盾的主要方面，故治疗上应抓住滋阴这一重要环节，在此基础上，予以清热、润燥。肾俞、三阴交、膈俞可养血、滋阴、生津，三穴共奏滋阴治本之效；列缺、照海为八脉交会穴，亦可清热滋阴、润燥生津；中脘为胃之募穴，取之以泄胃热；脾俞、肺俞健脾润肺，行水布津，标本兼顾，恰中病机，故能效验。

【验案】徐某，男，50 岁。多饮，多尿，明显消瘦 2 周。2 周前发现口渴，饮多，尿多，纳食正常，无恶心、厌食，大便每天 1 次，时感疲倦，少寐多梦，明显消瘦，体质量下降，到某医院就医，查尿糖（++++），空腹血糖 242mg/dL，予口服格列本脲（优降糖）、"消渴丸"，症状减轻，查尿糖仍（++++）。神清合作，面色萎黄，形体消瘦，躯干部皮肤可见散在红痣，神经系统查体未见阳性体征。心、肺、脾不大。舌红，苔薄黄，脉沉细。空腹血糖 200mg/dL，尿糖（++++）。

诊断：①中医：消渴病。辨证：阴液内耗，虚热内生。②西医：糖尿病。

治疗：以上法治疗。每日针刺 2 次，上、下午交替使用。

经 3 天治疗，口渴减轻，疲倦感消失，查尿糖（+++）；经 2 周治疗，诸症消失，查尿糖（+），空腹血糖 160mg/dL；经 4 周治疗，查尿糖（弱阳性），空腹血糖 116mg/dL，临床治愈出院。嘱患者自行控制饮食，随访半年，空腹血糖小于 150mg/dL，尿糖在（++）以内。

〔高新彦. 古今名医针灸医案赏析［M］. 北京：人民军医出版社，2008：194-196〕

张大宁：经验方

【选穴】中脘、足三里、血海、地机、天枢、支沟、太溪、白环俞、肾俞、膏肓俞、阴陵泉、中极。

【功效】补肾活血，分利浊毒。

【主治】糖尿病肾病。

【操作】常规针刺。

【经验】太溪为肾经之原穴，肾经原气之所发；肾俞为肾脏精气输注之处，二穴相配可养先天、益肾气，治其本。血海为脾血归聚之海，有导血归海之效，能扶脾统血，活血祛瘀，乃治疗血证之要穴；地机为脾经之郄穴，为气血汇聚之处，乃活血养血之要穴，二穴相配可化血中之瘀滞而通络。足三里为胃经之合穴，胃气之大会，补之则能益脾胃，补脏腑之虚损，升阳举陷，泻之则能升清阳，降浊阴，引胃气下行，助胃气水谷之运化；阴陵泉为脾经之合穴，能健脾升阳，运中焦，化湿滞，而开通水道；中脘为胃经之募穴，六腑之所会，胃经之精气所汇聚之处，有健脾胃、助运化、调升降之功，与足三里、阴陵泉相配以调理脾胃。脾胃为后天之本，气血生化之源。由于糖尿病肾病患者先天之肾气已衰，唯赖后天之脾土以调养，尚可力挽。理脾胃一方面可健脾益气养血，扶其正元不足，补后天以养先天；另一方面则除湿降浊，泻其邪之有余，使邪有出路，不致为患。支沟属手少阳三焦经，为三焦经气所行之"经"穴，功善调理诸气。气为血之帅，气行则血行，血行则瘀自除。天枢为手阳明大肠经之募穴，泻之可荡涤肠胃之秽浊，与支沟相配可调气通腑降浊，使邪毒由大便而去。白环俞、膏肓俞为降浊之经验效穴，中极为足太阳膀胱经之募穴，能助膀胱气化，通利小便，洁净腑，引浊邪而出。总之，腧穴相互配合，以太溪、肾俞补益肾之阴阳，中脘、足三里、阴陵泉调理脾胃，补后天以养先天，血海、地机养血活血而化瘀，七穴为君，补肾活血治其本；以天枢、支沟、白环俞、膏肓俞、中极等穴为臣，使毒由大便而出，湿由小便而去，使浊毒分利、引邪外出治其标，此扶正而无闭门留寇之嫌，活血祛瘀而不伤血，分利浊毒而不伤正，从而达到扶正祛邪、标本兼治的目的。

【验案】汪某，男，64岁。有2型糖尿病史12年，目前因血糖控制不理想而行胰岛素治疗，空腹血糖（FBG）：7.4mmol/L，早餐后2h血糖（P2BG）：10.2mmol/L，24h尿微量白蛋白定量：86mg/24h，血压：130/80mmHg，患者无明显口干、口渴、多食、多饮之症，舌暗红，苔白腻，脉弦。

诊断：糖尿病肾病（微量白蛋白尿期）。

治疗：在严格控制血糖的前提下以上法治疗，每天1次，7天为1个疗程。

经5个疗程的治疗，患者FBG：6.8mmol/L，P2BG：8.7mmol/L，24h尿微量白蛋白定量：35.8mg/24h。由此可见，补肾活血针操作对于降低糖尿病肾病患者尿微量白蛋白有良好的治疗作用。

〔吉学群，薛莉，于颂华. 补肾活血针操作在糖尿病肾病中的应用〔J〕. 针灸临床杂志，2005（21）：43-44〕

贺普仁：经验方

【选穴】百会、曲池、内关、太渊、建里、关元、足三里、丰隆、三阴交、太溪、公孙。

【功效】清热润燥，养阴生津。

【主治】消渴证。症见口渴多饮、多食易饥、尿频量多、形体消瘦或尿有甜味等。有的患者初起时"三多"症状不著，但若于中年之后发病，且嗜食肥甘、醇酒厚味，以及病久常会并发眩晕、肺痨、胸痹心痛、中风、雀目、疮痈等病证。

【操作】毫针刺，留针30分钟。

【经验】足三里为胃经之合穴，"合治内腑"，可健脾和胃、扶正培元、通经活络；太溪为足少阴肾经之腧穴、原穴，有滋补肾阴之用；三阴交为肝脾肾三经之交会穴，可健脾胃、补气血；关元为小肠经之募穴，功可补肾益精、扶正固本，四穴共奏益气养阴之效。内关为手厥阴心包经之络穴，通于少阳经，少阳乃气机之枢纽，可助脾胃之升降；建里亦可健运脾胃、消积化滞；公孙为足太阴脾经穴，又为与冲脉交会穴，阴维与冲脉合于心、胸、胃，故此组穴位可用于调和中焦。

血管损害是糖尿病多种并发症的病理基础，如糖尿病眼底病变、糖尿病脑血管病变、糖尿病心血管病变、糖尿病肾病等，其中医病机以血脉涩滞、瘀血痹阻为核心，活血化瘀是防治糖尿病并发症的关键。丰隆为足阳明经之络穴，长于祛痰化浊；曲池为多气多血之手阳明经合穴，可清热活血通络；太渊为手太阴肺经之腧穴、原穴，五行属土，系脉会，肺朝百脉，有扶正祛邪、补气益肺之效，可改善其微循环的状况；百会为督脉与足太阳、手足少阳、足厥阴之交会穴，为百神之总会。有升阳固脱、平肝息风、开窍养神之效。

〔谢新才，王桂玲.国医大师临床经验实录·贺普仁〔M〕.北京：中国医药科技出版社，2012：117〕

程莘农：经验方

【**选穴**】肺俞、脾俞、胃俞、肾俞、足三里、三阴交、太溪。上消：太渊、少商；中消：中脘、内庭；下消：太冲、照海、血海；阴阳两虚：气海、命门。

【**功效**】清热润肺，生津止渴；清胃泻火，养阴增液；滋阴益肾，培元固本；益肾固摄，阴阳双补。

【**主治**】消渴病。上消：肺热炽盛，口干舌燥，烦渴多饮，尿频最多。舌尖红，苔薄黄，脉洪数。中消：胃火炽盛，脾阴不足，胃中嘈杂，多食善饥，烦热，汗多，形体消瘦，大便干结，小便量多、浑黄。苔黄而燥，脉滑数。下消：小便频数、量多、浑浊，渴而多饮，头晕，视物模糊，颧红，虚烦，多梦，遗精，腰膝酸软，皮肤干燥，全身瘙痒。舌红，少苔，脉细数。阴阳两虚：小便频数、浑浊如膏，面色黧黑，憔悴，耳轮焦干，腰膝酸软，四肢乏力欠温，性欲减退。舌干，苔白，脉沉细无力。

【操作】肺俞、脾俞、胃俞：斜刺 0.5～0.7 寸，飞旋补法。肾俞：程氏三才法，直刺人才（0.8～1.2 寸），飞旋补法。足三里：程氏三才法直刺人才 1～1.5 寸，振颤催气，飞旋补法。三阴交：程氏三才法直刺人才 0.8～1.2 寸，振颤催气，飞旋补法。太溪：程氏三才法直刺人才 0.3～0.5 寸，振颤催气，飞旋补法。太渊：直刺 0.3～0.5 寸，飞旋泻法。少商：直刺 0.1～0.2 寸，飞旋泻法。内庭：程氏三才法直刺人才 0.3～0.5 寸，飞旋泻法。中脘：程氏三才法直刺人才 0.8～1.2 寸，飞旋补法。太冲、照海：程氏三才法直刺人才 0.3～0.5 寸，振颤催气，飞旋泻法。血海：程氏三才法直刺人才 0.8～1.2 寸，振颤催气，飞旋泻法。气海：程氏三才法直刺人才 0.8～1 寸，振颤催气，飞旋补法。命门：程氏三才法直刺人才 0.5～0.8 寸，飞旋补法。

【经验】消渴根本在于肺、脾、肾三脏失调，故取各脏之背俞穴以健脾补肺滋肾；该证为本虚标实，肺、脾、肾失调为本，故补益三脏，滋养阴血；足三里、三阴交、太溪三者相配可培补先天，滋养后天，使气血阴阳平衡。太渊为肺经原穴，五输穴中的输穴，八脉交会穴。少商为肺经井穴。均为特定穴，取肺经本经穴治疗上消是属局部取穴。脾胃相表里，同属中焦，故加胃俞以和胃。中脘、内庭可清胃泻火，养阴增液。胃火盛为标实，胃经募穴和荥穴用泻法以清胃火。血海为脾经上穴位，出自《脉经》"尺脉弦，小腹痛，小腹及脚中拘急……针血海泻之"。《古法新解会元针灸学》云："血海者，是心生血，肝藏血，肾助血，足三阴，肾之阴谷，肝之曲泉，脾之阴陵泉皆生潮之处。范阴并行、通血之要路。若刺委中大筋，赖刺脾运之血涌出，故能止少腹胀与水泻绞痛，是其验也，故名血海。"顾名思义，本穴可治疗有关血证的一切疾病。照海归肾经，为八脉交会穴之一，即可治疗肾经和奇经八脉的一切病证。太冲、照海、血海相配，可养肝血，健脾气，补肾元，以奏滋阴益肾、培元固本之效。命门可补肾培元，填精益髓；气海为人体之气汇聚之处，两穴相配可以益肾固摄、阴阳双补。

【验案】赵某，男，54岁。近1个月身体消瘦，体质量减轻5kg。患者近期自觉饮食增加，但仍常感饥饿，胃中嘈杂不舒，近1个月的时间体质量减轻5kg左右，伴大便干燥，心烦，汗多。后经查体发现空腹血糖6.8mmol/L，餐后2h血糖11mmol/L。苔黄而燥，脉滑数。

诊断：消渴病之中消。

治疗：以上述中消治疗方法取穴及操作。

治疗3次，患者空腹血糖降至6.5mmol/L，餐后血糖降至10.8mmol/L，大便恢复正常，心烦有所减轻；后又连续治疗5次，空腹血糖降至6.1mmol/L，餐后血糖降至8.9mmol/L，饮食有所减少，后患者加服降糖药，之后未坚持治疗。

〔杨金生. 国医大师临床经验实录·程莘农［M］. 北京：中国医药科技出版社，2012：124-128〕

第20节 虚 劳

虚劳又称虚损，是多种慢性衰弱性证候的总称。虚劳涉及的内容很广，凡禀赋不足，后天失养，病久体虚，积劳内伤，久虚不复等所致的多种以脏腑气血阴阳亏损为主要表现的病证，均属于本证的范围。导致虚劳的原因甚多，如禀赋薄弱，体质不强；烦劳过度，损及五脏；饮食不节，损伤脾胃；大病久病，失于调理，正气亏损难复等，都会使精气耗伤，由虚致损，逐渐发展成为虚劳。其病理性质主要为气、血、阴、阳的亏耗；其病损部位主要在于五脏；其病变过程，往往首先导致某一脏的气、血、阴、阳亏损，一脏受病，可以累及他脏。脏腑亏损，气血阴阳不足为虚劳的基本病机，辨证以气血阴阳为纲，五脏虚候为目。治疗的基本原则是补益，应结合五脏病位以加强治疗的针对性；应注意气血阴阳相兼为病及五脏之间的转化；分清主次，兼顾治疗。护理及饮食调摄对促进虚劳的康复有重要作用。凡西医学多个系统的多种慢性消耗性和功能衰退性疾病，出现类似虚劳的临床表现者，可参考本节内容辨证论治。

本节收录了贺普仁治疗本病的经验方3首。贺普仁通过"补气健脾""培补先天，填精益髓"等补虚为原则的针法治疗虚劳病变。

贺普仁：经验方1

【**选穴**】关元、中脘、足三里、膏肓。自汗者，加百劳；纳呆较重者，加太白。

【**功效**】补气退热。

【**主治**】虚劳。症见骨蒸潮热，咳嗽痰喘，五心烦热，四肢困倦，纳呆健忘，头晕神疲，汗出羸弱等。

【**操作**】关元直刺1.5寸，加灸盒灸30分钟；中脘直刺1寸，用补法；足三里直刺1.5寸，用补法；膏肓向内斜刺0.5寸。

【**经验**】此方中关元加灸，可大补元气、填补阴精，为治疗诸虚劳损之要穴。贺普仁教授亦非常赞同李东垣的观点，李东垣提出真气者，元气也，非胃气不能滋之，另取足阳明胃经之合穴足三里、胃经之募穴中脘，以补后天而滋先天，使元气生化有源；膏肓退虚热。诸穴合用，先天后天兼顾，补气退热兼施，以达最佳疗效。

〔贺普仁.普仁明堂示三通［M］.北京：科学技术文献出版社，2011：166〕

贺普仁：经验方2

【选穴】足三里、中脘、太白、丰隆。

【功效】益气健脾。

【主治】虚劳。证属脾胃虚弱证，症见面色萎白，语声低微，气短乏力，食少便溏，舌淡苔白，脉虚弱。

【操作】毫针刺，留针30分钟。

【经验】中脘为胃之募穴、任脉合穴、腑会，手太阳、手少阳、足阳明交会穴，位于胃之中部，有和胃健脾、通降腑气、生血安神之功；太白为足太阴脾经之原穴、输穴，属土，可健脾化湿，理气和胃；足三里为足阳明胃经之合穴、下合穴，合主逆气而泄，有调理胃肠功能、健中补虚之效，为四大补穴之一，足三里为阳明经合穴、下合穴，五行属土，阳明亦属土，故本穴为土中之真土，具有强壮脏腑、补气养血、疏通经络之功用。

〔谢新才，王桂玲.国医大师临床经验实录·贺普仁［M］.北京：中国医药科技出版社，2012：120〕

贺普仁：经验方3

【选穴】关元、气海、命门、肾俞、太溪。

【功效】培补先天，填精益髓。

【主治】虚劳。证属先天不足，症见小儿生长发育迟缓，身体矮小，囟门迟闭，智力低下，骨骼痿软；男子精少不育，女子经闭不孕，性欲减退；成人早衰，腰膝酸软，耳鸣耳聋，发脱齿松，健忘恍惚，精神迟钝，两足痿软，动作迟缓，舌淡，脉弱。

【操作】毫针刺，留针30分钟。

【经验】关元为小肠之募穴，足三阴与任脉之交会穴，为元阴元阳关藏之处，有培补元气之效。气海为肓之原，生气之海，有补肾益气、调经固精之效，与关元共为补虚要穴。命门位于两肾俞之间，当肾间动气之处，为元气之根本，生命之门户，有滋阴壮阳双调作用，偏于补阳，为补穴之一。肾俞为肾之背俞穴，有补肾纳气、助阳气化、固精强腰、明目聪耳之效。太溪为足少阴肾经之原穴，有大的流水之义，又为输穴，属土，有滋阴壮阳之效，为四大补穴之一。诸穴共起培补先天、填精益髓之功。

〔谢新才，王桂玲.国医大师临床经验实录·贺普仁［M］.北京：中国医药科技出版社，2012：121〕

第21节 肥 胖

　　肥胖是指能量的摄入大于消耗，导致体内脂肪堆积过多，使体质量超过一定范围，或伴有头晕乏力、少气懒言、稍动气短等症状的一种疾病，是消渴、中风、偏枯、痿厥等多种其他疾病发生的基础。其病因与饮食、年龄、先天禀赋、缺乏运动等多种因素相关；其病机为胃强脾弱、酿生痰湿，导致气郁、血瘀、内热壅塞；其病位主要在脾胃及肌肉，但与肾气虚衰关系密切，并可涉及五脏。本病有虚、实不同，但总体上是实多虚少，实主要是胃热、痰湿；虚主要是脾气亏虚，运化不足而水谷精微积为痰湿，也有脾肾阳气不足，或兼见心、肺气虚及肝胆疏泄失调者。临床病机多变，一是虚实之间的转化；二是各种病理产物之间的相互转化；三是肥胖病变日久，易生他病。补虚泻实是本病治疗的基本原则。凡西医学的单纯性肥胖、代谢综合征、无症状的2型糖尿病肥胖者，可参考本节内容辨证论治。

　　本节收录了贺普仁、程莘农治疗本病的经验方5首。贺普仁认为肥胖为脾虚湿阻所致，治疗需健脾理气，祛湿化痰；程莘农认为肠胃之火可致肥胖，并随证治之。

贺普仁：经验方

　　【选穴】①支沟、后溪、中脘、关元、腹结、丰隆、然谷、足临泣；②督脉（大椎至腰阳关）、脾俞。可轮换应用。

【功效】健脾理气，祛湿化痰。

【主治】肥胖。初期轻度肥胖仅体质量增加20%～30%，常无自觉症状。中重度肥胖常见伴随症状，如神疲乏力、少气懒言、气短气喘、腹大胀满等。

【操作】毫针刺，留针30分钟。

【经验】丰隆为足阳明之络穴，可治疗一切"痰证"，支沟为手少阳三焦经之经穴，可宣通三焦气机，二穴合用可通调腑气。关元有固元之用；中脘为胃经之募穴，八会穴之腑会，可健脾和胃；后溪为手太阳小肠经之输穴，八脉交会穴，通于督脉；腹结为足太阴脾经的腧穴，可行气活血，理气降逆；然谷为足少阴肾经之荥穴，有补阳化谷之功；足临泣为足少阳胆经之输穴，八脉交会穴，通带脉，属木，有平肝息风、消肿止带、调经回乳之效。诸穴共奏健脾理气、调肠通腑之效。督脉起于小腹内，行于背部正中，多次与手足三阳经及阳维脉交会，是阳脉之督纲，对全身阳经起到调节作用，为阳脉之海，可起到激发人体阳气的作用。脾俞为脾之背俞穴，治脾疾之要穴，可健脾利湿，升清止泻，善治脾阳虚之病证。与督脉同用，共奏振奋人体阳气、加快机体代谢之功。

〔谢新才，王桂玲．国医大师临床经验实录·贺普仁［M］．北京：中国医药科技出版社，2012：118〕

程莘农：经验方1

【选穴】足三里、中脘、上巨虚、下巨虚、合谷、公孙、曲池。

【功效】清泻胃肠之火。

【主治】肥胖。证属胃肠积热，症见形体肥胖、食欲旺盛、喜冷饮、口臭、小便短赤、大便秘结，舌红苔黄，脉数弦滑。

【操作】足三里、中脘、上巨虚、下巨虚、曲池：程氏三才法直刺天才0.5～0.8寸，振颤催气，飞旋泻法；合谷、公孙：程氏三才法直刺天才0.3～0.5寸，振颤催气，飞旋泻法。

【经验】按中医辨证论治、整体调理的观念，以足太阴脾经和足阳明胃经腧穴为主，重用腑会，诸穴合用，以达到清泄胃肠积热之效。针刺用毫针泻法。取胃之募穴、下合穴，大小肠之下合穴，以及阳明经腧穴、脾经腧穴，以清脾胃之热，改善消谷善饥之证。中脘配足三里属于合募配穴，可治疗病变在胃的所有病证。实则泻之，虚则补之。此处可清泄胃中积热。上巨虚、下巨虚均是胃经的穴位、下合穴，上巨虚为大肠的下合穴，下巨虚为小肠的下合穴。"合治内腑"，下合穴可治疗腑脏的一切病证，故取上巨虚和下巨虚治疗大、小肠的病变，此处可泄肠中之热邪。合谷配公孙属原络配穴，清泄脾胃积热。曲池可养阴生津，且为清热要穴。此处取穴用来清泄脏腑中的积热。

〔杨金生. 国医大师临床经验实录·程莘农［M］. 北京：中国医药科技出版社，2012：138-143〕

程莘农：经验方2

【选穴】足三里、中脘、阴陵泉、三阴交、丰隆、脾俞。

【功效】健脾利湿，消浊化痰。

【主治】肥胖。证属脾虚湿阻，症见形体肥胖、胸痞、纳少呕恶、喉中多痰，善唾，腹胀不适，全身倦怠乏力，头重如裹，脉濡或滑。

【操作】足三里、中脘、丰隆：程氏三才法直刺人才 1 ～ 1.5 寸，振颤催气，平补平泻；阴陵泉、三阴交：程氏三才法直刺人才 0.8 ～ 1.2 寸，振颤催气，平补平泻；脾俞：斜刺 0.5 ～ 0.7 寸，飞旋泻法。

【经验】足三里、中脘见前。阴陵泉具有健脾利水之功，是利湿的经验效穴；三阴交为脾经、肝经、肾经交汇处，故可治疗该三经的病证，两者相配可化湿浊、利湿、健脾。脾俞是足太阳膀胱经穴，脾之背俞穴，善健脾补胃，使后天之本充足而能化源气血。且为脾气汇聚之处，配足三里，用以调补脾气，使中气得振，运化有权，水谷得以消磨，升降恢复常度。丰隆配脾俞可收到化痰健脾之效。

【验案】李某，女，25 岁。肥胖，身高 1.60m，体质量 73kg。患者自 2 年前开始发胖，从 55kg 涨到 73kg，常感胸中痞闷不舒，伴月经失调半年，进食减少，腹胀不适，全身倦怠乏力，头重如裹，脉濡或滑。

诊断：肥胖。辨证：脾虚湿阻型。

治疗：以上法治疗。前 3 天连续针刺，之后隔天 1 次，10 次为 1 个疗程。

治疗 1 个疗程后，体质量减轻 4kg，胸痞减轻，进食有所增加；第 2 个疗程后，体质量降至 65kg，月经恢复正常，精神渐足，因担心反复，患者饮食有所控制；第 3 个疗程后，体质量降至 60kg，其余症状消失，因患者举家迁移，故未再坚持治疗。

〔杨金生.国医大师临床经验实录·程莘农［M］.北京：中国医药科技出版社，2012：138-143〕

程莘农：经验方3

【选穴】足三里、中脘、太冲、行间、三阴交、阳陵泉、膻中。

【功效】疏肝解郁，活血散瘀。

【主治】肥胖。证属肝郁气滞，症见形体肥胖，胁肋胀满，时而作痛，烦躁易怒，口苦口干，失眠多梦，或长期精神紧张，情绪易于失控，头目眩晕，舌暗，苔薄白，脉弦。

【操作】足三里：程氏三才法直刺人才 1～1.5 寸，振颤催气，飞旋泻法；中脘、三阴交、阳陵泉：程氏三才法直刺人才 0.8～1.2 寸，振颤催气，飞旋泻法；太冲：程氏三才法直刺人才 0.3～0.5 寸，飞旋泻法；行间：斜刺 0.3～0.5 寸，飞旋泻法；膻中：横刺 0.3～0.5 寸，飞旋泻法。

【经验】中脘、足三里以疏通胃气，太冲、行间、膻中以疏肝行气解郁，三阴交、阳陵泉以疏肝活血化瘀。行间穴处为趾背动脉经过之处，故针刺时应避开动脉。行间属五输穴中荥穴，穴性属火，临床上治疗属于肝胆火旺、气机逆乱所致疾病，行间为肝经"子穴"，实者泻其子，本穴用泻法，能从根源上解除病因，引肝火下行。太冲配行间有清肝泻火、行气开郁之效。

〔杨金生.国医大师临床经验实录·程莘农［M］.北京：中国医药科技出版社，2012：138-143〕

程莘农：经验方4

【选穴】足三里、中脘、三阴交、阴陵泉、命门、太溪。

【功效】健脾温肾。

【主治】肥胖。证属脾肾阳虚，症见体胖，形寒肢冷，喜卧恶动，纳少便溏，尿少，舌淡胖，苔薄白，脉沉缓而无力。

【操作】足三里：程氏三才法直刺地才1.5～2寸，振颤催气，飞旋补法；中脘、三阴交、阴陵泉：程氏三才法直刺地才1.2～1.5寸，振颤催气，飞旋补法；太溪、命门：程氏三才法直刺地才0.8～1寸，振颤催气，飞旋补法。

【经验】足三里、中脘、三阴交、阴陵泉同前。命门，督脉穴位，为人身生命之门，攸关死生之处，补命门穴可补肾培元，填精益髓。命门配太溪补肾气，益肾阴，益精培元；配三阴交、阴陵泉等穴可健脾温肾，温经通络。

〔杨金生.国医大师临床经验实录·程莘农［M］.北京：中国医药科技出版社，2012：138-143〕

第22节 厥 证

厥证，又称昏迷，是以突然昏倒、不省人事、四肢厥冷为主要表现的一种病证。轻者昏厥时间较短，自会逐渐苏醒，清醒后无偏瘫、失语、口眼㖞斜等后遗症。严重者则会一厥不醒而导致死亡。厥证的病机，主要是由于气机突然逆乱，升降乖异，气血运行失常。具体病因，临床上有气、血、痰、食四厥之分。气厥、血厥尤宜详辨虚实，气厥实证是因肝气上逆所致，常见情绪改变、反复发作之特点，醒后也可出现哭笑无常等表现，治宜顺气开郁；血厥实证是由肝气上逆，血随气升引起，平素多有阳亢表现，治宜活血顺气；而气厥虚证，则多见于元气素虚之人，加以惊恐、过劳、饥饿、失眠等诱发，因一时气机不相顺接，清阳不升所致，治宜益气回阳；血厥虚证，则多见于失血之人，血虚不能上荣所致，治宜补气养血。至于痰厥乃痰气交阻、上蒙清窍所致，治宜行气豁痰。食厥乃食气相并，气机痞隔所成，治宜消导和中。凡西医学中多种原因所致晕厥，如癔症、高血压脑病、脑血管痉挛、低血糖、低血压、休克等，均可参考本节内容辨证论治。

本节收录了程莘农治疗本病的经验方 2 首。程莘农通过辨证分虚厥、实厥不同论治，以"醒脑苏厥"为原则，虚厥以益气升阳为主，实厥以调气平肝为主。

程莘农：经验方 1

【选穴】水沟、百会、内关、气海、足三里。

【功效】醒脑苏厥，益气升阳。

【主治】虚厥。症见气息微弱，张口自汗，面色苍白，四肢厥冷，脉沉细。

【操作】针刺用补法，井穴可加灸。水沟：顺经斜刺 0.3 ～ 0.5

寸。百会：平刺 0.3 ～ 0.5 寸，可加灸，或单独用灸。足三里：程氏三才法直刺人才 1 ～ 1.2 寸，振颤催气，飞旋补法，可针上加灸。内关：程氏三才法直刺地才 0.5 ～ 0.8 寸，飞旋补法。气海：取清艾条一根，点燃后悬于气海穴位之上，艾火距皮肤 2 ～ 3cm，灸 10 ～ 20分钟，灸至皮肤温热红晕，而又不致烧伤皮肤为度；亦可用程氏三才法直刺人才 0.8 ～ 1.2 寸，飞旋补法，后针上加灸 10 ～ 15 分钟。气海为任脉要穴，重用灸法，还可用隔姜灸或隔盐灸。

【经验】机体先天禀赋不足，元气素虚，因情绪激动、惊恐，或体弱疲劳，一时气机逆乱，中气下陷，清阳不升，或因失血过多，气随血脱，元气内衰，正气不固，气血双亏，不能上承于脑，髓海不宁，眩晕昏仆，面色苍白，气息微弱；阳气不能通行于四肢，故四肢厥冷；元气内衰，正气不固，因而汗出口张；脉沉细为正气虚衰之征。此证为虚厥。本方取督脉、心包经穴为主，督脉为诸阳之会，统帅诸阳经，督领全身阳气，升阳举陷，有回阳救逆之功，可治疗一切虚证。心包经出属心包，历络三焦，沟通心脑，调畅气机血运。①水沟、百会、内关：百会与水沟配合使用，可清泻督脉阳气、开窍醒神，使阳热得泄、元阳得制，气之出入恢复正常，神志得苏。内关为心包经的络穴，别走三焦经，能沟通表里二经，又为八脉交会穴，由阴维脉所发，通于任脉，是内脏与血脉的连接处，有清心除烦、宁心安神、疏风通络、宽胸理气作用。故《四总穴歌》有：心胸内关应，主治心悸、失眠、癫狂、痛证、郁证、眩晕、产后血晕等。三穴合用沟通心脑，畅通气血的运行，醒脑苏厥。②气海、足三里：气海，归任脉，气海为肓之原穴，人体元气汇聚之穴，升化元阳，分消水谷。在此穴施以重灸，可达到峻补元气、回阳固脱之效。足三里为足阳明胃经合穴及胃之下合穴，有很好的调理胃肠腑病的作用，可调理脾胃，以助运化；调畅气机，消胀除满；补益气血，防病传变；调畅三焦，以利小便。取此穴，可健脾胃、益气血，使气血顺畅，恢复神志。

〔杨金生.国医大师临床经验实录·程莘农［M］.北京：中国医药科技出版社，2012：36-39〕

程莘农：经验方 2

【选穴】水沟、中冲、合谷、太冲、劳宫、涌泉。

【功效】醒脑开窍，调气苏厥。

【主治】厥证属实厥。症见气壅息粗，四肢僵直，牙关紧闭，脉多沉实。

【操作】针刺用泻法。水沟：逆经斜刺 0.3～0.5 寸，强刺激。中冲：浅刺 0.1 寸，或三棱针点刺出血。合谷：程氏三才法直刺人才 0.3～0.5 寸，振颤催气，飞旋泻法。太冲：程氏三才法直刺地才 0.5～1 寸，强刺激，飞旋泻法。劳宫：程氏三才法直刺地才 0.5～0.8 寸，强刺激，飞旋泻法。涌泉：程氏三才法直刺人才 0.3～0.5 寸，飞旋补法。

【经验】由于暴怒气逆，气机逆乱，血随气升，蒙蔽神识，清窍闭塞，因而突然昏厥，不省人事，牙关紧闭，四肢僵直；或由于气机闭塞，肺气不宣，故气壅息粗，本证属实厥，故脉多沉实。本方中水沟、中冲用以醒脑开窍；合谷、太冲通调气血；劳宫、涌泉清心降逆。①水沟、中冲：水沟归督脉，为十二鬼穴之一，是任督相交、阴阳相通之处，通调督脉经气，督脉循行入脑，故水沟可开窍醒脑。中冲归心包经，为井穴，是经脉的始发处，"井主心下满"，心包又代心受邪、替心行令，故中冲多用于急救。此两穴联通心脑，用以醒脑开窍。②合谷、太冲：两穴分别为手阳明大肠经原穴和足厥阴肝经原穴，两穴并用，一手一足、一阴一阳、一脏一腑、一气一血，阳明经多气多血，厥阴经藏血主疏泄，共收活血理气之功，称为开四关。③劳宫、涌泉：劳宫归心包经，荥穴，"荥主身热"，心包内通于心，故劳宫可泄热醒神。涌泉穴为足少阴肾经起始第一穴，为肾水所出之处，井穴亦有泄热之功，所以涌泉能够滋养肾阴，引热下行。劳宫、涌泉，一在掌心，一在足心，一降心火，一滋肾水，两穴共用，收交通心肾之效。另外，太冲、涌泉搭配使用，使上逆的肝阳能够得到制约而恢复正常。

【验案】李某，女，20岁。因晕厥求治。患者平时常有气短乏力症状，饭量不大，在劳累之后，常常自言头晕。自18岁时，即常发生晕厥，常在饥饿、劳累后发作。今天上体育课时，进行800米短跑测试。在刚跑200余米时，即说自己感觉头晕眼花，随即不省人事。其同学急忙将其抬来救治。现见患者昏睡，神志不清，气息微弱，湿冷汗出，四肢瘫软，口唇、面色苍白，四肢厥冷，脉沉细。

诊断：厥证。辨证：晕厥气虚证。

治疗：回阳醒厥。选穴：百会、水沟、气海、神阙、足三里。操作：水沟、气海针刺补法，百会悬灸，神阙附子饼灸，足三里艾灸，直接非瘢痕灸。

经针刺、艾灸5分钟后，患者醒转，但仍感觉四肢瘫软无力，经服热糖水。继续施灸10分钟后，患者感觉气力回转。嘱其注意休息，不要剧烈运动，自己平时可自灸足三里、气海、关元穴，并将方法详细告知，由其同学搀扶而去。

〔杨金生.国医大师临床经验实录·程莘农〔M〕.北京：中国医药科技出版社，2012：36-39〕

第 23 节　震颤（帕金森病）

震颤，又名颤证，是指因脑髓失充，筋脉肢体失控而发生的以头部或肢体摇动、颤抖为主要临床表现的一类病证。本病多因年老肾气亏虚，气血不足，筋脉失荣所致。肝风内动，筋脉失养为其基本病机。本病病位在筋脉，与肝、肾、脾等脏关系密切。病性总属本虚标实，本为气血阴阳亏虚为主，标为风、火、痰、瘀为患，标本可互相影响及转化。颤证日久可致气血不足，络脉瘀阻，表现为肢体僵硬，动作迟滞乏力，甚则活动困难，肢体痿废。本病初期，治疗以清热、化痰、息风为主；病程较久，治疗当以滋补肝肾、益气养血、调补阴阳为主，兼以息风通络。西医学中帕金森病、震颤麻痹、肝豆状核变性、小脑病变的姿势性震颤、特发性震颤等，凡具有颤证临床特征的椎体外系疾病和某些代谢性疾病，亦可参考本节内容辨证论治。

本节收录了贺普仁治疗本病的经验方 2 首。贺普仁认为治疗本病不能仅从肝入手以养血荣筋息风之法，应补调正气肾精为主，兼以养血祛风之法，在临床根据病因病机辨证论治取穴治疗震颤麻痹取得良好效果，还通过针刺长强单穴以补肾滋阴、息风止痉治疗头摇显效。

贺普仁：经验方1

【选穴】气海、中极、列缺、听宫。

【功效】滋阴补肾，养血祛风，疏风通脉。

【主治】震颤。

【操作】均以毫针操作。施以补法，每次留针30分钟或稍长，隔天治疗1次。

【经验】贺普仁教授认为，治疗震颤或以补益为主，或以通经活络为主，其法并非一成不变。若补调正气肾精，兼以养血祛风，选用气海、中极，行补法，可以调补正气，益肾充精。如疏调经脉，选用列缺以金克木通畅经络；听宫为手太阳小肠经腧穴，反克于木，与列缺合用数诊可愈。

【验案】夏某，男，51岁。右上肢震颤1个月。1个月前突发脑血管病，偏瘫，被诊断为脑动脉硬化症，脑血栓形成。经治偏瘫好转，渐出现右手震颤，颤动呈捻药丸动作，紧张时加重，静坐时加重，入眠则止，醒后即发，一般情况好，纳尚可，二便调。行走尚可，舌质暗，苔薄白。脉沉。

诊断：震颤。辨证：阴虚风动，血虚于内，筋脉失养。

治疗：养血荣筋，祛风定颤。取穴：列缺、听宫。操作：以毫针操作，施用补法，每次留针30分钟，隔天治疗1次。

初诊仅用双侧列缺，效果不明显。考虑单穴效力不支，二诊时加用听宫。针刺后患者感到颤动减轻，上法不变，共针治4次，颤动消失，情绪紧张时亦不复发，告愈。

〔谢新才，王桂玲.国医大师临床经验实录·贺普仁［M］.北京：中国医药科技出版社，2012：111，144-146〕

贺普仁：经验方2

【选穴】长强。

【功效】补肾滋阴，息风止痉。

【主治】摇头风。证属肾阴不足，肝风内动。

【操作】毫针深刺4寸，行补法，不留针。

【经验】长强穴为督脉起始之源，督脉"上至风府，入脑、上巅"，故可治头部疾患，且长强为督脉与足少阳、足少阴经之交会穴，补之可有抑阴息风之效。

【验案】裴某，女，56岁。头部摇动自己不能控制3年，病情时轻时重，一般在发怒、情绪波动时加剧，曾被诊断为"脑动脉硬化"，未做治疗。后来症状加重，头摇动终日不休，曾服息风中药3剂，无效。平素纳可，二便调，时有头晕，烦躁易怒，面润。苔白，脉弦滑。

诊断：震颤。辨证：肾阴不足，肝风内动。

治疗：补肾滋阴，息风止痉。以上法治疗。

针后自觉头不自主摇动明显好转，精力集中时自己可以控制。二诊后每天摇动2～3次，较前减轻。治疗5次后，症状缓解，头摇自止。

〔王桂玲.贺普仁验案两则［N］.中国中医药报，2015-09-07〕

第24节 郁 证

凡由气机郁滞，脏腑功能失调而致心情抑郁，情绪不宁，胸部满闷，胁肋胀痛，或者郁怒欲哭，或咽中有异物感等症为主要临床表现的一类病证，称为郁证。郁证的主要病因为情志所伤。其病机主要为气机郁滞，脏腑功能失调。郁证初起病变以气滞为主，气郁日久，则可引起血瘀、化火、痰结、食滞、湿停等，多属实证，日久则易由实转虚，随其影响的脏腑及损耗气血阴阳的不同，而形成心、肝、脾、肾亏虚的不同病变。西医学的神经衰弱、焦虑症及更年期综合征、反应性精神病等，可参考本节内容进行辨证论治。

本节收录了石学敏治疗本病的经验方2首。石学敏运用"醒脑调神、开窍解郁"为主的治法，用单穴或者多穴为主、有明确规范手法量学标准和量效关系的针刺方法治疗郁证及其并发症状。

石学敏：经验方1

【选穴】四白。

【功效】理气调神，开窍解郁。

【主治】失眠伴轻度抑郁。

【操作】使用0.3mm×40mm毫针。常规消毒皮肤后，直刺0.5～1寸，行平补平泻法，以局部酸胀为度，留针30分钟。每天2

次，每次 30 分钟，1 个月为 1 个疗程。

【经验】四白是足阳明胃经的重要穴位，胃经经水在此快速气化成为天部之气，上奉于脑，元神得养；又使水谷精微化生阴阳气血，阴平阳秘，阴阳交泰，则寐安。四白可沟通脑窍、开窍解郁，可治疗窍闭神匿所致郁证。现代解剖学证明四白与脑具有密切联系，四白浅层分布有眶下神经分支、面神经的颧支，深层在眶下孔内有眶下动脉、静脉和神经穿出。从其解剖部位可以看出，它是神经与血管密集的地方，而头面部穴位得气正是与血管、神经、结缔组织密切相关，头面部的神经终末与脑有广泛的联系。针刺四白穴透眶下孔，直达三叉神经分支，可能是由于兴奋三叉神经脊束核内的神经元刺激了迷走神经的感受性神经元，从而起到了减缓心率、镇静安神的作用。

〔秦丽娟，付于，石学敏.针刺单穴治疗失眠伴轻度焦虑抑郁状态的临床观察［J］.四川中医杂志，2013，31（10）：133-134〕

石学敏：经验方 2

【选穴】百会、上星、印堂、水沟、内关（双侧）。心情抑郁，善悲欲哭，咽中有异物感者，加廉泉、膻中、丰隆（双侧）；烦躁易怒，咽干口苦，目赤者，加风池、太冲、行间（均双侧）；神疲，健忘，失眠，心神不宁者，加神门、三阴交（均双侧）、四神聪。

【功效】醒脑开窍。

【主治】肝气郁结、气郁化火之郁证。

【操作】患者安静仰卧或坐位，先针刺主穴，取双侧内关穴，进针 1～1.5 寸，用泻法；继取水沟穴，向鼻中隔方向针刺 0.3～0.5 寸，用泻法，至眼球湿润或流泪为度；上星穴沿头皮刺向百会，用泻法；印堂穴平刺 0.3～0.5 寸，用泻法。随证取穴均以补虚泻实为原则，施以针刺手法，留针 25 分钟，不行针。隔天 1 次，10 次为 1 个疗程，治疗 2 个疗程。

【经验】石学敏教授创立的"醒脑开窍针操作"，以人的整体观来认识神与人体的生理和病理密切关系。《黄帝内经》云："君主之官，神明藏焉。故主明则安，主不明则十二官危矣。"说明了心、脑在人体的重要性。通过针刺水沟穴以调督脉，振奋阳气，益气调神；取手厥阴之络内关穴，宽胸和气，开郁调神；百会为督脉腧穴，为手三阳、足三阳、督脉、足厥阴交会之处，具有息风醒脑之功效；印堂镇惊清脑；上星息风宁神。共奏开窍醒神、健脑益智、通调机体内外之功效，辅以随证选穴，疗效确切。

【验案】某患者，女，62 岁。患者 7 年来由于家庭不和睦，长期心情郁闷，心神不宁，近 1 周来家庭矛盾再度加剧，致病情加重，烦躁，健忘，彻夜不眠，胸胁胀满，情绪低落，舌淡，苔薄白，脉弦细。

诊断：郁证。辨证：肝气郁结，气郁化火。

治疗：以上法治疗。

治疗 2 次后，即感好转，治疗 6 次症状明显减轻，精神状态渐佳，时有胸胁胀满，继续治疗 9 次以巩固疗效，患者情绪稳定，症状消失。

〔殷明伟，刘敏，石学敏.针刺治疗郁证 66 例［J］.山东中医杂志，2006，25（3）：179-180〕

第 25 节　脉　痹

　　脉痹是以正气不足，六淫杂至，侵袭血脉，致血液凝涩，脉道闭阻而引起的以肢体疼痛、皮肤不仁、皮色暗黑或苍白、脉搏微弱或无脉等为主要特征的一种病证。脉痹的病因复杂，外因多与外感六淫、外伤特殊毒邪有关，内因多与脏腑功能失调、内伤七情有关，内外相合致使血脉瘀阻，脉道不畅。属临床上的顽症，病程较长，缠绵难愈。其病变部位主要在血脉，病变可波及全身血脉，但以四肢血管发病者为多见，尤以发于下肢血管最为常见。治法上常以分期辨证、随证加减为基本原则，急性期湿热皆盛，以清热解毒、祛湿通络为主；慢性期热势减退，余毒未清，此时在清热解毒、活血化瘀的基础上加以益气调血；恢复期应注重养气养血固表。西医学中下肢动脉粥样硬化、糖尿病下肢血管病变、大动脉炎可参照本节内容辨证论治。

　　本节收录了石学敏治疗本病的经验方 1 首。石学敏认为风寒湿邪或毒邪侵袭经脉并加之素体气虚，阳气不足，导致气虚血滞，瘀血内停，经脉痹阻，故制定了"温阳益气、通经复脉"的治疗法则。

石学敏：经验方

　　【选穴】人迎。上肢无脉或脉弱加极泉、尺泽、太渊；头晕、头痛加风池；心悸、胸闷加心俞、肺俞、膈俞；视力减退加睛明、球后。

【功效】温阳益气，活血通脉。

【主治】大动脉炎（头臂动脉型）。

【操作】人迎直刺进针 25～50mm，用雀啄法使触电样感觉沿肩、上臂放射至指端，然后施捻转补法 3 分钟；极泉、尺泽施提插泻法 1 分钟；太渊、心俞、肺俞、膈俞、风池施捻转补法 1 分钟。诸穴留针 20 分钟，并于太渊穴及背俞穴加灸，每天针灸 2 次，上午取肢体穴，下午取背俞穴及头部。4 周为 1 个疗程。

【经验】人迎，出自《灵枢·本输》，为足阳明胃经之穴。《针灸聚英》谓"足阳明少阳之会"，是"气海"所出之门户，与"胸气街"及肾、脾、肝、心、冲脉、任脉、阴阳跷脉等和咽喉相关经脉相通。该穴又是古代"三部九候"诊病辨病部位之一，并谓此穴"以候五脏气，足阳明脉气所发"（《针灸甲乙经》）。《灵枢·卫气》云："足阳明之本在厉兑，标在人迎。"由此可见，针刺人迎，具有通调周身气机、疏通血脉之功效；加上其他配穴，共奏温阳益气、通经复脉之功效。

〔倪光夏.针灸对大动脉炎〔头臂动脉型〕患者颅内血流动力学的影响［A］.世界针灸学会联合会成立20周年暨世界针灸学术大会论文摘要汇编［C］.世界针灸学会联合会、世界卫生组织、中国中医科学院、北京市中医管理局，2007：2〕

第26节　植物人

植物人是与植物生存状态相似的特殊的人体状态，除保留一些本能性的神经反射和进行物质及能量的代谢能力外，认知能力（包括对自己存在的认知力）已完全丧失，无任何主动活动，又称植质状态、不可逆昏迷。

本节收录了贺普仁治疗本病的经验方 1 首。贺普仁以百会、涌泉、十宣为主穴活血化瘀、醒脑开窍治疗本病。

贺普仁：经验方

【选穴】百会、涌泉、十宣、通里、风池、强间、太冲、劳宫。

【功效】活血化瘀，醒脑开窍。

【主治】证属外力挫伤，气滞血瘀。一般随意运动丧失，肢体对疼痛性刺激有时有屈曲性逃避反应。所以这种患者不能自行活动或变换体位，只能躺在床上，必须由别人护理和照料。或者智能、思想、意志、情感及其他有目的的活动均已丧失，其眼睑可以睁开，眼球呈现无目的的活动，不会说话，不能理解语言，有时即使眼睛可以注视，但也不能辨认。或主动饮食能力丧失，不能诉说饥饱，有时有吞咽、咀嚼、磨牙等动作，或大小便失禁，或脑电图平坦或出现静息电位，受伤后数月，可有高波幅慢波，或有偶然的 α 节律。

【操作】用 1.5 寸毫针刺入百会、涌泉、通里、风池、强间、太冲、劳宫，平补平泻，留针 30 分钟。十宣刺血。

【经验】去皮质状态也称为植物人，是各种原因造成的大脑皮质广泛性损伤，而皮质下功能尚保存或部分保存的一种特殊意识障碍状态。如缺氧缺血性脑病，心跳、呼吸骤停，窒息，溺水及严重持续性低血压发作，脑血管意外，如脑出血、脑梗死、蛛网膜下腔出血、老年痴呆症、多发性脑梗死、痴呆，还有中枢神经系统的感染、肿瘤、先天性脑积水、小头畸形、脑膨出、中毒等。

【验案】李某，男，26岁。因乘车侧翻损伤脑部，当即不省人事，处于深度昏迷状态。经医院抢救治疗，右颞脑部挫伤，脑内血肿，右侧肋骨骨折。生命体征稳定，但处于植物状态。神志不清，呼之不应，瞳孔对光反射迟钝。舌质红，舌苔薄白，脉细弱。

诊断：植物人。

治疗：以上法治疗。每天针刺治疗1次。

5天后意识恢复，神志转清，二便有意识。又经过15次治疗，神志清晰，自己下床行走，二便自理，基本恢复正常。

〔王红伟，谢新才，王贵春.国医大师贺普仁教我学针方〔M〕.北京：人民卫生出版社，2015：201-202〕

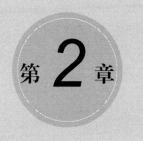

第 **2** 章 妇科

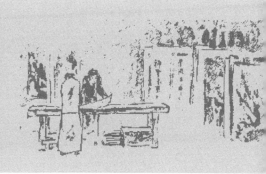

第 1 节　阴挺（子宫脱垂）

阴挺系指肾虚气弱，失于固摄，出现子宫位置下垂，甚则脱出阴户之外的病变。多因脾肾气虚所致。难产、产程过长、临产用力太过，或产后劳动过早等，以致中气下陷，不能提摄；或因素体虚弱，房劳多产，损伤胞络，子宫虚冷，摄纳无力，从而发生本病。包括西医学的子宫脱垂、阴道壁膨出。

本节收录了石学敏、贺普仁治疗本病的经验方 4 首。石学敏强调用补肾升阳、提摄子宫之法；贺普仁认为本病的病因与肾气关系最为密切，治宜益气升提、补肾固脱。

石学敏：经验方 1

【选穴】百会、关元、归来、三阴交。

【功效】补阳益气。

【主治】腰酸乏力、经期腹胀、会阴坠胀感。伴头晕乏力，身痛，面部虚浮无华，腹部软，无压痛，未触及癥瘕痞块。舌淡，苔薄白，脉沉细。

【操作】百会顺经斜刺 0.3 ～ 0.5 寸，施捻转补法 1 分钟；关元向上斜刺 1 ～ 2 寸，施提插补法 1 分钟，针感上达剑突；归来向内斜刺 1 ～ 3 寸，施提插补法，针感达小腹，有抽搐感，施术 1 分钟；三阴交直刺1寸，施提插补法1分钟。每天1次，每次留针20分钟。

【经验】子宫颈外口沿阴道方向下降至坐骨棘水平以下时，称子宫脱垂。多由产伤、生育过多、年老或先天性盆底组织松弛，致张力下降；如再加上突然腹压增高或长期蹲式劳动、咳嗽等，可使脱垂程度加重并出现症状。中医学将子宫脱垂称为阴挺，又名阴突、阴茄、鸡冠疮等，因本病多发生于产后，故又有产肠不收之名。一般认为本病由中气不足、气虚下陷或肾气不足、失于固摄，子宫筋脉损伤，不能提摄子宫而成。补中益气、补肾升阳及提摄子宫为治疗大法。

【验案】罗某，女，33岁。患者腰酸腹胀，会阴坠胀4年。近半年加重。患者5年前，顺产1女婴。产后无人照顾，哺养婴儿，操劳过度，逐渐出现腰酸乏力、经期腹胀、会阴坠胀感，未予注意，1年后诸症加重，伴头晕乏力，身痛。经妇产科医院检查，诊断为：子宫下垂Ⅰ度。经服药治疗，时好时重，每因劳累则发作。近半年来因工作紧张，病情加重，来诊。现面部虚浮无华，腹部软，无压痛，未触及癥瘕痞块。舌淡，苔薄白，脉沉细。

诊断：阴挺。辨证：中气下陷。

治疗：以上法治疗。

经上法针刺5次后，症状稍缓，腰酸减轻；15次后月经来潮，腹胀及会阴坠胀感减轻；继续治疗30次后，诸症消失。停止治疗，嘱注意勿过累。3个月后来医院复诊，诉症未再发，经妇科检查：未见子宫脱垂，临床治愈。追访半年未复发。

〔贺兴东，翁维良，姚乃礼.当代名老中医典型医案集·针灸推拿分册［M］.北京：人民卫生出版社，2009：103-105〕

石学敏：经验方 2

【选穴】百会、四神聪、中极、关元、子宫、中髎俞、白环俞、足三里、三阴交、中脘、天枢、肾俞、大肠俞。

【功效】补益中气，温阳升举。

【主治】腰腹下坠，阴道有物下垂堵塞，小腹坠胀，伴多汗、纳差、二便可，舌暗，苔白，脉弦。

【操作】百会顺经斜刺 0.3～0.5 寸，施捻转补法 1 分钟；关元向上斜刺 1～2 寸，施提插补法 1 分钟，针感上达剑突；三阴交直刺 1 寸，施提插补法 1 分钟；四神聪斜刺 0.4 寸，施捻转补法；中极直刺 1.5～2 寸，施提插补法，令胀感传至会阴；子宫进针 1.5～2 寸，施捻转补法，使受术者腹部有抽动感为佳；足三里直刺 1 寸，施捻转补法；中脘、天枢直刺 2 寸，施呼吸补法 1 分钟；中髎俞、白环俞、肾俞、大肠俞直刺 1～1.5 寸，施捻转补法。每天 1 次，每次留针 20 分钟。

【经验】百会为督脉穴，督脉总督一身阳气，取之可收升阳举陷之功。足三里为足阳明经之合穴，又为全身强壮要穴，可补中益气。关元为任脉穴，若配气海，可通冲任而补下焦阳气；配大赫、照海，能补益肾气、升阳举陷。此外，石学敏教授治疗本病，还常取维胞，维胞为经外奇穴，穴下解剖为子宫阔韧带，故有提摄子宫之作用，为治子宫脱垂的经验效穴。

【验案】伊某，女，56 岁。子宫下垂 20 年，加重 10 天。患者于 1985 年被诊断为子宫轻度下垂，此后一直有腹坠感，阴道自觉有物堵塞，劳累则加重。患者经常服补中益气丸及益肾丸，于2001年5月14日在本市某医院妇产科查体：子宫Ⅱ度脱垂。做曼氏手术（子宫韧带、宫颈修补术），术后维持较好状况1年余。10天前因天冷、劳累，复觉腰腹下坠，阴道有物下垂堵塞，小腹坠胀，经卧床休息无明显缓解。现患者多汗、纳差、二便可，下肢静脉曲张，站立不能，行走困难。患者自幼体弱。现神清合作，痛苦面容，子宫下垂Ⅱ度，BP：120/60mmHg，HR：80次/分钟。舌暗，苔白，脉弦。

诊断：阴挺。辨证：子宫筋脉损伤，失于提摄。

治疗：以上法治疗。

针刺治疗5次后，患者即感到腰腹下坠感缓解；治疗12次后，患者阴道堵塞感消失；继续治疗10次，症状基本消失。随访5个月，未再复发。

〔贺兴东，翁维良，姚乃礼.当代名老中医典型医案集·针灸推拿分册［M］.北京：人民卫生出版社，2009：103-105〕

石学敏：经验方3

【选穴】①中气下陷：百会、气海、关元、维胞、足三里。②肾气不固：关元、大赫、照海、维胞。

【功效】①补气升阳，提摄子宫。②补益肾气，升提子宫。

【主治】①中气下陷。症见子宫脱垂，小腹下坠，四肢无力，少气懒言，面色少华，小便频多，带下量多，色白质稀。舌淡苔白，脉虚细无力。②肾气不固。症见子宫下垂，腰酸腿软，小腹下坠，小便频数，夜间尤甚，头晕耳鸣。舌淡苔白，脉沉弱无力。

【操作】①中气下陷：百会，针尖朝前沿皮平刺，进针约 1 寸，施捻转补法，或仅用艾条悬灸；气海、关元，针尖朝下斜刺，针深 1 ～ 1.5寸，施提插捻转补法；足三里，直刺，进针 1 ～ 1.5 寸，施提插补法。以上各穴均可针后施灸。维胞，进针 1.5 ～ 2 寸，施捻转补法，使受术者腹部有抽动感为佳。②肾气不固：维胞，进针 1.5 ～ 2 寸，施捻转补法，使受术者腹部有抽动感为佳；关元，针尖略朝下，进针 1 ～ 1.5 寸，施捻转补法；大赫，直刺，进针 1 ～ 1.5 寸，施提插或捻转补法。以上各穴均可针后加灸。照海，进针 0.5 ～ 1 寸，施捻转补法。

芒针疗法：针刺时针尖朝耻骨联合方向，深达脂肪下层，行强刺激手法，使会阴部和小腹部有明显的抽动感。每天 1 次，10 ～ 15次为 1 个疗程。维道、维胞、维宫，三穴交替使用，每次 1 穴。

【经验】①百会为督脉穴，督脉总督一身阳气，取之可收升阳举陷之功。气海、关元为任脉穴，可通冲任而补下焦阳气。足三里为足阳明经之合穴，又为全身强壮要穴，可补中益气。维胞为经外奇穴，穴下解剖为子宫阔韧带，故有提摄子宫之作用。②关元与大赫、照海相配合，能补益肾气，升阳举陷。维胞为经外奇穴，为治子宫脱垂的经验效穴。

针灸治疗本病有较好的效果。病程较短者，经 1 ～ 2 个疗程的治疗，可基本恢复子宫位置。若病程较长，则应坚持治疗，一般约需 3 个月的治疗方可收功。

应向产妇宣传产褥期摄养，在产后 3 个月内特别注意充分休息，不做久蹲、担、提等重体力劳动。注意大小便通畅，及时治疗慢性气管炎、腹泻等增加腹压的疾病。哺乳期不应超过 2 年，以免子宫及其支持组织萎缩，导致子宫脱垂发生。宜根据妇女生理特点、体质、年龄等具体情况合理安排和使用妇女劳动力。对已发生子宫脱垂者应及时注意局部卫生，防止继发感染。对严重的子宫脱垂，在针灸治疗的同时，可配合放置子宫托，或盆底肌肉收缩运动、腹直肌运动等体育疗法。

【验案】邓某，女，64岁。腰部酸痛，小腹下坠已月余。纳食尚可，睡眠一般，二便正常，带下量多。经某医院检查，诊断为子宫脱垂Ⅲ度，经服中药未效。面黄体瘦，舌苔薄白，脉象沉弦。

诊断：①中医：阴挺；②西医：子宫脱垂。辨证：气虚下陷，发为阴挺。

治疗：治则为补中益气，升阳举陷。选穴：①肾俞加灸，环跳；②上脘、中脘、下脘、气海、天枢、足三里。操作：补法。

经过针灸治疗2次，腰痛腹坠减轻；针灸5次，子宫位置有所上升，自己已触不到；继按原方治疗2次，诸症消失。经某医院复查，子宫已恢复正常。

〔石学敏．石学敏实用针灸学［M］．北京：中国中医药出版社，2009：534-536〕

贺普仁：经验方

【选穴】百会、中脘、关元、气海、大赫、三阴交。

【功效】益气升提，补肾固脱。

【主治】①脾虚气陷。症见子宫脱垂，劳则加剧，卧则消失，小腹坠胀，面色少华，四肢乏力，少语懒言，带下色白，量多质稀。舌淡，苔薄，脉细弱。②肾阳亏虚。症见子宫脱垂，腰酸腿软，小腹下垂，头晕耳鸣，小便频数，夜间尤甚。舌淡红，脉沉弱。③湿热下注。症见子宫脱出日久，表面溃烂，黄水淋沥或小便灼热，或口干口苦。舌质红，苔黄或黄腻，脉滑数。

【操作】毫针刺，腹部配合艾盒灸。

【经验】阴挺一病多由气虚下陷所致。贺普仁教授认为，导致阴挺的原因与肾气关系最为密切，肾气虚，带脉失约，冲任不固，无力维系胞宫，故子宫下垂，小腹坠胀；腰为肾之府，肾主骨，肾虚则腰酸腿沉，行走劳累后症状更重；舌淡、脉沉细，均为肾虚之征象。处方中以关元、大赫补益肾气，三阴交为脾经穴，通于足之三阴，刺之可调理足三阴经气。

【验案】案1：吴某，女，33岁。子宫脱垂5年。素体虚弱，加之家庭劳作负重，下腹开始有下坠感，继之子宫阴道壁全脱出于外，伴有心悸、小便失控。经多家医院检查治疗，均让其使用子宫托。

诊断：阴挺。辨证：脾虚气陷。

治疗：补中益气，升阳举陷。先予下病上治之升提法治疗。取穴：百会、内关、足三里、三阴交。操作：直接灸百会7壮，加针内关、足三里、三阴交，嘱半个月后复诊。

复诊时，诸症均减轻，但不能去掉子宫托，予灸关元7壮，针刺同前。随访1周，灸瘢开始化脓，拿去子宫托已不脱出。

案2：李某，女，57岁。阴道有下坠感10余年。患者10余年前开始阴道有下坠感，腰酸，走长路后明显加重，小腹亦有胀感，两腿发沉，绝经后仍下坠。经妇产科检查诊断为子宫脱垂Ⅱ度，纳可，二便正常。舌质淡，苔薄白，脉沉细。

诊断：阴挺。辨证：素体虚弱，肾气不足，气虚下陷。

治疗：补益肾气，收摄胞宫。取穴：关元、大赫、水道、曲骨、三阴交。操作：以毫针刺入穴位 1.5 寸深，用补法，留针 30 分钟。

一诊后，患者自觉子宫上收。三诊后，仍有上收感。三诊后，由于洗澡出汗过多，站立过久，病情出现反复，子宫下垂 I 度。针上穴，用补法，症状又减轻，子宫上收。共治疗 10 次，子宫恢复原位，阴道下坠感消失。

〔贺普仁.贺普仁针灸三通法［M］.北京：科学出版社，2016：403–405〕

第 2 节 癥 瘕

女性胞中有结块，伴有小腹或少腹胀痛、阴道异常出血者，称为癥瘕。由于正气不足，或外邪内侵，或内有七情、房事、饮食所伤，脏腑功能失调，气机阻滞，从而形成瘀血、痰饮、湿浊，停聚于小腹，日积月累而成。

本节收录了贺普仁治疗本病的经验方 1 首。贺普仁以火针、毫针、艾灸微通、温通经脉，调气行血，消癥散结，祛除肌瘤。

贺普仁：经验方

【选穴】关元、中极、水道、归来、痞根、阿是穴。

【功效】化痰行瘀，散结消癥。

【主治】①气滞血瘀证。症见胞中结块，触之有形，按之痛或不痛，小腹胀满，月经先后不定，有血块，色暗，精神抑郁，胸闷。舌暗，有瘀斑，脉沉弦涩。②痰湿瘀结证。症见胞中结块，触之不坚，固定难移，经行量多，胸脘痞闷。舌胖大，紫暗，有瘀斑，苔白厚腻，脉弦滑。③湿热瘀阻证。症见胞中结块，触之痛剧，经行量多，经期延长，带下量多，色黄如脓，身热心烦，便秘。舌暗红，有瘀斑，脉弦滑数。④肾虚血瘀证。症见胞中结块，触之疼痛，经行腹痛，色紫暗，腰膝酸软，头晕耳鸣。舌暗，脉弦细。

【操作】以毫针刺入腹部穴位 1.5 寸深，或用火针速刺腹部穴位，痞根用灸法。

【经验】子宫肌瘤为妇女常见病之一，临床上多需手术切除。贺普仁教授以火针、毫针、艾灸微通、温通经脉，调气行血，消癥散结，祛除肌瘤，给患者带来了福音。此病初期，多因气血瘀积而致癥块，发于胞宫，古人皆称之为"石瘕"，此时正气尚充，故为邪实之证，可治以活血化瘀、调气散结法。如病程日久，冲任失调，月经发生异常，多有出血不止等症，久之气血两亏，旁及五脏六腑，变生诸症蜂起，此时瘤体未除，而正气已虚，故为虚中夹实，实中夹虚之难治之证，其治法当以补泻兼施，微通、温通之法酌用，方能奏效。痞根穴出自《重编医经小学》一书，位居第一腰椎棘突下旁开 3 寸半，古人每遇癥块、瘰疬之证，常用此穴针或灸之。贺普仁教授治子宫肌瘤，多艾灸此穴，临床效果较好。

【验案】案 1：田某，女，45 岁。体检时发现子宫肌瘤。体检时发现子宫肌瘤，大小如怀孕 4 个月，平素月经淋沥不断，量多，质稀，有血块，身体虚弱乏力，心悸气短，食欲不振。舌淡苔白，脉细数。

诊断：癥瘕。辨证：气血郁滞，冲任失调，日久致气血亏少之虚证。

治疗：化痰行瘀，散结消癥。取穴：关元、中极、隐白、痞根。操作：毫针刺关元、中极1.5寸，先补后泻，留针30分钟；隐白刺约3分；痞根用灸法。

治疗2个月，月经正常，妇科检查子宫缩小，接近正常。

案2：靳某，女，30岁。体检时发现子宫肌瘤。患者于上个月体检时发现小腹部肿块，经B超诊断为"子宫肌瘤"，大夫建议手术切除，妇科检查时诊断为"右侧附件炎性包块性质待定"，建议进一步观察确诊。患者于1988年曾做人工流产，术后月经前后不定期，经量少，经色黑，小腹冷痛，服中药等效果不显。现症：周身乏力，性情急躁，小腹时有疼痛。纳可，夜寐不安，二便调。舌质淡，苔白，脉沉细弦。查体：B型超声波检查发现，子宫右方可见不均质团块，大小约3.2cm×2.9cm。

诊断：癥瘕。辨证：肝郁气滞，气血瘀结以致石瘕。

治疗：调气活血，化瘀通络。取穴：关元、大赫、气冲。操作：以中粗火针，用速操作以温通之。

一诊后，小腹冷痛减轻，继用上方，三诊时火针点刺关元、中极、水道、归来、血海、三阴交，症状继续减轻，月经逐渐正常，用以上穴位，共治疗2个月，每周3次，B超检查结果，回声正常，子宫肌瘤消失。

〔贺普仁.贺普仁针灸三通法［M］.北京：科学出版社，2016：400-403〕

第 3 节　不孕症

　　育龄妇女结婚 1 年以上或曾孕育后 1 年以上，夫妇同居，配偶生殖功能正常，而不受孕者，称为不孕症。其发病原因复杂，先天不足，肾气虚弱；精血亏虚，冲任失养；外感寒邪，邪气客于胞中；或内伤七情，饮食失节，以致气滞血瘀，痰湿内生，痰瘀交结，闭阻胞宫等，均可导致不孕。原发性不孕多与肾虚肝郁有关，继发性不孕多与血瘀有关。治疗应以调经为主，并宜根据虚、实之异，分别配合补气、滋阴、祛湿、理气、化瘀诸法。

　　本节收录了石学敏、贺普仁治疗本病的经验方 3 首。石学敏以滋阴养血调经为法，针药并施而收功；贺普仁认为凡不孕症患者有月经不调者，当治以调经为先，法用补肾固元，调理气血，荣养冲任。

石学敏：经验方 1

　　【选穴】合谷、三阴交、神门、太溪。

　　【功效】滋阴养血调经。

　　【主治】不孕。形体消瘦，面色晦暗少泽，舌红苔少，脉弦尺细。

　　【操作】合谷直刺 0.8 寸，捻转泻法 1 分钟；三阴交直刺 0.5 ～ 1 寸，捻转补法；神门直刺 0.5 寸，捻转补法；太溪直刺 0.5 ～ 0.8 寸，提插补法。间日1次，2周为1个疗程。

【经验】石学敏教授以滋阴养血调经为法，针药并施而收功。对于某些疑难病，针刺配合药物，常能相得。

【验案】吴某，女，34岁。婚后10年未孕。患者婚后第2年本已怀孕，因工作繁忙，孕50天行人工流产，自此后虽未避孕，而再难怀子嗣，心情焦急，今来就诊。月经14岁来潮，经期3天，周期为24天，量少、色鲜红而淡。形体消瘦，面色晦暗少泽，发育正常。心、肺（–）。舌红苔少，脉弦尺细。B超示：腹部生殖系统未见阳性体征。

诊断：①中医：不孕症。②西医：不孕症。辨证：气血受损，阴血之源不足；肾精肾气虚弱，冲任失调。

治疗：如上法针刺治疗，同时于每次月经后服用四物汤加减，日1剂，连服10剂。并嘱患者劳逸适度，养心安神。

治疗2个疗程后，月经来潮时，色、量正常。又继续针刺3个疗程后，停止治疗，观察半年后来我医院复诊，诉已怀孕。

〔刘智斌，郭遂成，高新.古今名医针灸医案赏析［M］.北京：人民军医出版社，2008：288–289〕

石学敏：经验方2

【选穴】①疏肝解郁：中极、四满、太冲、三阴交。②祛痰化湿：中极、气冲、丰隆、三阴交、阴陵泉。③活血祛瘀：中极、归来、子宫、气穴、三阴交。

【功效】①疏肝解郁，调经种子；②祛湿化痰，理气启宫；③活血化瘀，理气调经。

【主治】①肝郁气滞。多年不孕，经期先后不定，经行腹痛，血行不畅，量少色暗、有小血块，经前乳房胀痛，精神抑郁，烦躁易怒。舌红苔白，脉弦。②痰湿阻滞。婚后多年不孕，形体丰肥，带下量多质黏，面色㿠白，心悸头晕，胸闷呕恶。舌淡胖嫩，边有齿痕，苔白厚腻，脉滑。③血瘀胞脉。婚后久不孕育，经行后期，量少色暗，夹有血块；或经行腹痛；或非经期少腹时痛时止。舌质紫暗，脉弦细或涩。

【操作】①疏肝解郁：中极，向曲骨方向斜刺，针深 1～1.5寸，施提插泻法，以针感向会阴传导为佳；四满，直刺进针 1～1.5寸，施捻转平补平泻法；三阴交，直刺进针 1 寸，太冲，直刺进针0.5～0.8 寸，均施捻转泻法。②祛痰化湿：中极，直刺进针 1～1.5寸，施提插捻转泻法；气冲，直刺或稍向上斜刺，进针 0.5～1 寸，施捻转泻法；丰隆，直刺进针 1～1.5 寸，施提插泻法；阴陵泉、三阴交，直刺进针 1～1.5 寸，施捻转平补平泻法。③活血祛瘀：中极、归来、气穴、子宫，均直刺，可刺 1～2 寸，施捻转泻法；三阴交，直刺进针 1～1.5 寸，施提插捻转泻法。每天针刺 1 次，一般 30 天为 1 个疗程。

【经验】本证多为实证，部分为本虚标实证，临床应以辨证为准。①疏肝解郁法中取中极为任脉要穴，功通冲任；四满为肾经穴，与中极相合能理气通经；太冲为足厥阴肝经原穴，可疏肝解郁，配三阴交可养血调经。②祛痰化湿法取气冲虽为足阳明经穴，然冲脉起于气冲，又为水谷之海的上输穴，与中极相配，可调理冲任，理气调经；丰隆为足阳明经之络穴；阴陵泉为足太阴经之合穴，均为祛湿化痰之要穴；配三阴交可调理三阴，理气和血。诸穴相合，共收理气化痰、调经种子之效。③活血祛瘀法用中极能助气化，理冲任，调胞宫，化瘀通经；归来具有活血化瘀之功，配三阴交可和血调经；子宫、气穴均为治疗不孕症的经验穴。

〔石学敏.石学敏实用针灸学［M］.北京：中国中医药出版社，2009：537-538〕

贺普仁：经验方

【选穴】关元、中极、水道、归来、大赫、三阴交。

【功效】温补脾肾，疏肝理气，化痰活血，调补冲任。

【主治】①肾阳亏虚证。婚后不孕，经行量少色淡，头晕耳鸣，腰酸形寒，小腹冷感，带下清稀，性欲淡漠，有时便溏。舌淡胖，苔白，脉沉细尺弱。②肾阴亏虚证。婚后不孕，经行先期，量少色红，五心烦热，咽干口渴，头晕心悸，腰酸腿软。舌红少苔，脉细数。③痰湿内阻。婚后不孕，月经后期，量少色淡，形体肥胖，胸闷口腻，带多黏腻。苔白腻，脉弦滑。④肝气郁滞。婚后不孕，月经不调，量或多或少，色紫红有血块，情志失畅，经前胸闷急躁，乳房作胀，行经少腹疼痛。苔薄黄，脉弦。⑤瘀滞胞宫。婚后不孕，经行后期量少，色紫有块，小腹疼痛，经前尤甚。舌边或有紫斑，苔薄黄，脉弦或涩。

【操作】毫针刺，补法。

【经验】不孕症的发生与多种因素有关，其临床最常见的致病原因与肾气不足、精血亏少、胞宫虚寒、冲任气血失调有关。女子以血为本，血液盈则荣于冲任，冲脉盛则任脉通，月事以时下。任脉司人身之阴，足三阴之脉皆会于任，故称阴脉之海、人体孕育之根本，故有"任主胞胎"之说。任脉起于胞中、出会阴、上出毛际，与肝脾肾三脉会于曲骨、中极、关元……故不孕症的产生与冲任气血关系最为密切。临床表现为月经的异常，从病理角度看，即属于血的异常，血虚、血少、血闭是造成不孕症的直接原因，也是多见的原因；除此，临床上亦有血寒等原因造成不孕的。在治疗方面，凡不孕症患者有月经不调者，当治以调经为先，法用补肾固元，调理气血，荣养冲任。取穴以关元、中极、水道、归来、三阴交为主方。亦可选用气海穴以加强行气补气的作用；针刺阴廉穴调经血，为治疗月经不调、不孕症的效验之穴，本穴位于肝经，居股内侧近边缘处，故名，穴在胃经气冲穴下2寸。《针灸甲乙经》载："治妇人绝产。"《针灸大成》亦说："治妇人绝产，若未经生产者。"以上诸穴配合使用，为治疗不孕症的常用穴组。

【验案】案1：陈某，女，36岁。婚后不孕3年。患者自15岁月经来潮后，月经量偏少，色暗，尚规律。纳可，眠安，二便调。行妇科检查未见明显异常。舌淡红，苔薄白，脉沉细尺弱。

诊断：不孕症。辨证：肾气不足，经脉不畅。

治疗：补益肾气，通调经脉。以上法治疗，每周治疗3次。

共治疗20次。后告知医师已怀孕。

案2：鹿某，女，34岁。月经不调7年，婚后不孕。患者于22岁时因劳累过度，闭经达10个月之久，虽经多方医治，但疗效不佳，有时服药后月经来潮，停药后即闭经，至今已有7年。婚后性欲减退，因此与丈夫离婚，睡眠及饮食尚可，二便正常。声息正常，舌质红，苔薄白，脉沉弦。

诊断：不孕症。辨证：先天不足，劳伤气血，加之情志不畅，思虑伤脾，以致冲任失调。

治疗：补益肾气，调理冲任。取穴：关元、水道、归来、三阴交。操作：以毫针刺入腹部穴位1.5寸深，全部穴位均用补法，留针30分钟。

患者每周治疗2次，12次为1个疗程，前后针治1年，月经来潮，每月1次，周期正常，经色、经量均适中。患者第2次结婚后当年怀孕，生1男婴。

〔贺普仁.贺普仁针灸三通法［M］.北京：科学出版社，2016：387-389〕

第4节 乳痈（急性乳腺炎）

乳痈多因乳头破碎，风邪外袭，或乳汁瘀积，乳络阻滞，郁久化热而成。以乳房部结块肿胀疼痛、溃后脓出稠厚为特征，多由乳汁瘀积而致。如哺乳不充分，或乳汁多而少饮，或感小儿口中之热毒及外感毒邪，均可使乳络不畅，乳管受阻而发本病。肝气不舒或饮食不节，胃中郁热，亦可致经络阻塞，气血瘀滞而成乳痈。西医学之急性化脓性乳腺炎属于乳痈范畴。

本节收录了贺普仁治疗本病的经验方1首。贺普仁认为在治疗时，要突出"通经络，调血气"的原则，尤其对于久治不愈之疮疡，更宜以"通"为主，在治法上采用"三通法"。

贺普仁：经验方

【选穴】阿是穴。

【功效】清热解毒，理气消肿。

【主治】①气滞热壅。乳汁瘀积结块，皮色不变或微红，肿胀疼痛。伴有恶寒发热，头痛，周身酸楚，口渴，便秘。苔黄，脉数。②热毒炽盛。壮热，乳房肿痛，皮肤焮红灼热，肿块变软，有应指感。或切开排脓后引流不畅，红肿热痛不消，有"传囊"现象。舌质红，苔黄腻，脉洪数。③正虚毒恋。溃脓后乳房肿痛虽轻，但疮口脓水不断，脓汁清稀，愈合缓慢或形成乳漏。全身乏力，面色少华，或低热不退，饮食减少。舌质淡，苔薄，脉弱无力。

【操作】火针点刺。

【经验】引起本病的内因是肝郁气滞和阳明里热。乳房依据经络的循行分布，乳头属足厥阴肝经，乳房属足阳明胃经。产妇气血运行有序，脾胃运化如常，则乳汁畅通，今因肝气郁结，胃热壅滞，以致局部气血凝结发为乳痈，聚脓生液，红肿热痛。由于乳痈的发生，可加重气血的损耗、经络的阻滞，故治疗之法在疏肝清胃的同时，要调和气血，通经活络。在治疗时，要突出这一思想，即"通经络，调血气"的原则，尤其对于久治不愈之疮疡，更宜以"通"为主。经络通畅，气血流通，肌肤得以濡养，则脓液无生成之源，故通则病去，不通则病缠绵不愈。遵照这一思想，在治法上采用"三通法"，即以毫针刺曲池、足临泣穴以微通，曲池穴为手阳明大肠经之"合"穴，与足阳明经气相通，临床上刺此穴可达到通调阳明、退热消炎之功；足临泣穴为足少阳胆经之"输"穴，肝与胆互为表里，经脉上相互交接，刺此穴可疏泄肝气之郁滞，有通经活血之功效。微通法适于急性乳腺炎各期使用，如病邪壅盛，毒热滞留肌体，可用锋针速刺病灶周围以放血，令瘀滞之经脉强通；如病程久而不愈，虽有毒热稽留或无，皆可用火针速刺局部，调和气血，通经活络，祛腐生肌，以利疮口愈合。

【验案】迟某，女，37岁。右侧乳房红肿疼痛已2个半月。患者于1986年8月产后几日，自感乳房疼痛难忍，发热38℃以上，去某大学附属医院外科诊断为"乳腺炎"，注射青霉素，口服红霉素、止痛片等，均无效。乳房肿胀疼痛，高热达40℃，发病已2周，建议手术切开，未经同意，后至某中医医院外科，诊断为"乳疳"，外敷、内服中药及抽脓等法治疗近2个月，病情时好时坏，脓液排后疮口不能愈合，又重新聚脓，如此反复，经久不愈。后经人介绍来诊。体略胖，面色赤。舌尖红，苔薄白，脉弦滑。

诊断：急性乳腺炎。辨证：病程日久，毒热尚盛，气血瘀滞不通。

治疗：调和气血，通经活络，泻毒祛腐。取穴：疮口局部（阿是穴）。操作：以中粗火针速刺疮口局部3针。

针后，患者当时立感疼痛消失，1天以后脓液肿胀皆除，共治疗3次，不久即脱痂痊愈。

〔贺普仁.贺普仁针灸三通法［M］.北京：科学出版社，2016：405-407〕

第 5 节 乳癖（乳腺增生）

乳癖是以乳房有形状大小不一的肿块，疼痛，与月经周期相关为主要表现的乳腺组织的良性增生性疾病。本病多由思虑伤脾，恼怒伤肝，肝气横逆或惊恐所致。若肝气不舒，肝肾亏损，精血不充，脾气虚弱，湿浊壅聚，均可引起气血失调而影响冲任，导致本病发生。乳癖虽与冲任有关，实为肝脾功能失常所致。辨证应分清虚实两类不同证候。实证分为肝火和肝郁两型，在治疗上应以清泻肝火、疏肝理气为主；虚证则分为肝肾阴虚和气血双虚两型，治以滋肝肾之阴和补益气血为主。本病西医学则称为乳腺囊性增生症。

本节收录了郭诚杰治疗本病的经验方 1 首。郭诚杰取屋翳、合谷、膻中和天宗、肩井、肝俞两组穴交替运用以疏肝理气，调理阳明，通络活血，从而达到消块止痛的目的。

郭诚杰：经验方

【选穴】甲组穴：屋翳（双）、合谷（双）、膻中。乙组穴：天宗（双）、肩井（双）、肝俞（双）。配穴：肝火型去合谷，加太冲、侠溪；肝郁型加阳陵泉；肝肾阴虚者去肝俞、合谷，加肾俞、太溪；气血双虚者去肝俞、合谷，加脾俞、足三里；月经不调者去合谷，加三阴交；胸闷肩困者去合谷，加外关。

【功效】清泻肝火，疏肝理气，滋补肝肾，补益气血。

【主治】①肝火型。乳房胸胁胀痛，有灼热感，两乳结块，拒按，生气后疼痛加剧，伴口苦咽干，目赤肿痛，月经错前，心烦易怒，尿黄。舌红苔黄，脉弦数。②肝郁型。双乳胀痛结块，多于经前或生气后加重，并向腋下肩背放散，胸闷不舒，喉中有梗塞感，腹胀纳差，月经周期紊乱。舌质不红活，或有瘀点，苔白。③肝肾阴虚。乳房结块疼痛，时轻时重，胸闷，胁肋隐痛，头晕目眩，目干，腰膝酸软，五心烦热，怔忡。舌红少苔，脉弦细而数。④气血双虚。乳房结块疼痛，劳累后加重，全身倦怠无力，纳差，稍动则头目眩晕，汗出，心悸怔忡，易睡易醒，面色不华。舌淡体瘦，脉沉细。

【操作】屋翳穴针刺呈25°，向外刺入1.5寸，局部有胀感；膻中穴向下平刺1.5寸，有刺胀感，或向剑突放散；肩井穴针尖向前平刺1寸，有胀麻感向肩臂放散；天宗穴针尖呈25°向外下方刺入1.5寸，有胀重感。其他穴位可按腧穴一般操作方法进行。

以上两组穴位，交替使用，每天1次，补虚泻实，连针10次为1个疗程。休息3天后续针下1个疗程。

【经验】本病病位在乳，病因在肝。由于肝气不舒，则经气运行不畅。乳房为胃脉所贯，肝郁则胃脉受阻，气血凝滞于乳，故乳中结块疼痛，选屋翳、膻中以畅乳部经气而活血；肩井、肝俞以疏调肝经之气；合谷为手阳明经之原穴，手足阳明经为同名经脉，故合谷有疏导上下阳明经气的作用；天宗治乳病功著。六穴相配，具有疏肝理气、调理阳明、通络活血的作用，从而达到消块止痛的目的。

【验案】案1：杨某，女，37岁。双乳肿块钝痛两年半，多在经前或生气后加剧，并向腋下背部放散，伴有耳鸣、胸胁胀痛，胸闷不舒，多梦健忘，腰困、尿黄，月经不调等症。服中西药无效。舌红少津，苔薄黄，脉弦细数。左乳房大于右乳房，左乳外上象限扪及 5cm×7cm 包块，压痛（+），质中等，活动可，边界清，皮肤无粘连，皮色无变化。病检片提示：小叶增生及纤维化。钼靶片提示：乳腺增生症。

诊断：乳癖。辨证：肝郁化火，久之肝肾之阴耗伤。

治疗：取上述两组穴去足三里，加太溪、肾俞，留针 20 分钟，加电针。

经过 2 个疗程，乳痛略减，包块缩小为 3cm×3cm。针治 3 个月，乳痛、包块均消失，病告痊愈。4 年后随访，未复发。

案 2：关某，女，44 岁。于 1974 年发现两乳房有肿块，1 个月后肿块胀痛，每次经前疼痛加重。近两年来，经服中药，外敷膏药等治疗，病情未减，并伴有心烦、口苦、月经量少、色黑等症状。检查：舌苔薄黄，脉弦数，双侧乳房外上象限肿块，左侧为 0.5cm×0.5cm×0.3cm，右侧 3cm×2cm×1cm。诊断为乳腺增生症。始按肝郁型辨证取穴，1 个疗程后疼痛不减。询问得知患者每次吃羊肉及辛辣之物后，乳房胀痛等症加剧。

诊断：乳癖。辨证：肝火型。

治疗：以上法配肝火型穴，重泻双侧太冲。

治疗 3 次后乳房已无胀痛，月经色、量复常，肿块由硬变软后缩小。经针 10 次，仅留少许散在如绿豆样颗粒。2 个疗程后肿块消失，病愈。

〔郭诚杰，张卫华.乳癖的辨证与中医治疗［J］.陕西中医，1985，6（7）：317-319〕

第6节 痛 经

妇女在行经前后或月经期小腹及腰部疼痛，甚至剧痛难忍，并随着月经周期而发作者，称为"痛经"，又叫"经行腹痛"。痛经病位在冲任、胞宫，病变在气血。多因情志所伤、六淫为害，导致冲任阻滞，或因精血不足，胞脉失于濡养所致。临床上一般分虚实两类论治。子宫发育不良，或子宫过于前屈和后倾，子宫颈管狭窄，盆腔炎，子宫内膜异位等疾病可出现此症状。

本节收录了石学敏、贺普仁、程莘农治疗本病的经验方4首。石学敏认为应辨证选穴，重在化瘀通络止痛；贺普仁治疗本病以任脉、冲脉、脾胃经穴及肝经穴为主，亦取背部膀胱经腧穴，取穴依病情轻重，证型所属，用穴或多或少，或灸或针；程莘农治疗本病证分虚实，针灸并用行气化瘀，温经散寒，调达冲任。

石学敏：经验方 1

【选穴】三阴交、支沟、上星、百会、阴陵泉、血海、丰隆、足三里。

【功效】活血化瘀，调神通经，补益冲任。

【主治】月经期少腹疼痛，时有恶心欲吐，纳食欠佳。大便结，小便调。舌质淡，苔黄，脉弦。

【操作】三阴交直刺 1 ～ 1.5 寸，施捻转泻法 1 分钟；支沟、阴陵泉直刺 1 ～ 1.5 寸，施提插泻法；上星、百会沿头皮向后斜刺 0.5 寸，施捻转手法平补平泻 1 分钟；血海直刺 1 ～ 1.5 寸，施捻转补法 1 分钟；足三里直刺 1 ～ 2 寸，施捻转补法 1 分钟；丰隆直刺 1 ～ 1.5 寸，施捻转泻法 1 分钟；耳针胃、神门、内分泌直刺 0.1 寸。

【经验】行经过程中主要表现为严重的痛经，此时应以止痛为首要治疗目的。经间期虽无明显症状，但癥瘕内存，应结合腹腔积块的不同位置选穴配穴，以理气活血、消癥化积为治疗原则。

【验案】于某，女，31 岁。经期少腹疼痛 10 年。患者于 10 年前每遇月经期即少腹疼痛，难以忍受。近日月经来潮，复又少腹疼痛，自服止痛药，外用周林频谱仪等治疗效果不明显，遂来我科就诊。现症：少腹疼痛，时有恶心欲吐，纳食欠佳，大便 4 日未行，小便可。月经 15 岁来潮，经期 4 ～ 6 天，周期为 28 ～ 30 天，量少，色暗，有瘀块，已生 1 胎。既往有子宫内膜异位症，巧克力囊肿。现神清，精神欠佳。扶入病室，痛苦面容。面色苍白，冷汗出，心肺（ – ），腹软，肝脾肋下未触及，小腹部压痛（ + ），腹部见一 6cm 长瘢痕（曾做剖宫产手术），双下肢无浮肿。生理反射存在，病理反射未引出。二阴未查。舌质淡，苔黄，脉弦。

诊断：癥瘕。辨证：冲任损伤，气血瘀滞。

治疗：如上法治疗。

治疗 3 次后，腹痛减轻，恶心缓解；治疗 5 次后，疼痛停止；继续治疗 10 次，停止针刺治疗。下个月月经来潮前针刺治疗 5 次，观察无月经期疼痛。以后每次月经来潮前针刺治疗 5 次，连续 5 个月，月经期无疼痛。

〔贺兴东，翁维良，姚乃礼 . 当代名老中医典型医案集·针灸推

拿分册［M］.北京：人民卫生出版社，2009：93-95〕

石学敏：经验方2

【选穴】①气海、气穴、合谷、三阴交、太冲。②中极、水道、命门、阴陵泉。③气海、关元、肾俞、足三里。

【功效】①理气化瘀，活血止痛。②温经散寒，除湿止痛。③益气补血，滋养胞脉。

【主治】①气滞血瘀。经行之先或经行当中小腹胀痛，拒按，甚则牵及腰骶部酸胀难忍，当经血畅行或逐下瘀块后，疼痛可减轻。常伴有经前乳房胁肋胀痛，烦躁不安，急躁易怒等肝郁表现。舌暗有瘀斑，苔白或微黄，脉沉弦。②寒湿凝滞。经期或经前小腹冷痛，拒按，喜热，得热痛可稍减，经迟量少、色暗而不畅；常面色晦暗，食欲不振，口淡无味。舌边紫暗，苔白微腻，脉沉紧或沉迟。③气血虚弱。经期或经后小腹隐痛，喜揉喜按，月经量少，色淡质稀，或腰骶酸痛，肢体乏力。舌淡苔薄白，脉沉细弱。

【操作】①气海直刺，进针1.5寸，施提插泻法，使脐下至耻骨联合均出现酸重感为佳；气穴直刺0.5～1寸，施提插泻法；合谷向第2掌骨后进针1～1.5寸，施捻转补法；三阴交向胫骨后缘直刺，进针0.8～1.2寸，施捻转泻法；太冲直刺或稍向上斜刺，进针0.5～1寸，施捻转泻法。②中极，直刺，进针1～1.5寸，施提插补法，使针感传至外阴部为佳；水道，直刺，进针1寸左右，施提插平补平泻法；命门，沿棘突向上斜刺，针深1～1.5寸，施捻转补法；以上三穴均可在针刺的同时于针柄施灸，或起针后艾条悬灸，每次每穴20

分钟。阴陵泉直刺，进针 1～1.5 寸，施捻转补法。③气海、关元，均直刺，进针 1～1.5 寸，施捻转补法；肾俞，直刺或向督脉方向斜刺，进针 1 寸，施捻转补法；足三里，直刺，进针 1 寸，施捻转补法。诸穴均宜并用灸法，行经之后仍须坚持灸疗至下次月经来潮。每天针刺 1 次，15 次为 1 个疗程。

【经验】本病应辨证选穴，其中气海穴的应用较为广泛。气滞血瘀，用气海配气穴，调整下焦气分，使冲任之气调畅。盖气行则血行，经血自能畅行无阻，即所谓通则不痛之理。太冲为肝经原穴，可疏理肝气、活血化瘀。合谷配三阴交，为促进子宫收缩、化瘀通经之经验配穴。寒湿凝滞者用中极，中极为任脉穴，任脉主胞胎，补之可暖胞宫、调任脉；水道属足阳明经，为利水除湿要穴，兼具活血止痛之功；命门温暖下元以散寒邪；阴陵泉为脾经合穴，健脾渗湿为其所长。若胞脉失养应以补养先后天之气为主。肾俞虽为膀胱经穴，实为肾脏经气转输之所，能补养先天之气；气海、关元均为全身强壮穴，通过补养肾气达到强壮作用，且二穴均属任脉，可调补冲任，调经养血；足三里为足阳明经之合穴，具有肯定的全身强壮作用，针用补法或坚持用灸均有补气养血之功。诸穴配合，先后天同补，气足血充，自无痛经之虞。

【验案】史某，女，23 岁。经期腹痛 8 个月。患者 13 岁初潮，色、量、周期均正常。8 个月前因工作与同事争吵，情志不舒，后经行则腹痛，月经量少，色暗，服中药治疗略见好转，但经期仍有腹痛，特来针灸治疗。现形体如常，两乳胀而触痛，面色少华，腹软无压痛，舌红，苔薄，脉弦。

诊断：痛经。辨证：情志不舒，肝气郁结，致肝脾失和，气滞不宣，血行不畅而痛。

治疗：如上法治疗。

针 1 次后，腹痛止，经行转畅，经色变红；3 次后血块消失；7 次后经水净，自觉精神好转。观察 3 个月，经期正常，无腹痛发作，痊愈。追访半年仍未复发。

〔石学敏．石学敏实用针灸学［M］．北京：中国中医药出版社，2009：531-533〕

贺普仁：经验方

【**选穴**】关元、三阴交、中封。

【**功效**】理气活血，补虚止痛。

【**主治**】①气血瘀滞。经前或经期小腹胀痛拒按，或伴乳胁胀痛。经行量少不畅，色紫黑有块，块下痛减。舌质紫暗或有瘀点，脉沉弦或涩。②寒湿凝滞。经行小腹冷痛，得热则舒，经量少，色紫暗有块。伴形寒肢冷，小便清长。苔白，脉细或沉紧。③肝郁湿热。经前或经期小腹疼痛，或痛及腰骶，或感腹内灼热。经行量多质稠，色鲜或紫，有小血块。时伴乳胁胀痛，大便干结，小便短赤，平素带下黄稠。舌质红，苔黄腻，脉弦数。④气血亏虚。经期或经后小腹隐痛喜按，经行量少质稀。形寒肢疲，头晕目花，心悸气短。舌质淡，苔薄白，脉细弦。⑤肝肾亏损。经期或经后小腹绵绵作痛，经行量少，色红无块。腰膝酸软，头晕耳鸣。舌淡红，苔薄白，脉细弦。

【**操作**】毫针刺，关元配合施以艾盒灸，留针 30 分钟。

【**经验**】痛经一证，为妇科最常见病之一，给患者带来很大痛苦，甚至影响正常生活与工作。西医学将痛经分为原发性与继发性两种，原发性痛经多见于未婚及未孕妇女，月经初次来潮后即有腹痛者，妇科检查无明显器质性疾病，婚后、产后多能自愈。继发性痛经多继发于盆腔器质性病变，临床表现为月经初次来潮后一段时间内无痛经，由于盆腔疾病引起痛经者。中医学认为，本病是由于气血失调，气机不畅，血行受阻以致引起疼痛，所谓不通则痛。其治疗以通调冲任之脉、和血活血为主法。贺普仁教授治疗本病以任脉、冲脉、脾胃经穴及肝经穴为主，亦取背部膀胱经腧穴，取穴依病情轻重，证型所属，用穴或多或少，或灸或针。

关元为治疗妇科疾病的要穴，《针灸大成》这样记载它的妇科主治范围，"妇人带下，月经不通，绝嗣不生，胞门闭塞，胎漏下血，产后恶露不止"；"积冷虚乏，脐下绞痛""寒气入腹痛"等也是关元穴的适应证，痛经时灸关元可以散寒暖宫，调和冲任，温经止痛。三阴交也是妇科要穴，《针灸大成》记载："漏血不止，月水不止，妊娠胎动，横生，产后恶露不行，出血过多，血崩晕，不省人事……"《医宗金鉴》记载三阴交治疗"月经不调"。痛经的发生与肝关系密切，肝气郁滞，则血行不畅，肝经"过阴器，抵小腹"，中封为足厥阴肝经之经穴，可疏肝理气，常用于治疗少腹痛，治疗痛经也有很好的效果，曾有一位痛经 10 年的患者，独取中封针刺，1 次痛减，3 次痛消。

每次行经均出现痛经的患者应于行经前即开始治疗，每天 1 次，直至行经后为止。针灸对原发性痛经有很好疗效，不仅止痛，还能改善全身症状，使内分泌系统得到调整。一般连续治疗 2 ~ 4 个周期，即可痊愈。治疗同时，应注意经期卫生。

【验案】王某，女，16 岁。经期小腹疼痛 3 年。从月经来潮起，则行经时小腹胀痛不适，但可自行减轻。此次外受寒凉，而逢月经来潮，小腹绞痛，疼痛难忍。平素周期33天左右，经量尚可，色暗有块。患者身体前屈，双手按腹，表情痛苦，面色苍白。舌淡、苔薄白，脉弦。

诊断：痛经。辨证：寒凝气滞。

治疗：行气散寒，活血止痛。取穴：关元、三阴交、中封。操作：关元配合灸法，余穴毫针刺，平补平泻。

针灸15分钟后，疼痛略缓解，起针时，已基本无疼痛。又巩固治疗2次。嘱其下次月经来潮前3～5天前来治疗。患者如期接受治疗，痛经未发作。

〔贺普仁.贺普仁针灸三通法［M］.北京：科学出版社，2016：389-393〕

程莘农：经验方

【选穴】①实证取任脉、足太阴经穴为主：中极、次髎、血海、地机、合谷、太冲。配穴：小腹胀痛，四满、水道；小腹冷痛，归来、大巨。②虚证取任脉和脾、肾经穴为主：关元、肾俞、脾俞、足三里、三阴交。

【功效】①调理气机，活血通经。②调补气血，温养冲任。

【主治】①实证。多在经前即开始小腹疼痛。如小腹胀痛，经行不畅，量少，色紫暗有块，血块排出后腹痛减轻，胸胁乳房作胀，舌边尖紫，或舌边有瘀点，脉沉弦者，为气滞血瘀证；如小腹冷痛，痛连腰脊，得热则缓，经行量少，色暗有块，苔白腻，脉沉紧者，为寒湿凝滞证。②虚证。多在经行末期或经净之后小腹疼痛，痛势绵绵，喜暖喜按，经色淡而量少、质清稀，甚者见形寒怕冷，面色苍白，心悸，头晕等症，脉细无力。

【操作】①实证：毫针泻法，寒证针灸并用。②虚证：毫针补法，并用灸法。

【经验】中极是任脉经穴，可通调冲任脉气；地机是脾经郄穴，与血海相配可活血通经；太冲是肝经原穴，可疏肝解郁，配合谷可调气行血，通经止痛；次髎是治疗痛经的经验效穴；小腹胀痛者配四满、水道，调理冲任、行瘀止痛；小腹冷痛者艾灸归来、大巨，可温经散寒。诸穴相配，行气化瘀，温经散寒，冲任调达则经痛可止。

关元是任脉与足三阴经交会穴，配以肾俞，灸之可暖下焦、益精血，以温养冲任，脾俞与足三里、三阴交相配可补脾胃而益气血。气血充足，胞脉得养、冲任调和，则痛经自止。

〔杨金生．国医大师临床经验实录·程莘农〔M〕．北京：中国医药科技出版社，2012：186-189〕

第 7 节　子瘕（卵巢囊肿）

卵巢囊肿，在中医学典籍中无明确记载，查阅《灵枢·水胀》中所说的"肠蕈"可能与此病类同。因为"肠蕈"是指生于肠外、腹内的一种息肉，可以逐渐增大，并不影响女子月经。由于当时解剖学的限制，对于卵巢的解剖记载不详，但该器官位于下腹部，故该部位的囊肿应被包括在内。该病的发生是由气机不畅，痰湿凝聚而成。

　　本节收录了贺普仁治疗本病的经验方1首。贺普仁取肿物处阿是穴，用中粗火针行速操作以温通经脉，化痰祛湿，散结化癥。

贺普仁：经验方

　　【选穴】阿是穴（肿物处）。

　　【功效】温通经脉，化痰祛湿，散结化癥。

　　【主治】少腹肿块，触之表面光滑、坚硬，推之不移，无压痛。舌苔薄白，脉细弦。

　　【操作】用中粗火针，行速操作，点刺肿物，深至肿物中心，每个肿物点刺3针。

　　【经验】其治疗以火针温通经脉，调气助阳，运化痰湿而散结聚。操作时以火针深刺肿物中心，则其温化痰湿的作用更为显著。

　　【验案】唐某，女，38岁。左少腹肿块多年。患者8年前曾流产1次，以后再未受孕。多次在医院检查，均诊断为"左侧多发性假黏液性卵巢囊肿""继发不孕症"。胃纳佳，月经正常，二便正常。患者因惧怕手术，故来就诊。面黄，舌苔薄白，脉细弦。查体：左小腹可触及16cm×16cm及14cm×14cm肿块两个，表面光滑、坚硬，推之不移，无压痛。

　　诊断：子瘕。辨证：气机不畅，痰湿凝聚，阻于胞宫，结而为癥。

　　治疗：如上法治疗。

　　患者每3天火针治疗1次，3次治疗后肿物缩小，7次后左小腹基本触不到肿物，共计火针治疗 13 次，肿物完全消失，经妇科检查未触及原肿物。

〔谢新才，王桂玲．国医大师临床经验实录·贺普仁［M］．北京：中国医药科技出版社，2011：294〕

第 8 节 经 闭

经闭，又称闭经，女子年逾 18 岁尚未行经，或月经周期建立后又连续停闭达 3 个月以上者。前者称"原发性闭经"，后者称"继发性闭经"。发病原因较复杂，常与内分泌、精神等因素有关。本病的主要原因是血枯和血滞。血枯属虚，多由肾气不足，冲任未充，或肾精亏虚，精血匮乏，或脾胃虚弱，气血不足，或久病失血，因而冲任不盛，血海空虚，无余血可下所致。血滞属实，多因情志抑郁，气滞血瘀，或寒湿凝滞，痰湿壅阻致气血阻滞，冲任不通，脉道不利，经脉阻隔而成。在临床上一般分血滞和血枯两类进行辨证治疗。

本节收录了石学敏、贺普仁、程莘农治疗本病的经验方 3 首。石学敏认为气虚血少、血枯经闭者以补益气血、调整冲任为首务，气滞血瘀、痰阻胞门者以调经活血、健脾化痰为原则；贺普仁认为治疗此病，调理气血是根本原则，临证要究其致病之因选取不同腧穴；程莘农将本病分为血滞证、血枯证，治以行滞通经、养血通经。

石学敏：经验方

【选穴】①补益气血：膈俞、肝俞、脾俞、肾俞、关元、气海、足三里。②理气活血：中极、血海、三阴交、合谷、太冲、丰隆。

【功效】①补益气血，调养冲任。②理气活血，祛痰通经。

【主治】①气虚血少，血枯经闭。经期后至量少而渐至经闭。或兼见面色㿠白，形体消瘦；或兼见头晕耳鸣，腰膝酸痛，五心烦热，盗汗；或兼有神疲气短，心悸怔忡，纳少便溏诸症。舌淡苔薄白，脉沉细数或弱无力。②气滞血瘀，痰阻胞门。既往经行正常而突然闭止，兼有烦躁易怒，胸胁胀满，小腹胀痛拒按诸症，舌红瘀斑，苔白，脉沉弦或涩。或见胸闷呕恶，神疲倦怠，带下量多色白诸症，舌淡胖大，边有齿痕，脉沉弦滑。

【操作】①补益气血：取背俞穴，针尖朝督脉方向斜刺，进针约1寸，施捻转补法；关元向下斜刺，深约1.5寸；气海，略向下斜刺，深1～1.5寸，二穴均施提插补法；足三里直刺，施捻转补法。诸穴均可施用灸法，或针后加灸。②理气活血：中极，向耻骨联合方向斜刺，进针1～1.5寸，使针感传至会阴部，施提插泻法；血海、三阴交，均直刺，进针1.5寸，施提插泻法；合谷、太冲，均直刺，施提插泻法；丰隆，直刺，进针1.5～2寸，用捻转泻法。每天针刺1次，30次为1个疗程，连续观察3～5个疗程。

【经验】气血不足者以补益气血、调整冲任为首务。膈俞为血之会，肝为藏血之脏，故取膈俞、肝俞以补阴血。肾为先天之根，肾气充则太冲脉盛，月经应时而下，故取肾俞合任脉穴气海、关元峻补肾气。脾胃为后天之本、气血生化之源，故取脾俞、足三里以健运后天之气，脾气充、化源足，则经自通。相反，血滞宜通，通则经水可调。中极为任脉穴，能理冲任，合血海以化瘀通经。太冲、合谷二穴《针灸大成》称为"四关"，功善疏肝理气，调经活血。三阴交为脾经穴，既可调经活血，又能健脾祛湿化痰。且三阴交与合谷亦为对穴，常配合用于血瘀不行之证，《杂病穴法歌》说："脾病血气先合谷，后刺三阴交莫迟。"丰隆功专祛湿化痰。胸胁胀满者加支沟、期门；小腹胀满疼痛加水道、归来；胸闷呕恶配内关；神疲倦怠者配足三里。

【验案】钟某，女，31 岁。月经不潮 3 年。患者于 1977 年正常分娩后，哺乳 1 年余，曾经行 3 个月，以后开始闭经，每次行经需注射黄体酮，妇科检查无阳性发现，自觉头晕，心烦，神怠体倦，纳食差，便燥。查体：形体较瘦，肌肤不润，面色不荣，神倦，腹软无压痛，无癥瘕痞块，舌绛苔剥，脉细弱。

诊断：①中医：经闭；辨证：患者产后，哺乳，耗伤精血，致阴虚发热，热烁血枯，经水不行。②西医：继发性闭经。

治疗：滋阴清热，益气养血。选穴：归来、关元、三阴交、肝俞、脾俞、膈俞、血海。操作：归来，向内斜刺 2～2.5 寸，施提插补法 1 分钟；关元，直刺 1～1.5 寸，施提插补法 1 分钟；三阴交，直刺 1～1.5 寸，施捻转补法 1 分钟；肝俞、脾俞、膈俞，均向脊柱方向斜刺 1～1.5 寸，施捻转补法 1 分钟；血海，直刺 1～1.5 寸，施先补后泻手法 1 分钟。每天 1 次，留针 20 分钟。

针 3 次后月经来潮，量少色粉红；10 次后头晕、腰酸等症减轻；20 次后月经正常来潮。继针 5 次以巩固疗效，追访半年，月经正常。

〔石学敏.石学敏实用针灸学〔M〕.北京：中国中医药出版社，2009：527-531〕

贺普仁：经验方

【选穴】关元、大赫、蠡沟。

【功效】化痰逐瘀，补血养肾。

【主治】闭经。①肾气不足。年逾18周岁，月经未至或来潮后复闭。素体虚弱，头晕耳鸣，第二性征不足，腰腿酸软，腹无胀痛，小便频数。舌淡红，脉沉细。②气血亏虚。月经周期后延，经量偏少，继而闭经。面色不荣，头晕目眩，心悸气短，神疲乏力。舌淡边有齿印，苔薄，脉细无力。③痰湿阻滞。月经停闭，形体肥胖，神疲嗜睡，头晕目眩，胸闷泛恶多痰，带下量多。苔白腻，脉濡或滑。④阴虚内热。月经先多后少，渐致闭经。五心烦热，颧红升火，潮热盗汗，口干舌燥。舌质红或有裂纹，脉细数。⑤血寒凝滞。经闭不行，小腹冷痛，得热痛减，四肢欠温，大便不实。苔白，脉沉紧。⑥血瘀气滞。月经闭止，胸胁胀满，小腹胀痛，精神抑郁。舌质紫暗，边有瘀点，苔薄，脉沉涩或沉弦。

【操作】毫针刺。实证用泻法，虚证用补法。

【经验】闭经一病，仍属月经不调的范围，或仍可称为月经病。月经的主要成分是气血、精液所化，统称为血，来源于脏腑，通过冲任二脉下达胞宫，所以月经是否正常与脏腑气血的盛衰、经脉的通畅有直接关系。月经既然为血，月经病即属血病。血属阴，依赖于气的推动而运行，故月经病与血气关系最为密切，血行者气行，血瘀者气滞；气滞者血瘀，气行者血行。治疗此病，调理气血是根本原则，临证要究其致病之因，在应用关元、大赫穴补益肾精以养血的基础上，再针刺三阴交补阴血调经，针刺气冲、合谷、曲池穴以调补气血，阳明经多气多血，冲脉隶属阳明，其脉起于胞中，循会阴上行于气冲穴并足阳明之经挟脐上行……故可见足阳明之气冲穴为冲脉与胃经相交之处，其穴位置重要，故名气冲，又名气街。冲脉为十二经气血汇聚之所，是全身气血运行的要冲，故《灵枢·海论》说："冲脉者为十二经之海。"经脉为气血运行的通道，故又名血海，当谷气充盛的时候，阳明脉气旺盛，血海充盈，则月事以时下，否则经乱或闭经。因气滞以致闭经者，针刺蠡沟或太冲穴以泻之，此两穴属肝经，肝主血液贮藏与调节，其体阴而用阳，全身各部化生之血除营养周身外，皆藏于肝，其余则下注血海为月经。临床上肝气郁滞者则血滞而不行，发为闭经，故"调经肝为先，疏肝经自调"。

【验案】案1：杨某，女，35岁。闭经4年。4年前因与人生气后心情郁闷，当时正值月经期间，自觉胁胀，善太息，经量少，腹痛，后无月经，近3年偶有少量。舌暗有瘀点，脉沉涩。

诊断：闭经。辨证：肝郁气滞，血瘀经闭。

治疗：疏肝解郁，活血化瘀。取穴：关元、大赫、蠡沟。操作：刺1寸，平补平泻。留针30分钟。

治疗1个月后月经正常。

案2：靳某，女，31岁。闭经3年。患者于1988年因自然流产去某医院做刮宫术，术后闭经2个月，经注射黄体酮，口服中西药物治疗后，偶然少量来经，1990年做B超发现左侧卵巢囊肿，1991年经B超发现子宫肌瘤3.4cm×3.4cm，2年间月经一直未来潮，不孕，经妇科检查诊断为盆腔炎。患者素日神倦乏力，急躁，腹部胀感不适。舌淡红、苔薄白，舌边有齿痕，脉弦细。

诊断：闭经。辨证：气血亏虚，冲任不充。

治疗：补气养血，通调冲任。取穴：关元、大赫、气冲、三阴交、合谷、曲池。操作：针刺穴位均用补法，关元、大赫、气冲刺1寸许，留针30分钟。

患者每周治疗2次，8次后月经来潮，色红，经期3天，量中等。

〔贺普仁.贺普仁针灸三通法〔M〕.北京：科学出版社，2016：397-400〕

程莘农：经验方

【选穴】①血滞证：中极、归来、血海、太冲、合谷、三阴交。配穴：少腹痛拒按、有痞块，四满。②血枯证：关元、肾俞、肝俞、脾俞、足三里、三阴交。

【功效】①行滞通经。②养血通经。

【主治】①血滞证。月经数月不行，少腹胀痛、拒按，或少腹有痞块，胸胁胀满。舌边紫暗或有瘀点，脉沉紧。②血枯证。经期延后，经量逐渐减少以至闭止，日久则面色萎黄，精神不振，头目眩晕，食少，便溏，皮肤干燥，舌淡苔白，脉缓弱者为气血虚弱；如见头晕耳鸣，腰膝酸软，口干咽燥，五心烦热，潮热盗汗，舌淡苔少，脉弦细，为精血不足。

【操作】①血滞证：中极、合谷：程氏三才法直刺人才0.5～0.8

寸，振颤催气，飞旋泻法；归来、血海、三阴交：程氏三才法直刺地才 1～1.2 寸，振颤催气，飞旋泻法；太冲：程氏三才法直刺天才 0.3～0.4 寸，振颤催气，飞旋泻法；四满：程氏三才法直刺地才 0.8～1 寸，振颤催气，飞旋泻法。②血枯证：关元、肾俞、肝俞、脾俞：取清艾条 1 根，点燃后悬于穴位之上，艾火距皮肤 2～3cm，灸 10～20 分钟，灸至皮肤温热红晕，而又不致烧伤皮肤为度。足三里、三阴交：程氏三才法直刺地才 1～1.2 寸，振颤催气，飞旋补法。

【经验】 中极是任脉与足三阴经交会穴，能调理冲任而疏导下焦；归来是局部取穴，能疏通胞宫血滞；血海为足太阴经穴，太冲属足厥阴经穴，二穴能疏调肝气，行瘀化滞；合谷、三阴交调理气血，可使气血下行而达通经的目的。少腹痛拒按、有癥块者配四满以祛瘀通经。

脾为后天之本，主消化水谷，化精微而为气血，血源充足，则经血自行，故取脾俞、足三里、三阴交以健脾胃；肾为先天之本，肾气旺则精血自充，故取肾俞、关元以补肾气；肝主藏血，故取肝俞以补养肝血。脾能统血，肝能藏血，肾能藏精，冲任得养，则经闭可通。

〔杨金生．国医大师临床经验实录·程莘农［M］．北京：中国医药科技出版社，2012：190-194〕

第 9 节　月经后期

　　月经后期系由营血亏损、阳虚、寒凝、气滞、冲任不畅导致月经延后 7 天以上而至，甚或 40～50 天一行的月经病。病因可见于病后失调，产孕过多，营血亏损；或饮食劳倦，脾胃两虚，气化之源不足，气衰血少，冲任两脉虚损，血海不足；或肝气不舒，气滞血瘀，胞脉血运不畅；或素体阳虚，寒邪内生；或行经之际，淋雨涉水，贪食生冷，寒邪搏于冲任，血为寒凝，冲任不通，经行受阻。

　　本节收录了石学敏、贺普仁、程莘农治疗本病的经验方 3 首。石学敏认为本病病因病机较为复杂，临床兼证亦较多，强调辨证选穴；贺普仁认为本病的发生与冲任失荣、脉道不通有关，关元、中极、水道、归来、三阴交为治疗此病的常用效方；程莘农辨证论治，采用程氏三才法针灸并用治疗本病。

石学敏：经验方

　　【选穴】①膈俞、脾俞、气海、足三里、三阴交。②气海、大赫、子宫、三阴交。

　　【功效】①补气养血，调补冲任。②散寒暖宫，温通经脉。

　　【主治】①阴血不足。经行后期，量少色淡质薄，行经时或经后少腹疼痛，头晕眼花，面色萎黄，心悸少寐。舌淡苔薄白，脉沉细弱。②寒凝经脉。经行后期，经量减少，小腹隐痛或冷痛，喜热或得热痛减，腰酸痛，大便溏薄，小便清长。舌淡苔白，脉沉迟。

【操作】①气海，直刺或稍向下斜刺，进针 1～1.5 寸，施提插补法，使脐上下有酸重感为佳；膈俞、脾俞，均呈 45° 角斜向督脉进针，针深约 1 寸，施捻转补法；足三里直刺进针 1～1.5 寸；三阴交，沿胫骨后缘直刺，进针 0.8～1 寸，均施捻转补法。诸穴均可采用温针灸法。②气海，直刺，进针 1～1.5 寸；大赫稍向任脉斜刺，针深 1～1.5 寸；子宫，直刺或稍斜向任脉进针，深 1～1.5 寸，诸穴均施捻转补法；三阴交，直刺约 1 寸，施提插之平补平泻法。腹部穴均宜并用灸法。每天针刺 1 次，30 次为 1 个疗程，连续观察 3～5 个疗程。

【经验】本病病因病机较为复杂，临床兼证亦较多，故辨证选穴显得十分重要。阴血不足者用气海能峻补中下二焦气虚，调养冲任；膈俞为八会穴之一，乃血会，能治血虚、出血诸证，证之临床，尤以补血见长；脾俞补脾，配以足三里、三阴交，共收补益中气、生血补血之效。寒凝经脉者用气海为补气要穴，配以大赫温肾壮阳，子宫穴温养子宫，三阴交调经活血止痛，共收补气壮阳通经之效。

【验案】某患者，女，27 岁。月经错后，半年来潮 1 次。3 年前，每次行经错后，精神郁闷，量少色淡，半年一行。经前乳房发胀，小腹坠痛，两胁满闷不适，嗳气稍畅，腹胀纳差，腰部酸困，经水完后上述症状逐渐好转。舌苔薄白，脉弦细而涩。

诊断：月经后期。辨证：肝郁气滞，血瘀肾虚。

治疗：疏肝解郁，活血益肾。选穴：三阴交、中极、太冲、气海。操作：上穴均以泻法施针刺术，每次留针 30 分钟，起针后，在气海施艾灸 50 壮。

经连续施术治疗 7 次后，月经来潮，经血量增，色转红，胁胀、小腹痛亦减轻，唯腰部仍酸困不适。宗上方，加肾俞穴，以平补平泻手法施针刺之，每次留针 30 分钟，起针后，气海穴施艾灸 30 壮。又经连续施术治疗 5 次后，以上症状基本消失，第 29 天月经来潮，持续 5 天停止。

〔石学敏.石学敏实用针灸学〔M〕.北京：中国中医药出版社，2009：523-526〕

贺普仁：经验方

【选穴】关元、中极、水道、归来、三阴交。

【功效】调经和血。

【主治】①血寒凝滞。月经周期延后，量少，色暗有血块，小腹冷痛，得热减轻，畏寒肢冷。苔白，脉沉紧。②肝血亏虚。月经周期延后，量少，色淡无块，小腹隐痛，头晕眼花，心悸少寐，面色苍白或萎黄。舌质淡红，脉细弱。③肝气郁滞。月经周期延后，量少，色暗红或有小血块，小腹胀痛或胸腹、两胁、乳房胀痛。舌苔正常，脉弦。

【操作】针灸并施。虚者补之，寒者灸之，气滞者平补平泻以调之。

【经验】月经后期又名月经延期，经迟。本病与月经先期、月经前后不定期同属月经不调范围，是妇科常见疾病。此 3 种疾病共同具有月经周期的异常，又都伴有月经量、色、质的变异，因此临床治疗上，皆以调理冲任、调经为主法，而根据寒热虚实不同又有所变通。月经后期的致病原因，主要是冲任不足，或寒客冲任，或气滞血瘀，冲任不畅而致月经不能按时来潮而延期。其临床表现，虚证多见月经色淡，腹痛缠绵；实证多见月经色暗，有血块，腹痛拒按。

本病的发生与冲任失荣、脉道不通有关。脾为后天，主生化水谷精微，化生血液，充养冲任之脉。肾为先天，藏元阴元阳，提供五脏六腑的原动力。故脾肾足则冲任盈，月事以时下，脾肾虚则冲任亏，月事无以下而致延期。其治之法，调补脾肾，通冲任。月经来潮前腹痛，喜暖恶寒，月经来潮痛止，有血块，脾肾两虚且尚有寒气凝滞经脉，其治疗在针刺关元穴后加用灸法，以温经祛寒，和血活血，通调冲任之脉，无明显寒凝征象，则仅针刺补关元穴。中极为任脉穴，取之通调冲任。水道、归来为足阳明胃经穴，胃者，受纳水谷，与脾同属后天之本，共生精微，针之可调补脾胃；又因此二穴位居腹部，邻近胞宫，其穴特性善治妇科诸疾，尤归来穴刺之可使血液充盈冲任之脉，月事以时下而治疗月经后期之疾。三阴交为脾经穴，通于足之三阴，刺之可调理足三阴经气。以上五穴合用，补脾益肾，充养血海。血海足，冲任脉通，故可治疗月经后期，本组处方是贺普仁教授治疗此病的常用效方。

【验案】案 1：肖某，女，37 岁。月经后期 20 年。患者月经初潮为 16 岁。20 年来，月经后期 10 天到 2 个月不等，经色暗黑，无血块，量中等，行经 5～7 天，经前两乳胀，腰酸痛，有时胸闷、抑郁，情绪低落时则月经后期更明显加重，平素白带量多。曾服用多剂中药，但效果不显著。舌质淡，舌边有齿痕，舌苔薄白，脉沉细。

诊断：月经后期。辨证：脾肾两虚，冲任失养。

治疗：调补脾肾，荣养冲任。取穴：关元、中极、水道、归来、三阴交。操作：关元补之，余穴平补平泻以调之，留针20分钟。

患者平常每周治疗1次，月经来潮前，隔天针治1次，经过2个月的治疗，月经周期正常。又治疗1个月白带减少，腰酸痛消失，患者心情舒畅，无任何不适。

案2：沈某，女，29岁。月经后期2年余。患者近2年来，每间隔30～60天行经1次，经量多，经色略深，有血块，每次行经7天。月经来潮前腹痛，喜暖恶寒，经来痛止。素日大便时干时溏，有时2～3天大便1次，腹胀满，纳可。舌淡苔白，脉沉滑。

诊断：月经后期。辨证：脾肾两虚，寒凝血脉，冲任失畅。

治疗：调补脾肾，温经和血，畅通冲任。取穴：关元、中极、水道、归来、三阴交。操作：关元穴针加灸法，余穴平补平泻以通之。

患者隔天针灸治疗1次，治疗5次后，大便溏消失，腹胀减轻，共治疗10余次，月经周期正常，诸症消失。

〔贺普仁.贺普仁针灸三通法［M］.北京：科学出版社，2016：393-395〕

程莘农：经验方

【选穴】①血虚证、血寒证：关元、气海、三阴交。头晕眼花，百会；心悸少寐，神门。②气滞证：天枢、气穴、地机、太冲。胸痞，内关；胁肋乳房胀痛，期门。

【功效】益气养血，温经散寒，行气活血。

【主治】①血虚证。经行后期，量少色淡，小腹空痛，身体瘦弱。面色萎黄，皮肤不润，头晕眼花，或心悸少寐。舌淡红，少苔，脉虚细。②血寒证。经期延后，色暗而且少，小腹绞痛，得热稍减，肢冷畏寒。苔薄白，脉沉迟。③气滞证。经期后延，色暗量少，小腹胀满而痛，精神抑郁，胸痞不舒，嗳气稍减，胁肋乳房作胀。舌苔薄白，脉弦。

【操作】①血虚证：毫针补法，并可灸。关元、气海：各取清艾条 1 根，点燃后悬于穴位之上，艾火距皮肤 2 ～ 3cm，灸 10 ～ 20 分钟，灸至皮肤温热红晕，而又不致烧伤皮肤为度。三阴交：程氏三才法直刺地才 1.2 ～ 1.5 寸，振颤催气，飞旋补法；百会：将艾条的一端点燃后，在距头顶 3 ～ 5cm 的地方进行熏灼，连续灸 5 ～ 10 分钟，局部感到有温热感或发红为止；神门：程氏三才法直刺人才 0.3 ～ 0.5 寸，振颤催气，飞旋补法。②血寒证：同"血虚证"。针用平补平泻，重用灸法。③气滞证：天枢、地机：程氏三才法直刺地才 1.2 ～ 1.5 寸，振颤催气，飞旋泻法；气穴：程氏三才法直刺地才 0.8 ～ 1 寸，振颤催气，飞旋泻法；太冲、内关：程氏三才法直刺人才 0.3 ～ 0.5 寸，振颤催气，飞旋泻法；期门：斜刺 0.3 ～ 0.5 寸，飞旋泻法。

【经验】薛立斋在《女科撮要》中说："夫经水，阴血也。属冲任二脉主，上为乳汁，下为月水。"冲任脉盛则血海满盈，月事以时下。若长期慢性失血，或久病体虚，或产乳过多，导致阴血受损；或饮食劳倦，脾胃受伤，气血生化不足，营血衰少，血海不能按时充盈，故月经后期，量少色淡；血虚胞脉失养，故小腹空痛；血既不足，又不能内充经脉，外润肌肤，故身体瘦弱，面色萎黄，皮肤不润；血虚不能养肝营心，则头晕、眼花、心悸、少寐；血虚不能上营于舌，分充于脉，故舌淡，脉虚而细。正如《丹溪心法》中所说："妇人经水过期，血少也，四物加参、术；带痰，加南星、半夏、陈皮之类。"

《傅青主女科》曰："妇人有经水后期而来多者，人以为血虚之病也，谁知非血虚乎！盖后期之多少，实有不同，不可执一而论。盖后期而来少，血寒而不足；后期而来多，血寒而有余。"如外感寒邪或过食生冷之品，冒雨涉水等致寒邪乘虚搏于冲任，血为寒滞，运行不畅，故经行后期，量少而色暗；寒客胞宫，气血凝滞，故小腹绞痛，得热稍减；寒为阴邪，伤人阳气，故肢冷畏寒；苔薄白，脉沉迟均属寒象。

女子以肝为先天，肝主疏泄，喜条达，恶抑郁。肝有藏血和调节血量的作用，除营养周身，还下注血海，故有肝为血海之称。而肝藏血和疏泄作用须相互协调，肝气条达则血脉流畅，经候正常；肝气郁结，血为气滞，故经行后期而少，小腹胀满而痛，气以宣达为顺，郁则不能宣达，故精神抑郁，胸痞不舒，得嗳则气机稍畅，故痞满稍减；肝经布于胸胁乳房，肝郁气滞，故胸胁乳房作胀；脉弦为肝郁气滞之征。故《素问·痿论》说："悲哀太甚则胞络绝。"《素问·腹中论》也说："气竭伤肝，故月事不来。"因此，素多忧郁，气机不利，气郁血滞，血行不畅，冲任受阻，血海不能按时充盈，以致经行后期。

任脉通于胞宫，脾为气血生化之源，故取任脉及足太阴经腧穴为主。关元属任脉经穴，通于胞宫，又是任脉与足三阴经的交会穴，合三阴交，补之可益气生血、调理冲任；更助以气海，调理气血，如此则冲任调和，经血按时而行。头晕眼花者配百会以升提气血，濡养清窍；心悸少寐者配神门可宁心安神。

天枢属足阳明经，气穴属肾经，能行气活血，调理冲任；地机为血中之气穴，调血以行气；太冲为肝经原穴，可疏肝理气，诸穴相配可达行气调血的作用。胸痞者配内关以宽胸理气，胁肋乳房作胀者配期门以理气消胀。

〔杨金生.国医大师临床经验实录·程莘农［M］.北京：中国医药科技出版社，2012：180-182〕

第10节 崩 漏

崩漏是指经血非时暴下不止或淋沥不尽，前者谓之崩中，后者谓之漏下。崩与漏出血情况虽不同，然二者常交替出现，且其病因病机基本一致，故概称崩漏，为妇科常见病。中医学认为该病是肾－天癸－冲任－胞宫生殖轴的严重失调，其主要病机是冲任不固，不能制约经血，使子宫藏泻失常。临床常见脾虚、肾虚、血热和血瘀等证型。治宜补气摄血，固冲止崩；补肾益气，固冲止血；养阴清热，固冲止血；活血化瘀，固冲止血。

本节收录了贺普仁、程莘农治疗本病的经验方3首。贺普仁认为冲任损伤，肝脾肾功能失调是导致崩漏发生的主要病因病机，调理冲任、健脾疏肝益肾为其组方原则；程莘农认为气血亏虚、冲任不固导致本病，应以补益充任、调和肝脾、益气摄血为基本原则。

贺普仁：经验方1

【选穴】气海、隐白、三阴交。肝郁血热配太冲、血海、大敦。脾不统血配脾俞、足三里。肾虚不固配肾俞、命门、太溪。

【功效】疏肝理气，健脾摄血，补肾固本。

【主治】①肝郁血热：出血量多，色紫红或夹有瘀块，腹痛拒按，胸胁胀急，性情急躁，口干作渴，舌质红，脉弦数。②脾不统血：病久漏下，色淡或晦暗，头晕目眩，神疲气短，失眠心悸，胃纳减少，舌质淡红，脉虚细。③肾虚不固：出血淋沥不尽或量多。肾阳虚证：经色淡质清，畏寒肢冷，舌淡苔白，脉沉细；肾阴虚证：经质稠，腰膝酸软，舌红少苔，脉细数。

【操作】三阴交、血海、足三里：直刺1～1.5寸。隐白、大敦：浅刺0.1寸，虚者隐白加灸，实者隐白、大敦三棱针点刺放血。太溪：直刺0.5寸。脾俞、肾俞：斜刺0.5寸。血热者用泻法，余用补法。

【经验】贺普仁教授认为冲任损伤、肝脾肾功能失调是导致崩漏发生的主要病因病机，故调理冲任、健脾疏肝益肾为其组方原则。穴取任脉经穴气海，任脉与冲脉同起于胞宫，与足三阴经相连，为生气之海，诸阴之海，具有调气机、益元气、补肾虚、固精血的作用。三阴交为足三阴经交会穴，可疏肝理气，健脾摄血，补肾固本。隐白为足太阴脉气所发，可健脾统血，是治疗崩漏的经验效穴。大敦为肝经井穴，清肝经之热而凉血，太冲、血海疏肝解郁，清泄血中郁热。脾俞、足三里健脾养血，培补中气，摄血止漏。取肾脏精气所聚之肾俞，壮元益肾之命门，以及肾经原穴太溪，共奏滋补肾气、调理冲任而止崩漏。

〔贺普仁.普仁明堂示三通〔M〕.北京：科学技术文献出版社，2011：184〕

贺普仁：经验方 2

【选穴】隐白，虚者加关元。

【功效】急则止血固涩升提，缓则补肾化瘀养血。

【主治】①血热内扰：经血量多，或淋沥不净，色深红或紫红，质黏稠，夹有少量血块。面赤头晕，烦躁易怒，口干喜饮，便秘尿赤，舌质红，苔黄，脉弦数或滑数。②气不摄血：经血量多，或淋沥不净，色淡质稀。神疲懒言，面色萎黄，动则气促，头晕心悸，纳呆便溏，舌质淡胖或边有齿印，舌苔薄润，脉芤或细无力。③肾阳亏虚：经血量多，或淋沥不净，色淡质稀。精神不振，面色晦暗，肢冷畏寒，腰膝酸软，小便清长，舌质淡，苔薄润，脉沉细无力，尺部尤弱。④肾阴亏虚：经血时多时少，色鲜红。头晕耳鸣，五心烦热，夜寐不安，舌质红或有裂纹，苔少或无苔，脉细数。⑤瘀滞胞宫：经漏淋沥不绝，或骤然暴下，色暗或黑，夹有瘀块，小腹疼痛，块下痛减，舌质紫暗或边有瘀斑，脉沉涩或弦紧。

【操作】隐白小麦粒灸，7～10 壮。关元艾盒灸或艾条悬灸，约 30 分钟。

【经验】贺普仁教授认为隐白为足太阴脾经脉气所出，为井木穴，可启闭开窍，收敛止血。虚者配合艾灸关元穴以补虚壮元，温中止血。针灸治疗本病有效，尤其对于青春期子宫出血有较好效果。除应用灸法外，还可选用体针，如三阴交、血海、太冲等穴位治疗。

【验案】汪某，女，46岁。阴道出血半个月。近半年来，患者月经周期不规律，此次月经来潮后，量多不止，1周后仍淋沥不断，开始时经色暗，后转为淡红色，质稀，伴有乏力，心悸，头晕，失眠。面色萎黄，舌淡胖，苔薄白，脉沉细。

诊断：①中医：崩漏。②西医：功能性子宫出血。辨证：气不摄血。

治疗：取穴：取隐白穴，麦粒灸10壮，配合艾条悬灸关元，至皮肤潮红，约30分钟。

灸治后，当日血量明显减少，再灸2次，血止。

〔贺普仁.贺普仁针灸三通法［M］.北京：科学出版社，2014：395〕

程莘农：经验方

【选穴】百会、关元、足三里（双）、三阴交（双）、阳池（双）、隐白（双）。

【功效】补益冲任，调和肝脾，益气摄血。

【主治】气血亏虚，冲任不固。面色无华，神疲懒言，体倦畏寒，月经来潮，绵绵不断，色淡，腰酸。舌淡，苔薄，脉沉细。

【操作】均施以补法。

【经验】程莘农教授认为该病始于冲任不足，失于调摄，气血亏虚，冲任不固，肝脾失于统藏之权，发为崩漏。治疗崩漏，应以补益冲任、调和肝脾、益气摄血为基本原则。百会、关元、三阴交、隐白、阳池为其治疗崩漏的常用处方。方中百会升举中气，关元、三阴交调整冲任功能，三阴交、隐白调和肝脾，以司藏血统血职能，阳池为三焦经原穴，通调冲任，起益气摄血作用。

【验案】刘某，女，31 岁。经血不止 14 天。流产 2 次后常觉体倦，畏寒。曾服中西药治疗，未能奏效。14 天前月经来潮，持续 14 天绵绵不断，色淡，腰酸。面色无华，神疲懒言，舌淡，苔薄，脉沉细。

诊断：崩漏。辨证：气血亏虚，冲任不固。

治疗：补益冲任，调和肝脾，益气摄血。取穴：取百会、关元、足三里（双）、三阴交（双）、阳池（双）、隐白（双）。操作：补法，灸隐白。

患者经治疗 5 次后，症状好转，血量减，精神体力较前好转，守前方进行治疗。治疗 7 次后血止，再巩固治疗 7 次，诸症消失，疾病痊愈。

〔贺兴东，翁维良，姚乃礼.当代名老中医典型案集·针灸推拿分册［M］.北京：人民卫生出版社，2009：99〕

第 11 节　缺　乳

缺乳是指产后哺乳期内，产妇乳汁甚少或无乳可下，又称"产后乳汁不行"。中医学认为该病因产妇脾胃素虚，气血化源不足；或分娩失血过多，气随血耗，影响乳汁的化生而致乳少、乳迟；或情志郁结不舒，气机不畅导致乳脉不行。临床常见气血虚弱、肝郁气滞、痰浊阻滞等证。治宜调理气血，通络下乳。

　　本节收录了贺普仁、程莘农治疗本病的经验方共4首。贺普仁认为气血虚弱、肝郁气滞两证为本病主要表现，循经取穴并随证治之；程莘农认为乳房为足阳明经所过，治缺乳当取足阳明经、手太阳小肠经为主，膻中为通乳要穴。

贺普仁：经验方1

　　【选穴】膻中、合谷、少泽。气血虚弱配脾俞、足三里；肝气郁结配肝俞。

　　【功效】补益气血，疏肝理气。

　　【主治】气血不足，肝气郁结。产后48小时后乳房仍无膨胀感，乳汁很少流出。

　　【操作】膻中：向下沿皮刺1～1.5寸，轻轻捻转针柄使两乳房发胀，留针30分钟。少泽：毫针刺0.2寸，留针30分钟。合谷：针刺1寸，留针30分钟。

　　【经验】贺普仁教授认为补益气血、疏肝理气是生乳、催乳、通乳的重要法则。膻中为气之会，性善调气，取之调和气血，生化乳汁；少泽为小肠经井穴，小肠主液，脉气所发，为通乳生乳之经验要穴；乳房属阳明，故取手阳明经原穴合谷以疏导阳明经气而催乳。

　　〔贺普仁.普仁明堂示三通［M］.北京：科学技术文献出版社，2011：187〕

贺普仁：经验方 2

【选穴】膻中、少泽。抑郁配合谷、太冲。

【功效】补养气血，疏肝解郁，通络下乳。

【主治】缺乳。

【操作】少泽：毫针常规操作；膻中：施以艾盒灸。

【经验】贺普仁教授认为膻中、少泽是治疗本病的主穴，有抑郁倾向的，则属肝郁不舒，在治疗中要配合行气解郁之法，加用合谷、太冲以调畅气机，理气活血。有数据表明，针灸能使缺乳妇女血中垂体前叶泌乳素含量增加，从而乳汁增多。

【验案】李某，女，26 岁。乳汁少 1 个月。产后 1 个月来，乳汁渐稀少，心情抑郁，饮食欠佳，二便尚调，夜寐欠安。舌淡红，苔薄白，脉细弦。

诊断：缺乳。辨证：木气犯土，生化无源。

治疗：解郁行气，活血通乳。取穴：膻中、少泽、合谷、太冲。操作：毫针刺，膻中施以艾盒灸。每天 1 次。

3 天后乳汁渐增，1 周后乳汁分泌正常。

〔贺普仁.贺普仁针灸三通法［M］.北京：科学出版社，2014：407〕

程莘农：经验方 1

【选穴】乳根、膻中、少泽、脾俞、足三里、三阴交。

【功效】补益气血。

【主治】气血虚弱。产后乳汁分泌不足，甚至点滴不下，或哺乳期中日渐减少，乳房无胀痛感，面色苍白，皮肤干燥，心悸，神疲，食少，便秘，舌淡苔少，脉虚细。

【操作】足三里：程氏三才法直刺地才 1～1.2 寸，振颤催气，飞旋补法；三阴交：程氏三才法直刺地才 1～1.2 寸，振颤催气，飞旋补法；乳根、膻中、少泽、脾俞：取清艾条 1 根，点燃后悬于穴位之上，艾火距皮肤 2～3cm，灸 10～20 分钟，灸至皮肤温热红晕，而又不致烧伤皮肤为度。

【经验】乳房为足阳明经所过，膻中为八会穴之气会，且位于胸中两乳之间，具有调理气机、通经活络、开窍活血通乳作用，为通乳之要穴；脾俞、足三里、三阴交有调补脾胃、生血化乳的功能；少泽为通乳之经验效穴，本穴为手太阳小肠经的井穴，井穴是十二经脉中位于手足之端的穴位，《灵枢》将其喻作水之源头，是经气所出的部位，可见井穴对周身脏腑、气血、经脉之气的调节有着十分重要的作用。又因小肠有分清泌浊的作用，故针刺少泽可以使水谷精微由脾转运至全身，补充气血之不足，气血足则乳汁足。小肠与心相表里，心主血脉，乳血同源，针刺少泽穴能调心气，促排乳，如此则经脉得通，气血得养，乳少自愈。

〔杨金生.国医大师临床经验实录·程莘农［M］.北京：中国医药科技出版社，2012：195〕

程莘农：经验方 2

【选穴】乳根、膻中、少泽、期门、内关、太冲。

【功效】疏肝解郁，通络催乳。

【主治】肝郁气滞。产后乳汁不行，乳房胀满而痛，精神抑郁，胸闷胁痛，胃脘胀满，食欲减退，舌淡红，脉弦。

【操作】期门、太冲：程氏三才法斜刺天才 0.3 ～ 0.4 寸，振颤催气，飞旋泻法；内关：程氏三才法直刺人才 0.4 ～ 0.6 寸，振颤催气，平补平泻法；乳根、膻中、少泽：取清艾条 1 根，点燃后悬于穴位之上，艾火距皮肤 2 ～ 3cm，灸 10 ～ 20 分钟，灸至皮肤温热红晕，而又不致烧伤皮肤为度。

【经验】乳根、膻中、少泽同前；期门、太冲可疏肝解郁，配内关以宽胸理气而通乳。乳房为足阳明经所过，膻中为八会穴之气会，且位于胸中两乳之间，具有调理气机、通经活络、开窍活血通乳作用；少泽为通乳之经验效穴；期门是足厥阴肝经穴，也是肝之募穴，穴位深处是膈肌，右侧穴位可达肝脏，肝经也过乳房，故此穴既能疏肝理气，又能通利乳房气血；内关为手厥阴心包经穴，本经络穴，八脉交会穴，通阴维脉，故此穴可宽胸理气；太冲为足厥阴肝经穴，本经输穴、原穴，女子以肝为先天，最易忧思抑郁，而肝主疏泄气机，气为血帅，此穴既能调理冲任，又能疏肝理气而行气血。

【验案】赵某，女，25 岁。乳汁减少 1 周。患妇产后月余，1 周前因与爱人争吵，乳汁突然减少，乳房胀痛，胸胁胀满，胃肠不适，嗳气不畅。心烦易怒，头晕目眩，余检查正常。舌质红，苔薄白，脉弦。

诊断：缺乳。辨证：肝郁气滞。

治疗：疏肝解郁，通络催乳。取穴：乳根、膻中、少泽、期门、内关、太冲。操作：乳根、膻中、少泽用灸法，余穴针刺用平补平泻法。

针刺得气后即有少量乳汁，乳房胀痛减轻。后连续治疗1周，乳汁恢复正常，哺乳期奶水充足，无其他不适。

〔杨金生.国医大师临床经验实录·程莘农〔M〕.北京：中国医药科技出版社，2012：195〕

第12节 阴 痒

阴痒是指妇女外阴及阴道瘙痒，甚则痒痛难忍，坐卧不宁，或伴带下增多等，又称"阴门瘙痒"。类似于西医学的"外阴瘙痒症"。中医学认为该病主要是肝、肾、脾功能失常。肝脉绕阴器，肝主藏血，为风木之脏；肾藏精，主生殖，开窍于二阴；脾主运化水湿。若肝经郁热，脾虚生湿，湿热蕴郁外阴，或肝肾不足，血虚生风，阴部失于濡养，则致阴痒。临床常分为肝脾郁滞、肝脾气虚、湿热下注等证型，治宜清热利湿，滋肾降火，调补肝肾，杀虫止痒。

本节收录了贺普仁治疗本病的经验方1首。贺普仁认为肝经湿热证在委中放血可以泄血分热邪，刺蠡沟、中极、三阴交可治肝肾阴虚型阴痒。

贺普仁：经验方

【选穴】①肝经湿热：委中。②肝肾阴虚：蠡沟、中极、三阴交。
【功效】①疏肝清热，利湿止痒。②滋阴清热，养血止痒。

【主治】①肝经湿热证：阴部瘙痒，或痒痛，坐卧不安，带下量多，或白或黄，或呈泡沫米泔样，质稠气臭，心烦胸闷，口苦而腻，脘闷纳呆，苔黄腻，脉弦数。②肝肾阴虚证：阴部干涩，灼热痛痒，或带下量少色黄，五心烦热，头晕目眩，时有烘热汗出，腰酸耳鸣，舌红少苔，脉细数。③湿虫滋生证：阴部瘙痒，甚者奇痒难忍，有虫行感，灼热疼痛，带下量多，色黄如泡沫，或色白如豆腐渣状，臭秽难闻，舌红苔黄腻，脉滑数。

【操作】委中：三棱针缓操作点刺，出血适量；蠡沟：针尖向上斜刺2寸，施提插捻转泻法；中极：针尖稍向下斜刺，施提插捻转泻法；三阴交：直刺，施提插捻转泻法。

【经验】贺普仁教授认为委中为血之郄穴，善治血分病证，委中放血可以泄血分热邪，适用于阴痒属湿热型。中极属任脉，为任脉和足三阴之会，又是膀胱募穴，三阴交为肝、脾、肾三阴经之会，蠡沟清肝经虚热而止痒，上穴共奏滋阴清热、养血止痒之功。

【验案】梁某，女，47岁。阴部瘙痒3个月。患者阴部瘙痒难忍，坐卧不安，外阴皮肤粗糙增厚，带下量多，色黄。平素心烦易怒，胸胁满闷，口苦口黏，小便黄，纳差。舌红，舌体大，苔黄腻，脉弦数。

诊断：缺乳。辨证：肝经湿热。

治疗：疏肝清热，利湿止痒。取穴：委中、三阴交。操作：委中用三棱针缓刺放血，三阴交毫针刺，泻法。

一诊后，患者瘙痒减轻，连续治疗10天后瘙痒基本消失，带下量明显减少，心烦急躁改善。

〔贺普仁.贺普仁针灸三通法［M］.北京：科学出版社，2014：410〕

第13节　外阴白斑

外阴白斑是指出现在外阴部位局灶性或弥漫性萎缩性白色病变。女性任何年龄都有可能发生，患者多感外阴部位瘙痒或疼痛。中医学认为前阴为肾所司，肝经循行所过之处，肝为风木之脏，赖精血柔养，才能疏泄畅达，若肾脏虚弱，精血不足，肝气失畅不能达于前阴，以致局部气血不足，血不润肤，故见局部干燥、色白、阴痒等症。临床上常分为血虚化燥、肝肾阴虚、肝经湿热等证。治宜益养肝肾、活血祛瘀、祛风止痒、清热利湿。

本节收录了贺普仁治疗本病的经验方1首。贺普仁教授认为精血不足，肝失所养，肝脉不通，经气不能荣于外阴而发本病，使用温通法治疗可增强局部的抵抗力，改善营养状况，是治疗本病的有效方法之一。

贺普仁：经验方

【选穴】阿是穴。

【功效】疏肝解郁，清热疏风，止痒。

【主治】外阴白斑。

【操作】以粗火针，用速操作，点刺局部皮损处。

【经验】中医学对于外阴白斑无明确的记载。该病系因肝肾不足，精血亏虚，肝失条达所致。肝为刚脏，喜阴血之滋柔与充养，肝血足，则肝脉通畅，气血循经荣养外阴。如精血不足，肝失所养，肝脉不通，经气不能荣于外阴，故见局部肤色变白，萎缩；如肝经虚风内动，则瘙痒疼痛，因属阴不足，故夜间为甚。从经脉循行看，足厥阴肝经之脉入毛中，过阴器，是与外阴联系最密切的经脉，所以治疗上应以肝经为主，贺普仁教授在应用火针点刺局部取得了满意的治疗效果，从而可以推断出，温通法促进了病灶局部的血液循环，增强了局部的抵抗力，改善了营养状况，故火针疗法是治疗本病的有效方法之一。

【验案】案 1：杜某，女，58 岁。外阴色白，瘙痒 15 年。15 年前，患者外阴部位颜色变白，瘙痒，起小水泡，破后则疼痛难忍。曾用激光、胎盘组织浆注射液、针灸、中药外洗、内服中药等多方医治，病情略有好转，白斑颜色变深，去年因爱人患病，情志刺激又诱发外阴瘙痒加重，夜不能寐。既往患十二指肠溃疡病，至今未愈。舌苔薄白，脉沉细。

诊断：外阴白斑。辨证：肝肾不足，气失条达。

治疗：温通肝肾经脉，调达气机。取穴：蠡沟、阿是穴。操作：以毫针平刺蠡沟穴，行九六补法，留针 30 分钟。以粗火针速刺局部肤色变白处。

二诊后，患者瘙痒减轻。三诊时，症如前述，加刺血海穴，用补法。四诊时，白斑减小，皮损处变粉红色，瘙痒已除。十诊时，患者近日吃羊肉多，瘙痒又作，治同前法。十六诊时，患者已 2 周内无痛痒及疼痛。二十四诊后，患者外阴颜色已变深，诸症消失，临床治愈。此患者每周针治 1 次，前后共治疗半年。

案2：宋某，女，38岁。外阴白斑11年。患者于11年前，生小孩后第2年，发现外阴大面积白斑，局部瘙痒甚、疼痛，以致不能骑自行车，夜间瘙痒最重，难以入睡，神疲倦怠，影响工作，曾去多家大医院诊治，予以洗药等皆不效。外阴呈白色，局部有搔痕，舌尖红，舌苔白，脉沉细。

诊断：外阴白斑。辨证：产后阴血不足，肝肾两虚，经气失畅。

治疗：调和气血，温通经脉。取穴：阿是穴。操作：以粗火针速刺白斑处，每周1次，每次点刺局部7～8针。

患者经治疗10余次，疼痛消失，痒已轻微，又经针治15次，外阴白斑处已变粉红色，基本不痒。

〔谢新才，王桂玲．国医大师贺普仁［M］．北京：中国医药科技出版社，2011：299-300〕

第 **3** 章

皮肤科、外科

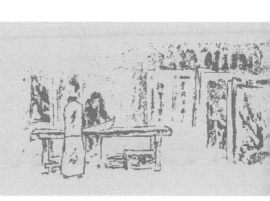

第 1 节 白癜风

白癜风是因皮肤变白，大小不同，形态各异，局限性或泛发性色素脱失性斑片而得名，又称"白驳风""白癜"。其特点是好发于青年，发病与遗传、神经精神、自身免疫功能及内分泌代谢失调等有关，日光暴晒、外伤亦可诱发或加重病情。本病多由于脾胃虚弱，七情内伤，肝气郁结，气机不畅，复感风邪，客于肌肤，气血失和而致病。临床表现为皮肤突然出现色素脱失白斑，皮损为色素脱失斑，常为乳白色，也可为浅粉色，表面光滑无皮疹。以后逐渐扩大，形状不规则，白斑界线清楚，边缘色素较正常皮肤增加，白斑内毛发正常或变白。病变好发于受阳光照射及摩擦损伤部位，病损多对称分布。白斑还常按神经节段分布而呈带状排列。可伴有精神忧郁，或心烦急躁。

本节收录了贺普仁治疗本病的经验方 1 首。贺普仁认为气血失和是引起白斑的基本病理过程，调和气血是基本原则。

贺普仁：经验方

【选穴】局部阿是穴。

【功效】调和气血，养血疏风。

【主治】营卫不和，复感风邪之白癜风。

【操作】以毫针围刺病灶周围。留针 30 分钟。

【经验】贺普仁教授认为白癜风之皮肤白斑是疾病发于外的表象，实在内因由气血失和以致肌肤失养所致，故气血失和是引起白斑的基本病理过程，这一过程的产生多由外感风邪或情志不畅引起。在治疗方面，调和气血是基本原则。取局部阿是穴可以促进局部血液循环，具有活血化瘀、祛风通络、养血消斑的作用。可配伍灸肺经的侠白穴，因肺主皮毛，肺为华盖，白斑病在皮肤，肺能输布气血至全身，灸治侠白，可调理肺气、调气和血、荣养肌肤。

【验案】案1：乔某，女，18岁。近1个月患者右耳后及颈部忽然出现色素脱失白斑3块，钱币大小。饮食一般，二便正常。曾到医院检查确诊为"白癜风"。涂药无效。患者面色正常，右耳后及颈部忽然出现3cm×3cm大小的色素脱失白斑3块，舌质淡，舌苔白，脉沉滑。

诊断：白癜风。辨证：气机不畅，复感风邪。

治疗：养血疏风，温润皮肤。取穴：局部阿是穴。操作：以毫针围刺病灶周围。

三诊白斑3块面积大大缩小。经15次治疗仅留痕迹。再巩固10次痊愈。

案2：段某，女，14岁。患者两髂嵴上方有白斑1年多，局部刺痒，两侧对称，饮食一般，二便正常。曾在医院检查为"白癜风"。患者面色正常，两髂嵴上方有10cm×10cm大小的白斑。舌质淡，舌苔白，脉沉细。

诊断：白癜风。辨证：营卫不和，复感风邪。

治疗：调和气血，养血疏风。取穴：局部阿是穴。操作：以毫针围刺病灶周围各50针。

经15次治疗，两髂嵴上方白斑面积大大缩小。共治疗25次，皮肤颜色基本正常。

〔王红伟，谢新才，王贵春．国医大师贺普仁教我学针方〔M〕．北京：人民卫生出版社，2015：206〕

第 2 节 湿　疹

　　湿疹是由多种内外因素引起的瘙痒剧烈的一种皮肤炎症反应。分急性、亚急性、慢性 3 期。急性期具渗出倾向，慢性期则浸润、肥厚。有些患者直接表现为慢性湿疹。皮损具有多形性、对称性、瘙痒和易反复发作等特点。湿疹多因苦闷、疲劳、忧虑、紧张、情绪激动、失眠等神经精神因素及日光、紫外线、寒冷、潮湿、干燥、摩擦等气候、物理因素所引起。慢性肠胃疾病、慢性酒精中毒、肠寄生虫及新陈代谢障碍、内分泌失调等因素，也是湿疹致病的原因。湿疹的特征为不分年龄和性别，全身部位不定，剧烈瘙痒，皮损多形性，呈对称性发作，有渗出、糜烂、结痂。中医学称为"湿疡"，多因饮食不节，或多食辛味发物，伤及脾胃，脾失健运，致使湿热内蕴，复感风湿热邪，内外之邪相搏，犯于腠理，浸淫肌肤，湿热内蕴，滞留血分，发于肌肤而致病。由于湿性重浊黏滞，易耗伤阴血，易化燥生风，所以易反复发作。湿疹起病缓慢，皮疹为丘疹、疱疹或小水疱，皮损轻度潮红，有瘙痒，抓后糜烂渗出黄色液体，伴有食欲不振，体倦乏力，小便清长，大便溏泻。治疗上多以健脾利湿、清热解毒为法。

　　本节收录了贺普仁治疗本病的经验方 1 首。贺普仁认为本病发生是内因于湿，外感于风、湿、热邪，治疗当以利湿解毒、活血止痒为主。

贺普仁：经验方

【选穴】劳宫、背部痣点、委中。

【功效】健脾利湿，化毒解肌。

【主治】湿热内蕴，浸淫肌肤。皮肤丘疱疹，瘙痒，破溃糜烂，有黄色液体渗出等。舌质淡，苔白，脉沉。

【操作】用1.5寸毫针刺入劳宫1寸深，提插捻转，先补后泻；委中以三棱针放血；背部反应点即痣点用三棱针挑刺1～3针，后加拔罐。

【经验】本病的发生主要是内因于湿，外感于风、湿、热邪，内外两邪相搏，湿邪泛滥于表则生疱疹，破溃则流水；风热之邪袭于肌表，扰乱营卫之气则生痒。治疗当以利湿解毒、活血止痒为主。贺普仁教授认为，放血有利于利湿解毒，调和气血。本病虽发于外，形于肌表，实则内联于气血，气血不调，风邪侵袭，则易患此病。背部痣点刺络拔罐放血，有行气活血之功，血行则外风可疏，内风可灭；委中为足太阳膀胱经合穴，膀胱经主一身之表，此穴放血，既可利湿解毒，又可活血疏风；劳宫为手厥阴心包经穴，与三焦经相表里，三焦主水湿代谢，取之可利湿解毒。若因该病日久不愈，病入血分，血会膈俞放血，可理血祛风祛湿。微通、强通合用，针刺效力倍增。

【验案】胡某，男，55岁。患者双手掌经常起小水泡3年，皮肤潮红，奇痒难忍，有时溃烂，时常发作，反反复复，近1个月来症状加重，饮食一般，二便正常。望诊，患者双手经常起小水泡，指缝内也有，流黄水。舌质淡，舌苔白，脉沉。

诊断：湿疹。辨证：湿热内蕴，浸淫肌肤。

治疗：健脾利湿，化毒解肌。取穴：劳宫。操作：用 1.5 寸毫针刺入劳宫 1 寸深，提插，捻转，先补后泻。

经 10 次治疗双手掌小水泡消失，恢复正常。

〔王红伟，谢新才，王贵春.国医大师贺普仁教我学针方〔M〕.北京：人民卫生出版社，2015：206-207〕

第 3 节　瘾　疹

瘾疹是一种皮肤上出现风团、伴有瘙痒的过敏性皮肤病，俗称"风疹块"。相当于西医学的荨麻疹。其特点是皮肤上出现风团，发无定处，时发时退，消退后不留痕迹。其发病主要是由于感染、吸入物、食物及药物等诱发的一型变态反应所致。而气候变化，物理性、化学性刺激，情绪紧张，甚至某些全身性疾病等亦可诱发本病。本病总由禀性不耐，对某些物质过敏所致。如风寒外袭，营卫失和，日久则致表虚，卫外失固，更易受邪所致；风热外袭，营卫不和，久则风热之邪留恋，外不得透达，内不得疏泄而致；或饮食所伤，湿热内蕴于肌肤，或老年患者或病久，气血亏虚，血虚生风而致；或妇女胎产冲任失调，肝肾不足，肌肤失养，生风化燥而致。临床表现为突然发生形态大小不一的水肿性风团，数目及部位不固定，常此起彼伏，一般在 24 小时内可自行消退，消退后无任何遗留痕迹，部分病变可伴发热，腹痛，腹泻或胸闷，呼吸困难等症状。自觉瘙痒或刺痛感。本病的治疗当以清热和营、活血疏风、止痒为主。

本节收录了贺普仁治疗本病的经验方1首。贺普仁认为本病当治以清热和营，疏风止痒，对于素患胃肠积热，营卫不调，腠理空虚之人尤为有效。

贺普仁：经验方

【选穴】血海、风市、三阴交、合谷、曲池。

【功效】祛风活血，通络止痒。

【主治】卫气不固，汗出当风。皮肤突然出现形态大小不一的风团，数目及部位不固定，瘙痒不适。

【操作】用毫针刺入血海、风市、三阴交、合谷、曲池1寸深，用平补平泻法，留针30分钟。

【经验】本病的发生既有内因，又有外因，素患胃肠积热，营卫不调，腠理空虚之人，外受风邪，最易发生此证，故治以清热和营，疏风止痒，方中以合谷、曲池清理胃肠之热，血海、三阴交、合谷调理营卫之气，风市、合谷疏风，全方用于荨麻疹发作期，常可获得较好的疗效。

【验案】董某，男，12岁。患者反复发作荨麻疹已有1年多，以夏季冬季较重，每天起三四次，尤其夜晚奇痒难忍，影响入睡，有时伴有腹胀腹痛、恶心呕吐，饮食一般，二便正常。舌质淡，舌苔白，脉细。

诊断：瘾疹。辨证：卫气不固，汗出当风。

治疗：祛风活血，通络止痒。取穴：血海、风市、三阴交、合谷、曲池。操作：用毫针刺入血海、风市、三阴交、合谷、曲池1寸深，用补法，留针 30 分钟。经 7 次针刺治疗痊愈。

〔王红伟，谢新才，王贵春 . 国医大师贺普仁教我学针方〔M〕.
北京：人民卫生出版社，2015：207-208〕

第 4 节　牛皮癣

　　牛皮癣是一种皮损如牛领之皮、厚而且坚的慢性瘙痒性皮肤病。
因其好发于颈项部，又称"摄领疮"，相当于西医学的神经性皮炎。
其特点是皮损易呈苔藓化，皮革化，过度疲劳、精神紧张及搔抓、
饮酒或机械性刺激等，均可诱发或加重病情。本病总由情志内伤，
风邪侵袭，营血失和，气血凝滞而成。初起多由风湿热邪阻滞肌肤
或硬领等机械刺激而引起；病久耗伤阴液，营血不足，血虚生燥，
皮肤失于濡养而成，或血虚肝旺，情绪不宁，过度紧张，抑郁烦恼
者，极易发病，且多复发。青壮年患者居多，本病常先有阵发性的
剧烈瘙痒，继则出现针头、米粒大小成簇的多角形扁平丘疹，呈红
色或淡红色，常融合成苔藓样斑块。皮损好发于颈部、肘部、骶尾
部、上眼睑、会阴、大腿内侧等部位。治疗当以祛风利湿、调和气
血为主。

　　本节收录了贺普仁治疗本病的经验方 1 首。贺普仁认为本病因
情志不遂，气血运行失调，日久耗血伤阴，血虚生风化燥；或血蕴
湿热，复感风邪，风湿蕴阻肌肤而发。治疗当以祛风利湿、调和气
血为主。

贺普仁：经验方

【选穴】血海、曲池。

【功效】调和气血，祛风利湿。

【主治】血虚生风，气血瘀滞。全身出现针头、米粒大小成簇的多角形扁平丘疹，或苔藓样斑块，瘙痒难忍，夜间为甚。舌质淡，舌苔白，脉沉细。

【操作】以毫针刺入血海、曲池1寸深，用补法。留针30分钟。

【经验】本病多因情志不遂，气血运行失调，日久耗血伤阴，血虚生风化燥；或血蕴湿热，复感风邪，风湿蕴阻肌肤而发。治疗当以祛风利湿、调和气血为主。取手阳明大肠经之合穴曲池以清热利湿；血海为足太阴脾经穴，脾经为多血之经，血海为阴血之海，取血海既可养血行血，又可凉血调血。临证取此二穴，并随症加减，常可获得较好的疗效。

【验案】田某，女，10岁。患者全身大部分都有皮疹1年多，背部出现粟粒状绿豆大小的圆形或多角形扁平丘疹，两肘、两膝、颈部都有皮疹，有明显瘙痒感，肘部有苔藓样改变、搔痕，有时急躁啼哭，饮食一般，二便正常。患者面色萎黄，舌质淡，舌苔白，脉沉细。

诊断：牛皮癣。辨证：血虚生风，气血瘀滞。

治疗：调和气血，祛风利湿。取穴：血海、曲池。操作：以毫针刺入血海、曲池1寸深，用补法。留针30分钟。

三诊瘙痒减轻，皮疹停止新生。经过15次针刺治疗诸症消失，痊愈。

〔王红伟，谢新才，王贵春.国医大师贺普仁教我学针方［M］.

北京：人民卫生出版社，2015：208-209〕

第5节 股痹（股外侧皮神经炎）

股痹（股外侧皮神经炎）是一种周围神经性疾病。表现为一侧或双侧大腿外侧皮肤有蚁行感、麻木或疼痛，站立或步行过久麻木感觉加重。局部皮肤感觉减退或感觉异常，一般没有肌肉萎缩或运动障碍。

本节收录了贺普仁治疗本病的经验方1首。贺普仁认为本病的病因以虚为本，瘀滞为标，治疗本病需标本同治，首先要以"通"为主，若瘀滞消除，则气血易于生新通利，临床常用强通、温通法治疗。

贺普仁：经验方

【选穴】阿是穴。

【功效】祛风散寒，活血化瘀，行气通络。

【主治】股痹。证属气血不畅，络脉失养，瘀滞皮部。一般发病过程缓慢渐进，自觉大腿前外侧皮肤呈针刺样疼痛，同时伴有异常感觉，如蚁行感、烧灼感、僵硬感、寒凉感、麻木感等。开始发病时疼痛呈间断性，逐渐变为持续性，有时疼痛十分明显。衣裤摩擦、上楼动作用力、站立或行走时间过长都可使感觉异常加重。查体时大腿前外侧皮肤的感觉、痛觉和温度觉减退甚至消失，有的伴有皮肤萎缩，但肌肉无萎缩，腱反射正常存在，也无运动障碍。舌质淡，舌苔白，脉沉。

【操作】火针局部痛点点刺，隔两日治疗1次。

【经验】股外侧皮神经炎多因外伤瘀血、痛风、糖尿病、肥胖、风湿热、乙醇中毒、盆腔炎、肿瘤、结石、脊椎增生性骨关节病、强直性脊柱炎、梅毒导致发病。中医学认为多因气血虚弱，经脉失养，不荣腠理，络脉皮部失养而致病。或脾气虚弱，外感风邪，经络阻滞于阳明经、少阳经则产生股外侧皮神经麻木，日久不愈，疼痛不移。

本病的病因以虚为本，瘀滞为标，治疗本病需标本同治。而首先要以"通"为主，若瘀滞消除，则气血易于生新通利。因此，临床常用强通、温通法则治疗，微通仅是辅助治疗。在具体治疗过程中，患者整体情况好，或病症无明显虚实变化时，多以火针速刺局部，以麻木部位为腧，依病变部位大小行不同的点刺针数，一般用数针至十余针，不可再多。如果瘀滞明显，局部有疼痛或触探有压痛点，则应以痛点为腧。

在临证时，患者的整体情况较差或素体虚弱，除了酌情应用局部治疗外，尚应考虑其证虚、体弱，选用补益调整之法，尤其是应用放血疗法时应减少出血量及针刺点。总之，治疗本病以刺局部为主，兼顾整体，不可偏颇。

也可配合中药熏洗疗法。将中药以大盆煮开后，以热气熏蒸患部，水温稍低后以毛巾蘸药水湿敷患部，或将中药放入缝好的布袋内，放入盆中煮沸，熏蒸后，待温度合适可将药袋敷于大腿前外侧患部。中药外用熏洗方：鸡血藤30g，花椒30g，秦艽30g，羌活30g，独活30g，白芍30g，制川乌20g，制草乌20g，防风20g，红花6g，青风藤10g，青木香10g，海风藤10g，五加皮20g，牛膝20g。

【验案】赵某，男，49岁。左下肢大腿前外侧麻木伴有热感2周。2周前原因不明发现左大腿外侧有蚁行感，自以为是坐姿不当而致，未加注意。数日后症状加重，感觉局部有许多蚂蚁爬行，终日不止，难忍之极。纳尚可，大便结，3天一行，寝安。舌质淡红，苔白稍黄，脉滑数。查体：左下肢股外侧皮肤约30cm×12cm面积痛觉减退，表面经触摸则蚁行感明显加重，其蚁行感程度随指之压力递增。

诊断：股痹。辨证：素体有热，邪气亢盛，热郁络脉，气血不通，皮部失荣。

治疗：清泄邪热，活血调气，通经活络。取穴：局部阿是穴、血海、风市。操作：局部阿是穴锋针速刺出血拔罐，留罐15分钟；血海、风市以毫针施以泻法，留针30分钟。隔天1次。

三诊后患者诉蚁行感明显减弱，以手扪之其麻木感程度已不再明显加重。查体如初诊，治疗不变，四诊后蚁行感大部分消失。但患者又诉病变部位经常出现"咕咚"样的流水感觉。查体左下肢股外侧痛觉减弱，面积稍有减小，边缘界线不清，上法加足三里以补法。六诊后患者局部蚁行感消失，麻木感明显减轻，局部流水样感觉时断时有。查体：病变面积约22cm×10cm，局部痛觉减弱。八诊后患者诉局部流水样感觉完全消失，蚁行麻木感均消失。偶有轻度反复，查体：双下肢皮肤痛觉大致对称。再以原法巩固治疗2次，临床痊愈。

〔贺普仁.国医大师贺普仁针灸心法丛书·针灸三通法临床应用［M］.北京：人民卫生出版社，2014：23-26〕

第6节　脱疽（血栓闭塞性脉管炎）

　　脱疽是以肢端缺血性坏死、趾节脱落为特征的慢性血管疾病。相当于西医学的闭塞性动脉硬化、血栓闭塞性脉管炎。血栓闭塞性脉管炎是一种进展缓慢的周围中小动脉和静脉闭塞性炎症。其特点是：初起患趾（指）怕冷、麻木、步履不稳，逐渐趾（指）色转为暗紫，疼痛剧烈，继则趾（指）色变黑，筋骨腐烂，五趾相传，趾节零落，顽固难愈。多因脾肾两虚，阳气不能达于四肢末端，失于温煦濡养，如感受寒湿之邪，则气血凝滞，经络阻遏，不通则痛，四肢气血不充，肢端失于濡养，则皮肉枯槁不荣。患者肾阴不足，或寒邪郁久化热蕴毒，灼耗阴津，则见阴虚血瘀络阻，寒凝郁热等象；若郁热灼阴，湿毒浸淫，脉络闭阻，肢端无血供养，则致焦黑坏死，甚则脱落；若湿毒较盛，则或染毒而焮发，出现红肿、溃烂、渗液流津等病象。本病病位在血脉，病机是肾虚寒凝，血脉阻塞，宜治以温阳散寒，益气养阴，活血化瘀，利湿解毒。

　　本节收录了贺普仁治疗本病的经验方1首。贺普仁认为治疗此病重在助阳散寒，温经止痛，本病属难治之顽症，故第1阶段针灸并用，第2阶段火针焠刺。

贺普仁：经验方

　　【选穴】足三里、上巨虚、下巨虚、冲阳、阿是穴。

【功效】活血化瘀，散寒利湿，养阴通络。

【主治】寒阻经络，气血凝滞，肢末失养。下肢缺血疼痛，间歇性跛行，足背动脉搏动减弱或消失，足趾麻木，汗毛脱落，小腿肌肉疼痛，水肿。

【操作】以中粗火针，刺入病灶局部一定的深度，如足趾部刺入1分即可，下肢部可深些，3～5分，最深1寸。

【经验】本病在治疗上，早期防治尤为重要，如寒邪阻遏经脉时，当以温阳散寒之法，取穴以足阳明胃经穴和阿是穴为主，补益阳气，行气活血，通脉止痛。取足阳明胃经穴，既是循经远端取穴，又是因为胃为水谷之海，后天之本，刺之可助阳气产生，有补阳祛寒之功效。在操作上，因本病属难治之顽症，故第1阶段针灸并用，第2阶段火针焠刺，火针的温通作用较强，能加强祛寒，艾灸亦能祛寒，治疗此病重在助阳散寒，温经止痛，故疗程虽久，但治疗大法不变。

【验案】赵某，男，31岁。左脚患脉管炎3年。3年前的冬季，初起时左足背部红肿疼痛，渐变为红褐色，足趾尖端及足掌青色，全足发凉，遇冷则痛剧，步履艰难，持杖跛行，曾服用多种中西药，收效甚微。舌苔薄白，脉沉细。查：左足肿胀，青紫色，触之发凉，温度明显低于右侧。

诊断：血栓闭塞性脉管炎。辨证：寒邪留阻经络，气血凝滞，肢末失养。

治疗：调和气血，温阳散寒。取穴：冲阳、足三里、上巨虚、下巨虚、阿是穴。操作：以毫针刺胃经穴位，用平补平泻法，留针30分钟，并加艾灸；刺阿是穴，用速操作。以中粗火针刺阿是穴及胃经穴位10余针，用速操作。

此患者治疗过程分两个阶段。第1阶段，取足背痛处腧穴，并配以冲阳、足三里、上巨虚、下巨虚，以毫针刺之加灸法。第2阶段以中粗火针刺之，每次10余针。前后共经治疗百余次，以毫针、火针、艾灸并用，疗程虽长，但疗效尚属满意，1年后追访，情况良好，病未复发。

〔贺普仁.贺普仁针灸三通法［M］.北京：科学出版社，2014：241〕

第7节　瘰疬（颈淋巴结核）

瘰疬系颈周围淋巴结感染结核杆菌所致，西医学称为"颈淋巴结核"，传染途径为原发性上呼吸道感染，经口腔、鼻咽部到颈淋巴结，大多经上呼吸道、扁桃体侵入，少数继发于肺或支气管的结核病变。多见于儿童和青年人，一般在人体免疫力低下时发病，颈单侧或双侧可有多个大小不等的肿大淋巴结。初期，肿大淋巴结硬，无痛，可推动；病变发展，因淋巴结周围炎，皮肤和周围组织发生粘连，耳前耳后淋巴结也可互相粘连，融合成团；后期，淋巴结形成脓肿，破溃后可流出豆渣样或米汤样脓液，经久不愈。颈淋巴结核多因情志所伤，肝气郁结，气郁化火，痰火上升聚集于颈部，或因热邪伤及肺阴，痰湿内盛，痰滞经络，痰火凝聚于颈前所致。治疗上以疏肝解郁、清热化痰、软坚散结为法。

本节收录了贺普仁治疗本病的经验方1首。贺普仁认为手阳明大肠经之穴功善宣气行血，散结逐瘀，化腐生肌，可治本病，必要时配合胆经穴位疏通气结，调和气血。

贺普仁：经验方

【选穴】曲池。

【功效】疏肝解郁，化痰散结，疏通脉络。

【主治】肝郁不舒，脾失健运，痰湿阻络。

【操作】用 6 寸毫针刺入曲池 5 寸深，行先补后泻法，留针 30 分钟。

【经验】曲池属手阳明大肠经，其经起于食指桡侧，行于上肢外侧，经肩胛颈项至鼻旁，可治疗其经脉循行处的病变，所谓"经脉所过，主治所及"。阳明经为多气多血之经，气血充盛，加之与手太阴肺经相表里，肺主气，可输布精微，如灌溉雨露，故手阳明大肠经之穴功善宣气行血，散结逐瘀，化腐生肌。曲池为其合穴，尤以活血化结见长。《类经图翼》记载"曲池，主治瘰疬、喉痹、不能言"，贺普仁教授常取曲池治疗淋巴结炎、淋巴结核等疾患。针刺时，向上透刺。必要时，可配合肩井穴，肩井为胆经穴，可加强曲池疏通气结、调和气血之功。

【验案】纪某，女，25 岁。患者右侧颈部有一肿物半年，开始有枣大小，渐渐地像核桃样大，周围有大小不等的 3 个，经医院诊断为"颈淋巴结核"，感觉颈部不适，局部压痛，可以滑动，饮食一般，二便正常。患者体瘦，面色萎黄，舌质淡，舌苔白，脉弦。

诊断：瘰疬。辨证：肝郁不舒，脾失健运，痰湿阻络。

治疗：平肝息风，化痰散结，疏通脉络。取穴：曲池。操作：用 6 寸毫针刺入曲池 5 寸深，行先补后泻法，留针 30 分钟，每天

1次。

三诊颈淋巴结核全部变软，压痛减轻；五诊颈淋巴结核全部缩小像黄豆一样；七诊淋巴结核全部消失。

〔王红伟，谢新才，王贵春.国医大师贺普仁教我学针方［M］.北京：人民卫生出版社，2015：210-211〕

第8节 瘿 病

瘿病是由于情志内伤，饮食及水土失宜，以致气滞、痰凝、血瘀壅结颈前所引起的以颈前喉结两旁结块肿大为主要临床特征的一类疾病。又可称为瘿、瘿气、瘿瘤、瘿囊等。本病主要包括以颈前结块肿大为特征的病证，其病因主要是情志内伤和饮食及水土失宜，但也与体质因素有密切关系。气滞、痰凝、血瘀壅结颈前是瘿病的基本病机。本病的病位主要在肝脾，与心有关；病性初起多实，病久则由实致虚，尤以阴虚、气虚为主，以致成为虚实夹杂之证。治疗上以理气化痰、消瘿散结为基本治则。瘿肿质地较硬及有结节者，应适当配合活血化瘀。火郁阴伤而表现阴虚火旺者，则当以滋阴降火为主。凡西医学的单纯性甲状腺肿、甲状腺炎、甲状腺腺瘤、甲状腺癌等均属本病范围，均可参考本节内容辨证论治。

本节收录了贺普仁治疗本病的经验方3首。贺普仁认为，瘿病致病原因为以肝气瘀滞为主，而治疗上从心脾肾治之，从心治可以泻火，从脾治可以土壅抑木，从肾治可以滋水潜阳以制肝，故见肝之病不治肝，从而达到治病效果。

贺普仁：经验方 1

【选穴】照海、神门、内关、三阴交。

【功效】理气化痰，消瘀散结。

【主治】瘿病。

【操作】以毫针点刺照海，不留针。神门直刺 0.3 ～ 0.5 寸，三阴交直刺 1 ～ 1.5 寸，内关直刺 0.5 ～ 1 寸，留针 30 分钟。

【经验】贺普仁教授认为瘿病的发生发展常有病因病机转化的过程。发病多因情志久郁，脾失健运，痰气互结，流注颈部，日久则颈部肿大。肝郁化火，则心烦易怒，五心烦热，多汗；阳盛风动可见手指颤动；火盛阴伤，则见易饥多食、形体消瘦、潮热盗汗等症；气阴两虚则见气短乏力、心悸失眠等。在本方中内关为心包经穴，心包经下膈，历络三焦，与阴维脉相通，具有宣通气机、健脾化痰之功效。照海与阴跷脉相通，阴跷脉向上沿胸里至颈部咽喉，照海又为足少阴肾经穴，足少阴肾经又络于心，故照海有滋肾养心、交通心肾之功。神门为心经原穴，配五行属土，与少阴之脉夹咽部，故神门具有养心神、化痰浊、利咽喉之功。三阴交为肝脾肾三阴经交会之穴，具有活血祛瘀、滋阴降火、益气理气之功效。诸穴合用，共同起到理气化痰、补气益阴、消瘀散结的作用。

【验案】臧某，女，32 岁。颈前甲状腺结节肿大半年余。半年前患者自觉心慌，烦躁，颈前区域肿大，经医院检查后，诊断为"甲状腺功能亢进"。现症见甲状腺结节肿大，伴有心慌，烦躁不安，手指发抖，周身无力，饮食可，二便调。面黄，舌体胖大、边有齿痕，舌苔薄白，脉细。

诊断：瘿病。辨证：肝郁不舒，气失条达，气血瘀滞，痰湿凝结。

治疗：疏肝理气，调达气机，活血化瘀，化痰散结。取穴：照海。操作：以毫针点刺照海，不留针。隔天针治1次。

患者共按原方治疗10次，诸症消失。

〔谢新才，王桂玲.国医大师临床经验实录·贺普仁〔M〕.北京：中国医药科技出版社，2012：165-166〕

贺普仁：经验方2

【选穴】局部阿是穴、神门、内关、三阴交。

【功效】疏肝理气，调达气机，活血化瘀，化痰散结。

【主治】瘿病。

【操作】颈部肿物左右各刺3针，行捻转泻法，不留针；其他穴留针30分钟（以上均用毫针）。

【经验】在本方中首选颈部阿是穴，因其能疏通局部气血，直接刺激病灶，调整受病经络、器官，使其恢复阴阳气血之平衡。余穴同前。针灸治疗瘿病效果较好。治疗10次后，不仅可缩小肿块，缓解临床常见的烦躁不安、心悸手抖等症状，还可改善患者的基础代谢率。古人多以理气化痰、软坚散结之药剂治之。瘿病治疗时应注意：①如患者出现高热、恶心、呕吐、烦躁不安，或谵妄，甚至昏迷，为甲状腺危象，应及时抢救治疗。②本病的发生与发展，与患者的精神状态有重要的关系，结合心理干预，对治疗效果有帮助。③注意适当的休息与合理营养。

【验案】案1：鲁某，女，19岁。心慌气短半年。患者半年前出现心慌气短，全身乏力，多汗，颈两侧肿胀。经医院诊断为"甲状腺功能亢进"。面色正常，颈部弥漫性肿大，右侧较明显，局部无压痛，舌苔白，脉细。

诊断：瘿病。辨证：肝失条达，气机不畅，痰湿凝聚。

治疗：调气安神，化痰散结，通络。按上法，隔天针治 1 次。

患者共针治 10 次，两侧甲状腺明显缩小，接近正常范围。基础代谢为 +2%，临床痊愈，停针。

案 2：王某，女，32 岁。心慌气短已 2 年。患者 2 年来，自觉心慌心跳，气短乏力，失眠多梦，食欲尚可，二便正常，经实验室检查后被诊断为"甲亢"。舌苔薄白，颈左右侧漫肿，脉滑。

诊断：瘿病。辨证：肝郁气滞，气血痰滞，痰凝成核。

治疗：疏肝安神，活血通络，化痰散结。按上法，隔天针治 1 次。

患者共治疗 12 次，诸症均除，两侧甲状腺大小基本正常。基础代谢为 –8%，停针观察。

〔谢新才，王桂玲.国医大师临床经验实录·贺普仁［M］.北京：中国医药科技出版社，2012：165–166〕

贺普仁：经验方 3

【选穴】肺俞、照海、俞府、阿是穴。

【功效】调气化痰，解闭散结。

【主治】气机不畅，痰阻经络。颈部喉结正中附近有单个肿块，圆形或椭圆形，质地坚实，表面光滑，边界清楚，可随吞咽动作而上下移动，按之不痛。

【操作】用中粗火针，以速操作点刺局部阿是穴。用毫针刺照海、俞府，用平补平泻法，留针30分钟。肺俞以毫针点刺。

【经验】贺普仁教授认为，引起此病的关键是气滞，气滞则痰凝成核，发为肿块，反过来肿块又加重气滞，而出现胸闷发憋等不适，从临床考虑，当先软坚散结，结散则气调，气调则滞消，经络通畅而病愈，治以火针刺之，火针具有温通的作用，可以助阳化气。气机疏利，津液运行，化痰祛湿，故可消瘿散结。足少阴肾经之脉"从肾上贯肝膈，入肺中，循喉咙，挟舌本"。取照海穴为循经远端取穴，病在上，取之下；取俞府穴乃循经邻近取穴，毫针刺之以行气开闭；肺俞位于胸背，可调胸中之气，三穴合用，调理气机，气调则痰散，与火针一起共同起到软坚散结消瘿的作用。

【验案】靳某，女，22岁。患者发现喉部有一肿块1个多月，椭圆形，质地坚实，表面光滑，边界清楚，可随吞咽动作而上下移动，引起吃饭不便，饮食一般，二便正常，经期紊乱，月经量少，易发脾气，偶有心悸。患者面色如常，喉部有一肿块如核桃大小，可随吞咽动作而上下移动，舌质淡，舌苔白，脉沉细。

诊断：瘿病。辨证：气机不畅，痰阻经络。

治疗：疏肝解郁，化痰软坚。取穴：肺俞、照海、俞府、阿是穴。操作：用1.5寸毫针刺入肺俞、照海、俞府、阿是穴1寸深，用泻法，留针30分钟。每天1次。

三诊喉部肿块消半，七诊肿块完全消失，痊愈。

〔王红伟，谢新才，王贵春.国医大师贺普仁教我学针方［M］.北京：人民卫生出版社，2015：211-212〕

第 9 节 脱 发

脱发指头发早期脱落，如脂溢性脱发、广泛性脱发、斑秃。斑秃起病突然，头发呈斑块脱落，患处呈圆形或不规则形，患病范围、大小数目不相等。脂溢性脱发，从前额两侧开始，出现头发密度下降，头发纤细稀疏，逐渐向头顶延伸，前额发际线呈 M 型；或头顶开始脱发；也有额部和头顶同时开始脱发。脱发渐进性发展，额部与头顶部脱发可相互融合，严重时仅枕部及两颞部残留头发，脱发区皮肤光滑，可见纤细的毫毛，皮肤无萎缩。脱发病因多而复杂，脂溢性脱发多见于青壮年男子，是皮脂分泌过多，发乳头堵塞，局部发生炎症而引起，与维生素缺乏、脂肪代谢障碍、精神刺激等因素有关，脂溢性脱发多发生于前头及颅顶部，表现为毛发均匀性稀疏，有的变为秃顶，常有脱屑和不同程度的瘙痒。中医学认为，脱发的病因主要在肝肾，肾藏精，肝藏血，精血同源，相互转化；肾为先天之本，肾藏精，主生殖，其华在发，发为血之余，如果肝肾两虚，气血不足，头发失养，就会引起脱发，或风邪侵袭，情志不畅也可致病。

本节收录了贺普仁治疗本病的经验方 1 首。贺普仁认为足三里、中脘、上廉三穴合用可健脾养血，扶正培元，血生则发长。

贺普仁：经验方

【选穴】足三里、中脘、上廉。

【**功效**】健脾养血，补肾益气。

【**主治**】肾气不足，发失所养。各种原因引起的脱发。

【**操作**】以2寸毫针刺入足三里、中脘、上廉1寸深，用补法。

【**经验**】"发为血之余"，气血充盈，上荣于发，则头发黑亮润泽，反之则出现枯槁脱发。贺普仁教授认为，本病多因肝肾阴亏、气血不足，头发失于濡养所致。脾胃为后天之本，气血生化之源；足三里为足阳明胃经之合穴，合治内腑，疏通中焦气机，有健脾和胃、调理气血、扶正培元的功效。中脘为胃之募穴，又是八会穴之一的腑会穴，手太阳、手少阳、足阳明、任脉的交会穴，有健脾和胃、消积化滞的功效。上廉为手阳明经穴，阳明多气多血，针刺上廉可益气养血。三穴合用可健脾养血，扶正培元，血生则发长。

【**验案**】杜某，女，39岁。患者头发稀疏两年多，两年前头发开始脱落，每天都脱很多，枕头上、衣服上都有，每次洗头会脱一大片，现在头发逐渐减少，几乎看见头皮，饮食一般，睡眠良好，二便正常。患者头发稀少，舌质淡，舌苔白腻，脉沉细。

诊断：脱发。辨证：肾气不足，发失所养。

治疗：健脾养血，补肾益气。取穴：足三里、中脘、上廉。操作：以2寸毫针刺入诸穴1寸深，用补法。

三诊脱发停止，洗头时仍少量掉发，经过10次治疗，有毛发新生。

〔王红伟，谢新才，王贵春.国医大师贺普仁教我学针方〔M〕.北京：人民卫生出版社，2015：204〕

第 10 节 鹅掌风

鹅掌风又称手癣，是发生于手掌面的癣菌感染性皮肤病，因手掌粗糙，开裂如鹅掌，所以得名。特点为患者手皮下有小水疱，干燥后形成点状的白色鳞屑，中心表皮脱落，留有环状损害，日久皮肤肥厚、粗糙。多在夏季发生水疱，瘙痒加剧，冬季皮肤干燥，可发生裂口，引起疼痛，病程缓慢，常多年不愈，相当于西医学的手癣。鹅掌风之名，首见于明代的《外科启玄》。明代《外科正宗》中详细论述了鹅掌风多因湿热下注，或因久居湿地染毒而成的特点。清代《医宗金鉴》中称为"掌心风"。鹅掌风初由外感湿热之毒蕴积皮肤，或相互接触使毒邪感染而成，亦可由脚湿气传染而得，病久湿热化燥伤阴，气血不能滋润皮肤，以致肥厚、干燥、皲裂。治疗以疏风清热、利湿解毒、调和气血为主。

本节收录了贺普仁治疗本病的经验方 1 首。贺普仁认为本病初起湿热之邪浸淫，稽留日久，脉络阻塞，气血不和，当取手阳明大肠经、手少阳三焦经、手厥阴心包经穴治之。

贺普仁：经验方

【选穴】劳宫、中渚、合谷、外关、曲池。

【功效】清热散风，利湿解毒。

【主治】血虚湿毒，浸淫皮肤。双手皮下小水疱，有白色鳞屑，皮肤粗糙，开裂如鹅掌，疼痛瘙痒。

【操作】用1.5寸毫针刺入以上诸穴1寸深，用补法，留针30分钟。

【经验】贺普仁教授认为，本病初起湿热之邪浸淫手掌发为水疱，复感风邪而作痒，风湿热稽留日久，脉络阻塞，气血不和，手掌失养而脱屑、皲裂、干裂，引起痛痒交作。其治疗之法，取手阳明大肠经合谷、曲池清利湿热；取手少阳三焦经中渚、外关清利湿热，疏风止痒；取手厥阴心包经劳宫既能清热，又可调理局部气血，是止痒的效穴。全方配合选用，常可奏效。

【验案】朱某，女，33岁。患者双手鹅掌风5年多，因工作原因，常用手劳动，患者手皮有小水疱，干燥后形成点状的白色鳞屑，中心表皮脱落，皮肤肥厚，粗糙，裂口较多，痛痒难忍。患者面色萎黄，舌质淡，舌苔白，脉缓。

诊断：鹅掌风。辨证：血虚湿毒，浸淫皮肤。

治疗：清热散风，利湿解毒。取穴：劳宫、中渚、合谷、外关、曲池。操作：用1.5寸毫针刺入以上诸穴1寸深，用补法，留针30分钟。

共针刺治疗12次，皮肤基本正常，痊愈。

〔王红伟，谢新才，王贵春.国医大师贺普仁教我学针方［M］.北京：人民卫生出版社，2015：203-204〕

第11节　肛门瘙痒症

肛门瘙痒症是一种常见的局部瘙痒症，肛门部有时有轻微发痒，如瘙痒严重，经久不愈，则成为瘙痒症。是一种常见的局限性神经功能障碍性皮肤病。一般只限于肛门周围，有的可蔓延至会阴、外阴或阴囊后方，其特点是瘙痒剧烈，病程持续时间长。肛瘘、肛门湿疹、湿疣、神经性皮炎、肛管直肠肿瘤、蛲虫等会引起继发性肛门瘙痒。痔疮、肛瘘、肛裂、脱肛、肛门失禁、肛窦炎、肛乳头肥大、子宫脱垂、阴道炎、尿道炎、前列腺炎等均可因炎症刺激，分泌物增加，引起肛门瘙痒。中医学认为，由于脾胃虚弱，脾失健运，水湿不化，湿停久则化热，湿热下注所致，或感染病虫蚀于阴中所致。临床表现为肛门发痒，夜间尤甚，影响睡眠，伴有烦躁不安，尿频，注意力不集中，也可出现食欲不振，恶心呕吐等。本病的治疗以清利湿热、杀虫止痒为主，配以调理脾胃。

本节收录了贺普仁治疗本病的经验方1首。贺普仁认为本病为湿热下注大肠所发，治疗以清热利湿、杀虫止痒为主，配以调理脾胃。

贺普仁：经验方

【选穴】血海、后溪、阳溪。

【功效】补益心肾，利湿止痒。

【主治】阳明湿热，心肾两虚。肛门瘙痒，刺痒难忍。舌淡，苔白，脉滑。

【操作】用1.5寸毫针刺入血海、后溪、阳溪1寸深，行补法。

【经验】瘙痒是一个自觉症状，引起此症的原因不外血虚、血燥、外风侵袭及湿热浸淫。本病即为湿热下注大肠所发。正常时人体内之糟粕经大肠、肛门排出体外，如遇运化失常，糟粕滞留，湿热滋生，则大肠湿热熏灼肛门，以致瘙痒发作。至于肛门感染病虫和大肠湿热的关系，二者相互影响。本病的治疗以清热利湿、杀虫止痒为主，配以调理脾胃。阳溪穴为手阳明大肠经之经穴，有清利大肠湿热之功；后溪为手太阳小肠经之输穴，亦可清热利湿，以助运化。二穴相配，具有较强的清热利湿、杀虫止痒之功效。血海为足太阴脾经穴，有健运脾胃、和血止痒的作用，故必要时可上述三穴配伍应用。

【验案】金某，女，52岁。患者肛门瘙痒1年，初期肛门轻微瘙痒，经温水洗，涂药不见好转，近1周加重，每天得用手抓五六次，晚上更明显，刺痒难忍，食欲一般，二便正常。患者面色如常，舌质淡，舌苔白，脉滑。

诊断：肛门瘙痒症。辨证：阳明湿热，心肾两虚。

治疗：补益心肾，利湿止痒。取穴：血海、后溪、阳溪。操作：用1.5寸毫针刺入血海、后溪、阳溪1寸深，行补法。

二诊肛门瘙痒减轻，五诊基本不痒，七诊痒止，睡眠好，痊愈。

〔王红伟，谢新才，王贵春.国医大师贺普仁教我学针方［M］.北京：人民卫生出版社，2015：204-205〕

第12节　脱　肛

脱肛或称直肠脱垂，指肛管、直肠黏膜或直肠外翻而脱垂于肛门外，多见于3岁以下小孩，或老人、妇女。经常便秘、腹泻、百日咳、长期慢性咳嗽等疾患是脱肛的诱因。有些疾病如腰骶部脊髓脊膜膨出或损伤，包括意外和手术损伤，造成括约肌及直肠周围肌肉功能或神经功能障碍者、痔疮、肛直肠息肉、肛直肠肿瘤致使直肠失去支持，腹压增高，也可发生直肠脱垂，或先天不足，发育不全，病久体弱，营养不良，或久泻久利，气血衰退，年老体弱，妇女多次分娩，骨盆肌肉松弛，不易固摄，使直肠黏膜下层组织松弛，黏膜与肌层分离，导致脱肛。《诸病源候论·痢病诸候》中记载："脱肛者，肛门脱出也。"因气虚下陷，或胃肠湿热下注所致。《类证治裁·脱肛》中记载："湿热下注大肠者，以清利湿热，兼以升提。"中气不足，气虚下陷，致升举无力。临床表现为大便时发生从肛门脱出"肿物"，肛门坠胀，时而脱出，能自行回纳，继而经常垂脱后可完全脱出肛门外，需借外力助其回纳，也可因长途行走，咳嗽，用力搬重物引起腹压过高而脱出。治疗上多以补益中气、升举固脱为法。

　　本节收录了贺普仁治疗本病的经验方 1 首。贺普仁认为本病当取百会以益气固脱举陷治疗。

贺普仁：经验方

　　【选穴】百会。

　　【功效】补中益气，升举固脱。

　　【主治】病久体虚，气虚下陷。

　　【操作】用 1 寸的毫针点刺百会，用补法，不留针。

　　【经验】百会为三阳五会，属督脉穴。督脉起于胞中，经肛门部，贯脊而上行；足太阳经络于肾，其经别入于肛门；足少阳经系于带脉；足厥阴之筋结于阴器。督脉总督诸阳经脉，带脉约束诸经，维系胞宫，经筋维持人体正常运动，肾开窍于二阴。根据"经脉所过，主治所及"的原理，以及《灵枢·终始》"病在下者，高取之"的治疗原则，取百会穴可以益气固脱举陷以治疗脱肛。

【验案】丘某，女，7岁。患者因消化不良，久泻久利1个月，发生从肛门脱出"肿物"，饮食一般，二便正常，曾在医院开外洗药，不见效。患者面色黄白，舌质淡，舌苔白，脉沉细。

诊断：脱肛。辨证：病久体虚，气虚下陷。

治疗：补中益气，升举固脱。取穴：百会。操作：用1寸的毫针点刺百会，用补法，不留针。

经针刺7次治疗，痊愈。嘱患者在学校积极参加体育活动和肛门收缩功能锻炼，以增强体质，增强肛门括约肌的收缩力。饮食上多吃蔬菜水果，少食辛辣刺激性食物，保持大便通畅。养成定时排便习惯，便后应用软纸擦肛，睡前最好用温水洗肛门部，既保持肛门的清洁卫生，又可促进肛门部的血液循环。

〔王红伟，谢新才，王贵春.国医大师贺普仁教我学针方［M］.北京：人民卫生出版社，2015：209-210〕

第13节　肛　裂

肛裂是指肛管皮肤全层裂开后所形成的感染性溃疡，相当于中医学的钩肠痔、裂肛痔。其特点是肛门周期性疼痛、出血、便秘，偶伴有肛门瘙痒、失眠、腰骶部疼痛等症状。其发病率仅次于痔疮，占肛门直肠疾病的第2位，发病年龄多见于20～30岁之间，男性多于女性。多因阴虚津乏或血热肠燥，致大便秘结，排便努挣，肛门皮肤裂伤，湿热侵入，染毒而成。多见于青壮年，好发于肛门齿线以下截石位 6、12 点处，男性多发于 6 点处，女性多发于 12 点处，一般通过视诊检查就能确诊。

本节收录了贺普仁治疗本病的经验方 1 首。贺普仁认为手太阴肺经、手阳明大肠经及足太阳膀胱经三经经穴相伍，治疗本病疗效明显。

贺普仁：经验方

【选穴】承山、阳溪、孔最。

【功效】调理气血，润肠通络。

【主治】元气不足，肠络失养。肛裂，疼痛，便秘，大便出血；舌质淡，舌苔厚，脉沉细。

【操作】用 1.5 寸毫针刺入 1 寸深，留针 30 分钟。

【经验】肛裂是发生于肛门的病变，肛门向上连接于大肠，人体内食物吸收后的糟粕，经大肠、肛门排出体外。因肛门与大肠在组织结构、生理功能上有着上下承接的作用，密不可分，在病理上亦很相似，故肛门的病变常与大肠病变有十分密切的关系。中医学认为肺与大肠相表里，肺气的肃降功能对于大肠腑气通畅有着重要的作用。选用手太阴肺经郄穴孔最宣降肺气以助大肠腑气通畅，而郄穴又善治急症和血症，故取此穴既可通腑气止痛，又可理气止血。肛裂疾病多与大肠热郁有关，采用手阳明大肠经之经穴阳溪，清泄大肠燥热，热出以助腑气通畅而止血止痛。从经脉循行看，足太阳膀胱经之经别"其一道下尻五寸，别入肛"。选用承山穴，是为循经远端取穴，此穴被历代医家认为是治疗痔疮等肛肠疾病的经验效穴，此穴确实有理肠疗痔的极好作用，承山配孔最，可见其理肠调气及止痛作用十分明显。临证可根据证情灵活选用配伍，多可收效。

【验案】范某，男，55岁。患者肛裂疼痛1年多，两年前曾在医院做过痔疮手术，症状缓解，近1周便秘，便后疼痛难忍，行走困难，而且近几次大便下血较多，体渐不支，服药无效，前来针灸治疗。舌质淡，舌苔厚，脉细沉。

诊断：肛裂。辨证：元气不足，肠络失养。

治疗：调理气血，润肠通络。取穴：承山、阳溪、孔最。操作：用1.5寸毫针刺入1寸深，留针30分钟。同时肛裂处，涂马应龙痔疮膏。

经过5次治疗，患者肛裂痊愈，随访1年未见复发。

〔王红伟，谢新才，王贵春.国医大师贺普仁教我学针方〔M〕.北京：人民卫生出版社，2015：220-221〕

第14节　痔　疮

痔疮是直肠末端黏膜下和肛管皮肤下静脉丛发生扩张和屈曲所形成的柔软静脉团。痔疮的临床特点是便血、脱出、肿痛反复发作，并随年龄增加而逐渐加重，痔疮是最常见的肛门直肠疾病，占所有肛肠疾病的87.25%，任何年龄都可发病，其中以20～40岁较为多见，女性多于男性。根据部位不同，分为内痔、外痔、混合痔。多因饮食不节，过食辛辣，酒色过度，湿热内生，下注大肠所致，或因久泻久利、久坐久立、负重远行、便秘、妊娠而引起阴阳不和，气血纵横，经络交错，浊气瘀血，流注肛门而成；或因脏腑本虚，情志失调，内蕴热毒，以致气血壅滞，结聚肛门，冲突为痔，或因外感风、湿、燥、热之邪下冲肛门所致。临床表现为肛门瘙痒不适、坠胀灼痛，伴有异物感，大便时出血，血色鲜红，便时出现，出血量一般不大，便后出血自行停止。便秘、粪便干硬，饮酒及进食刺激性食物等是出血的诱因。痔疮发展到一定程度即能脱出肛门外，肿块由小变大，由可以自行回复变为须用手推回肛门内，肛门沉重疼痛，常与排便不净感觉同时存在。痔块脱出嵌顿，出现水肿感染时，局部疼痛剧烈。

　　本节收录了贺普仁治疗本病的经验方 1 首。贺普仁认为手少阳三焦经及督脉穴位合用可清热利湿化滞、益气升阳举陷治疗本病。

贺普仁：经验方

　　【选穴】阳池、后溪、长强。

　　【功效】清热化燥，活血化瘀。

　　【主治】热积大肠，气血壅滞。痔疮，肛门有坠胀灼痛，伴有异物感，大便时出血，血色鲜红。

　　【操作】用 1.5 寸毫针刺入 1 寸深，留针 30 分钟。

　　【经验】阳池穴为手少阳三焦经的原穴，可以调理三焦气机、理气活血、通腑泄热。长强穴是督脉的起始穴，与足少阴肾经交会，位于肛门部，有局部治疗作用，具有益气固脱、消散肛门瘀滞、约束肛门的作用，为治疗肛门疾患的常用穴。后溪穴为八脉交会穴，通于督脉，督脉起于少腹下，循脊柱向上，至项后上头顶；其络与足太阳经会合，贯脊属肾。根据"经络所过，主治所及"的理论，故可治疗督脉病证之痔疮等。三穴合用以清热利湿化滞、益气升阳举陷。

　　【验案】祖某，男，46 岁。患者肛门疼痛 1 年多，近几日疼痛加重，尤其在排便后坠胀灼痛，伴有异物感，便后五六个小时才能缓解，而且每次上厕所都出血，大便不干，每天1次。曾在医院检查肛门6点、12点处，有两个0.6cm大小的痔核。舌苔白，脉缓。

诊断：痔疮。辨证：热积大肠，气血壅滞。

治疗：清热化燥，活血化瘀。取穴：阳池、后溪、长强。操作：用1.5寸毫针刺入1寸深，留针30分钟。

经过7次治疗，诸症消失痊愈。嘱咐患者经常参加多种活动，如体操、太极拳、跳绳、踢毽子等，增强机体能力，减少痔疮发生，有利于血液循环，促进胃肠蠕动，改善盆腔肛门充血，防止大便秘结，也可进行自我按摩法，改善肛门局部血液循环。应经常保持肛门周围的清洁，每天用温水熏洗，勤换内裤，可起到预防痔疮的作用。练习提肛运动，全身放松，臀部及大腿夹紧，配合吸气，用意念将肛门向上收提，稍闭一下气后呼气，如此反复100次，早晚各做一遍。

〔王红伟，谢新才，王贵春.国医大师贺普仁教我学针方［M］.北京：人民卫生出版社，2015：221-222〕

第 **4** 章

骨伤科

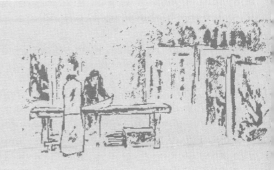

第 1 节　落　枕

　　落枕是颈部突然发生疼痛、活动受限的一种病证。本病的发生常与睡眠姿势不当、枕头高低不适、颈部负重过度、寒邪侵袭颈背部等因素有关。病位在颈项部经筋，与督脉、手足太阳经和足少阳经密切相关。基本病机是经筋受损，筋络拘急，气血阻滞不通。治法上常以通经活络、舒筋止痛为基本原则。西医学认为本病是各种原因导致颈部肌肉痉挛所致。

　　本节收录了石学敏、吕景山、贺普仁、程莘农治疗本病的经验方 4 首。石学敏认为手三阳和足少阳筋络受损、气血阻滞为本病的主要病机，选用局部阿是穴与远部悬钟、后溪远近相配，并采取局部刺络拔罐祛瘀止痛加强疗效；吕景山善用对穴，常取双侧后溪、束骨，先刺后溪，后刺束骨，施以同步行针法疏调经气，活络止痛，多收立竿见影之效；贺普仁灵活运用三通法治疗落枕，善用火针；程莘农指出落枕选穴当辨清病处经络所循，局部近取与循经远取相结合，务使经气通畅。

石学敏：经验方

　　【选穴】落枕、阿是穴、风池、颈夹脊、悬钟、后溪。

　　【功效】舒筋通络，活血止痛。

【主治】颈项强痛，活动受限，头向患侧倾斜，项背牵拉痛，甚则向同侧肩部和上肢放射，颈项部压痛明显。

【操作】①经穴操作：先刺远部穴落枕、悬钟、后溪，持续捻转，嘱患者慢慢活动颈部，一般疼痛可立即缓解。再针局部的穴位，风池直刺1.5寸，施捻转补法1分钟；颈夹脊穴斜刺进针0.5寸，施捻转补法1分钟。各穴均留针20分钟。②拔罐法：每次取1～2穴，用三棱针点刺3～5点，取罐闪火法拔之，出血量5～10mL，留罐时间不得超过5分钟。轻者1次即可痊愈，重者每天针刺2次，10天为1个疗程。

【经验】颈项侧部主要由手三阳和足少阳所主，因此，手三阳和足少阳筋络受损、气血阻滞，为本病的主要病机。落枕穴是治疗本病的经验穴，手太阳、足少阳循行于颈项侧部，悬钟、后溪分属两经腧穴，与局部阿是穴远近相配，可疏调颈项部经络气血，舒筋通络止痛。针灸治疗本病疗效极好，常立即取效，针后可配合推拿和热敷。中老年人反复出现落枕时，应考虑颈椎病。

【验案】吕某，男，28岁。颈项疼痛、活动受限1周。患者长期务农，近年经常发生"落枕"，有时间隔7～8天便发作1次，数天后缓解，与气候变化无关。病前1周晨起即觉右肩、颈项疼痛，经按摩、热敷无效，后来我医院按摩科治疗，症情反重，颈部疼痛不能转动，只能左侧卧位，起坐均不能动右臂。颈椎X射线检查示颈椎增生。右肩关节活动自如，右上肢并无麻木疼痛，睡眠差，二便通调。形体消瘦，面色黑黄，颈部向左歪，常以手按揉，咽部微红，扁桃体已切除，右肩部肌肉隆起，肌肉张力增加，第5、6颈椎有压痛，无神经系体征，颈椎X射线检查示：生理前突消失，颈椎向左侧弯，颈5、6椎轻度骨质增生。舌暗红、苔白腻，脉紧数。

诊断：①中医：落枕。辨证：患者长期务农，低头劳作，颈部筋脉气血受损，经气不畅，血瘀阻络，不通则痛，适遇睡卧姿势不舒，复被风侵，筋脉拘挛，气血痹阻，故颈项强痛。②西医：颈椎骨质增生，斜方肌痉挛。

治疗：调气活血，疏通经络。选穴：风池、天柱、完骨、颈夹脊、悬钟、后溪。操作：天柱直刺 1.5 寸，施平补平泻法，令手掌酸胀为度；悬钟进针 1 寸，施捻转泻法 1～3 分钟，并令患者活动颈部，如不效再同上法针后溪，余穴如前。

以上穴位交替选用，日针 2 次，3 天后颈项痛减，头仍不能左右回顾。5 天后疼痛大减，头颈活动范围增加。经 8 天治疗后，疼痛基本消失，颈项肩臂活动自如，择期出院。

〔石学敏 . 石学敏针灸全集〔M〕. 北京：科学出版社，2006：383；石学敏 . 石学敏针灸临证集验〔M〕. 天津：天津科学技术出版社，1990：293〕

吕景山：经验方

【选穴】后溪、束骨。

【功效】祛风散邪，通络止痛。

【主治】①头项强痛；②落枕。颈项强痛，以致不能低头、仰头，亦不能左右旋转。舌淡，苔薄白，脉弦。

【操作】先针后溪，继刺束骨，留针 30 分钟，每 10 分钟行针 1 次。

【经验】后溪、束骨伍用，出自《灵枢·杂病》，曰："项痛不可仰，刺足太阳；不可以顾，刺手太阳也。"后溪为手太阳小肠经腧穴，乃小肠经气所注，为输木穴，具有宣通阳气、通络止痛之功；束骨为足太阳膀胱经腧穴，乃膀胱气所注，为输木穴，能宣通足太阳之阳气，而有祛风散寒、通络止痛之效。按"输主体重节痛""木主疏泄"之旨，输木穴对经络之气血有良好的疏通作用，对疼痛性病证有良好的镇痛作用。后溪、束骨伍用，一手一足，一上一下，同经相应，同气相求，相互促进，共收疏通太阳经气、祛风散邪、通络止痛之功，故落枕之疾而收针到病除之妙用也。

【验案】赵某，男，37岁。左侧颈项强痛，活动受限12小时。昨日夜卧不慎，今日晨始感左侧颈项酸楚强痛，并向同侧肩背、上肢扩散，不能俯仰，亦不能向右侧回顾而前来就医。向右侧扭头时，左侧天柱穴周有明显的自发痛、压痛，外观未见异常。舌淡，苔薄白，脉弦细。

诊断：落枕。辨证：风邪阻络。

治疗：疏调经气，活络止痛。取穴：后溪、束骨（均双侧）。操作：先刺后溪，后刺束骨，施以同步行针法。

刺后溪行针3分钟后，左右回顾时疼痛减轻，惟仰头疼痛如故，继针束骨，顿时疼痛大减，留针30分钟，每10分钟行针1次，起针后，自云：病去三分之二有余，翌日又针1次，痛止病除，活动自如。

〔刘智斌，郭遂成，高新.古今名医针灸医案赏析［M］.北京：人民军医出版社，2008：367-368〕

贺普仁：经验方

【选穴】颈肩阿是穴。外感风寒加听宫、风池；姿势不当加悬钟、风池；年老体弱加太溪、绝骨；寒盛或阳虚患者，火针治疗；瘀血、疼痛甚者，三棱针刺络拔罐治疗。

【功效】散寒通络，活血止痛。

【主治】突然发病，多在早晨起床后，颈项部一侧肌肉紧张、强硬，头部转动不利，动则头痛加剧，尤以向患侧扭转疼痛更为明显，甚则牵引肩背部疼痛，头向患侧偏斜，呈强迫体位。

【操作】以中粗火针，速操作，点刺颈项、颈肩肌肉僵硬疼痛处，深度 0.2 ～ 0.3 寸，局部不同位置点刺 3 ～ 6 针。或用三棱针点刺肩部阿是穴 2 ～ 3 穴，挤其出血 2 ～ 3 滴，加火罐于出血点上，留罐 15 分钟。听宫张口取穴，毫针进针 0.5 ～ 0.8 寸。悬钟进针 0.5 ～ 1 寸，可先补后泻。太溪用补法，进针 0.5 寸。

【经验】贺普仁教授认为三通法的灵活运用是取得最佳疗效的重要法宝。听宫为手太阳小肠经穴，又为手足少阳经与手太阳经交会穴，太阳主开，凡外邪侵袭，经络阻滞均可先从太阳经治疗。风池为祛风特效穴，又是治疗颈椎病的局部要穴。悬钟为髓会，可强筋利骨，通调经络气血，远端取穴，疗效极佳。太溪为肾经原穴，可益肾壮骨。温通法之火针，可温通经络，祛寒通络，温阳止痛。强通法可活血化瘀而止痛。火针针刺颈部、肩部时，注意针刺深度，宜浅勿深。

【验案】王某，女，56 岁。右颈肩部疼痛 1 天。早晨起床后，颈项部强直，不能左右转侧，右颈肩部酸楚、疼痛，向右上臂扩散。右颈肩部肌肉痉挛，有压痛，无红肿。

诊断：落枕。辨证：气滞血瘀，筋脉拘急。

治疗：舒筋活血，散风通络。取穴：压痛点、风池（患侧）、肩井（患侧）、听宫、悬钟。操作：压痛点，常规消毒后刺络拔罐，留罐15分钟。余穴用毫针刺，留针30分钟。

1次即愈。

〔贺普仁.近代针灸大师传承系列丛书：贺普仁针灸传心录［M］.北京：人民卫生出版社，2014：319；谢新才，王桂玲.国医大师临床经验实录·贺普仁［M］.北京：中国医药科技出版社，2011：246〕

程莘农：经验方

【选穴】天柱、后溪、风池。

【功效】活血化瘀，舒筋通络。

【主治】颈项强痛，活动受限，局部痛甚。舌质淡，苔微黄，脉沉缓。

【操作】取患侧，针用泻法。

【经验】颈项疼痛是临床常见病之一，针灸治疗此类病症有很好的疗效，但必须辨清病在何经，方能痛随针去。此方治疗太阳、少阳经气不畅所致的落枕，取太阳、少阳经穴治之。天柱为足太阳经穴，风池为足少阳经穴，具有通经活络、调和气血、祛风止痛之功。取手太阳经之后溪穴以疏通经气。局部近取、循经远道取穴相结合，经气通畅，通则不痛。

【验案】梁某，男，34岁。左侧颈项疼痛2天。患者于2天前夜间长时间看书后，感左侧颈项疼痛，逐渐加重，活动受限，经针灸及拔罐治疗，未见好转。头向左侧活动受限，局部痛甚，左侧沿太阳少阳经处压痛明显。舌质淡，苔微黄，脉沉缓。

诊断：落枕。

治疗：活血化瘀，舒筋通络。选穴：左侧天柱、后溪、风池。操作：取患侧，针用泻法。

此案病痛部位乃太阳、少阳经脉所循之处，系太阳、少阳经气不畅所致，故取太阳、少阳经穴治之。针 1 次，起针后疼痛即止。颈项活动自如。

〔贺兴东，翁维良，姚乃礼.当代名老中医典型医案集·针灸推拿分册［M］.北京：人民卫生出版社，2009：132-133〕

第 2 节 漏肩风（肩周炎）

漏肩风又称"冻结肩"，是由于感受风、寒、湿邪为主，造成肩关节周围疼痛，活动功能障碍的一种病证。本病多发生于 50 岁左右患者，故又有"五十肩"之称，又称"肩凝症"。其发病多因营卫虚弱，筋骨衰颓，复因局部感受风寒，或劳累闪挫，或习惯偏侧而卧，筋脉受到长期压迫，遂致气血阻滞而成肩痛。肩痛日久，由于局部气血运行不畅，蕴郁而生湿热，以致患处发生轻度肿胀，甚则关节僵直，肘臂不能举动，故治疗以活血通络止痛为大法。西医学认为本病是多种原因所致的肩部肌肉、肌腱、滑囊和关节囊等软组织的无菌性炎症。日久造成肩关节周围疼痛，肩关节内外粘连，活动受限，故称之为"肩关节周围炎"，简称"肩周炎"。以肩部逐渐产生疼痛，夜间为甚，逐渐加重，肩关节活动功能受限而且日益加重，至一定程度后逐渐缓解，直至最后完全复原为主要表现。肩关节早期呈阵发性疼痛，常因天气变化受寒及劳累而诱发疼痛，以后逐渐发展为持续性疼痛，逐渐加重，昼轻夜重，影响睡眠，不能向患侧侧卧压碰，肩关节向各个方向的主动和被动活动均受限。肩部受到牵拉时，可引起剧烈疼痛。肩关节有压痛点，并向颈部及肘部放射，病久可出现三角肌萎缩。

　　本节收录了石学敏、贺普仁治疗本病的经验方3首。石学敏通过针刺及刺络拔罐，达到活血散瘀、消肿止痛的目的；贺普仁用三通法综合治疗，能扶正祛邪，通经活络，温经散寒，使症状迅速缓解。

石学敏：经验方

　　【选穴】①刺络法：取患侧肩髃、肩贞、臑俞、天宗、曲垣、肩外俞或以痛为腧刺络拔罐。②经穴操作：取患侧肩髃、肩贞、臑俞、天宗、秉风、曲垣、肩外俞、肩中俞、条口。

　　【功效】活血祛瘀，通络止痛。

　　【主治】肩周炎。初期：肩部疼痛、活动不利，有僵硬感，疼痛可向颈、项及手放射，无感觉障碍。中期：肩关节功能活动受限，以外展、上举更为严重，不能完成梳头、脱衣、摸背动作。后期：患者出现肩部肌肉萎缩。X射线检查轻度骨质疏松及肱骨头上移。

　　【操作】①刺络法：每次选取2～3个穴位或令患肩运动，在肩臂运动中取最痛点。常规消毒，以三棱针每处速刺 3 ～ 5 点，再用闪火法拔罐 5 ～ 7 分钟，令每罐出血 5 ～ 10mL 为宜，以上穴位交替使用。②经穴操作：先取条口进针 2 ～ 2.5 寸，向承山方向透刺，施捻转提插相结合的泻法 1 分钟，同时令患肩运动，活动范围由大到小，以患者能够耐受为度。然后，针其余诸穴，进针 1 寸，均施捻转提插泻法 1 分钟，令针感向四周传导，以上诸穴施术后均留针 20 分钟。刺络法每天 1 次，经穴操作每天 2 次，15 天为 1 个疗程。

【经验】漏肩风以单侧或双侧肩关节酸重疼痛、运动受限为主症。本病属中医学"风寒湿痹"的范畴。风盛者多伤于筋，肩痛可牵扯项背手指；寒盛者多伤于骨，肩痛较剧，深按乃得，得热则舒；湿盛者多伤于肉，肩痛固定不移，局部肿胀拒按。三邪痹阻经络、气血凝滞不通则痛。方中条口透承山为治疗肩臂痛的经验穴，肩髃为手阳明经穴，有祛风通络之功。肩贞至肩外俞 7 穴，为手太阳小肠经穴，又名"七星台"，对缓解肩胛部疼痛有特效。刺络拔罐意在祛其邪气瘀血，使经络气血运行通畅，达到祛瘀生新、行气活血、通络止痛的目的，瘀去络畅则疼痛自消。本配方所取腧穴均位于肩背部，其穴位深层有大圆肌、冈上肌、冈下肌、斜方肌、肩胛提肌、小菱形肌；分布着桡神经、腋神经、肩胛上神经、肩胛背神经。这些肌肉和神经有支配上臂外旋、内旋、外展、内收及肩胛上举的作用。通过针刺及刺络拔罐，促进筋肉内血液循环代谢，增加关节的血流，达到活血散瘀、消肿止痛的目的；另外，还可以缓解肌肉痉挛，从而改善肩关节的运动功能。

〔石学敏.石学敏针灸全集［M］.北京：科学出版社，2006：387〕

贺普仁：经验方1

【选穴】条口。

【功效】祛风散寒，活血止痛，通调经络。

【主治】正气不足，风寒外袭，阻于经络而致肩周炎。肩关节向各方向活动均可受限，以外展、上举、内外旋更为明显，随着病情进展，由于长期废用引起关节囊及肩周软组织的粘连，肌力逐渐下降，使肩关节各方向的主动和被动活动均受限，活动障碍。肩部为钝痛，或为刀割样痛，有持久性，夜间疼痛加重，甚至痛醒，影响睡眠。

【操作】患侧条口深刺2寸深，不留针，施平补平泻手法。

【经验】软组织退行性病变，对各种外力的承受能力减弱是基本因素；长期过度活动，姿势不良等所产生的慢性致伤力是主要的激发因素。肩部急性挫伤、牵拉伤后因治疗不当等，肩周组织受凉继发性萎缩、粘连。女性多于男性，多为中、老年患病，肩部有损伤史或曾经有局部外固定史、受寒史者，容易发病。中医学认为肩周炎病因与气血不足、外感风寒湿及闪挫扑跌、劳累损伤有关，伤及肩周筋脉，致使气血不通而痛，遂生骨痹。《仙授理伤续断秘方》中记载"劳伤筋骨，肩背疼痛"，指出了肩周炎与外伤有明确关系。

【验案】邵某，女，48岁。患者左肩疼痛1个多月。抬举不便，症状逐渐加重，阴天更加明显，伴有背部畏寒及沉重感，后颈部发硬，牵连左偏头痛和左肘关节疼痛，并有小指发紧感。心烦易怒，影响睡眠，饮食一般，小便正常，大便干燥。舌红，苔白，脉弦，重按无力。

诊断：肩周炎。辨证：正气不足，风寒外袭，阻于经络。

治疗：以上法治疗。

治疗 1 次即症状减轻，经过 7 次治疗，肩部功能正常，痊愈。

〔王红伟，谢新才，王贵春.国医大师贺普仁教我学针方［M］.
北京：人民卫生出版社，2015：195-196〕

贺普仁：经验方 2

【选穴】膏肓。

【功效】补益气血，行气止痛，调理经脉。

【主治】肩周炎。证属脾胃虚弱，风寒外袭，邪入关节。

【操作】以火针在局部疼痛处点数针。膏肓用 1.5 寸毫针从肩胛下向上斜刺，施术补法，得气后行捻针术。

【经验】寻找穴位时通常采用俯卧姿势，膏肓穴位于背部，当第 4 胸椎棘突下，左右旁开 3 寸，肩胛骨内侧，一压即痛。

【验案】习某，男，53 岁。患者左肩关节疼痛 3 年，时发时止，时轻时重，阴天疼痛加重，曾服药打针效果不明显。现肩部疼痛牵连肘部，抬肩困难，穿衣、脱衣受限，当臂外展时疼痛明显。不思饮食，小便清长，大便溏薄。

诊断：肩周炎。辨证：脾胃虚弱，风寒外袭，邪入关节。

治疗：以上法治疗。

经过 10 次治疗疼痛消失，左肩关节功能基本正常。

〔王红伟，谢新才，王贵春.国医大师贺普仁教我学针方［M］.

北京：人民卫生出版社，2015：195-196〕

第 3 节　痹证（关节炎）

　　痹证是以关节疼痛为主的一组全身性病变症候群。中医学称之为"骨节痛""历节痛""肢节痛"。其临床表现相当于西医学中的风湿性和类风湿性关节炎。中医学治疗该病历史悠久，历代文献中均有记载。仅《黄帝内经》中除《痹论》《周痹》两篇为论述该病的专论之外，还有40余篇涉及本证的内容。中医学认为其病因病机主要是风、寒、湿三气侵及人体，留驻关节，阻遏经脉，致使气血郁滞，经脉不通，不通则痛。痹，有痹阻不通之意，痹证，泛指闭塞不通、气血凝滞一类的病证。据其病因的偏重，《黄帝内经》中将痹证的临床证候分为3大类。风邪重者，疼痛游走不定，名曰行痹；寒邪重者，疼痛固定不移，名曰寒痹；湿邪重者，肢节沉重不举，名曰着痹。但外邪留驻，郁而不散，随阳化热，关节红肿，身热节痛者，又称热痹。西医学对此病变的病因病机认识尚不明了，一般认为与自身免疫系统异常有关。该病的治疗应以通为主，辅以扶正祛邪。在疼痛严重的关节周围，施以刺络法，收效极佳。西医学中的慢性感染性之关节炎，自身免疫性之类风湿性关节炎，骨关节代谢障碍之骨质增生性关节炎，骨关节周围病变之关节痛等，其主要特征是关节红、肿、热、痛和功能障碍，都属于中医学痹证的范畴。

　　本节收录了石学敏、贺普仁、程莘农治疗本病的经验方6首。石学敏认为针、灸、刺络三者各有所长，针刺以疏理经气、蠲痹止痛为主，灸疗以温散寒邪、通经活络为主，刺络以活血化瘀、逐邪散痹为主，所以三者并用疗效最佳；贺普仁认为本病虚实并存，气血经脉瘀滞不行为著，必要时以火针行温通之法取效；程莘农强调寒邪致病，多选阳经穴位，以痛取穴，重视阿是穴的运用，痹证属行痹者，治以祛风通络，除湿止痛，可获良效。

石学敏：经验方

【选穴】①经穴操作。风池、曲池、血海、合谷、太冲、华佗夹脊穴。热痹：大椎；下颌关节：下关、翳风；颈、胸椎关节：完骨、天柱；腰椎关节：大肠俞、命门、八髎、委中；肩关节：肩髃、肩贞、肩中俞、肩外俞、臂臑、天宗透肩峰；肘关节：小海、肘髎、手三里；腕关节：外关、阳池、阳谷、阳溪、腕骨；掌指关节：八邪、后溪；骶髂关节：关元俞、小肠俞、白环俞、环跳、秩边；髋关节：环跳、阳陵泉、髋关节围刺；膝关节：鹤顶、犊鼻、膝眼、曲泉、委中；小腿关节：解溪、商丘、丘墟、昆仑、太溪、申脉、照海；跖趾关节：公孙、足临泣、八风。②刺络法。关节附近疼痛明显的部位或压痛点。③耳穴法。神门、皮质下、相应关节点。

【功效】①经穴操作：疏经活络，行气活血，散风蠲痹。②刺络法：化瘀通络，活血止痛，散风蠲痹。③耳穴法：疏经活血，蠲痹止痛。

【主治】①行痹：肢体关节疼痛，游走不定，发热恶风。苔薄白，脉浮。②寒痹：肢体关节疼痛，痛甚而有定处，得热则减，遇寒尤甚，局部无红肿热痛。苔薄白，脉弦紧。③着痹：肢体关节重着、酸楚，或有肿胀，痛有定处，沉重难支，肌肤麻木不仁。苔白腻，脉濡缓。④热痹：肢体关节疼痛，局部灼热红肿，得冷则舒，疼痛拒按，可累及1个或多个关节，多兼有发热、恶风、口渴、烦闷、便燥、溲黄等全身症状。苔黄，舌红，脉滑数。

【操作】①经穴操作。风池向对侧眼角斜刺1.5寸，施捻转泻法1分钟；曲池、血海、合谷、太冲均直刺1～1.5寸，施捻转泻法，每穴1分钟；华佗夹脊穴沿督脉旁开0.5寸，棘突旁直刺1.5寸，施捻转平补平泻法，针后加灸（温针灸）；大椎直刺0.5寸，施捻转泻法1分钟，不留针，针后行大椎穴刺络拔罐，即大椎穴常规消毒，用三棱针点刺3～5点，加闪火罐，至出血5～10mL；下关闭口取穴，直刺1寸；翳风直刺1～1.5寸，施捻转平补平泻30秒；完骨、天柱直刺1寸，施捻转泻法1分钟；大肠俞、命门、八髎分别直刺1.5～2寸，施提插捻转结合泻法30秒，针后加灸；委中俯卧位直刺0.5～1寸，施提插捻转结合泻法30秒；肩髃向臂臑斜刺1.5寸，肩贞、肩中俞、肩外俞、臂臑直刺1～1.5寸，施捻转提插相结合泻法30秒，针后加灸；天宗透向肩峰平刺2～2.5寸，施捻转泻法30秒；手三里直刺1.5寸，施捻转提插相结合泻法30秒，针后加灸；小海、肘髎直刺0.5寸，施捻转提插相结合泻法30秒；外关直刺1寸，阳池、阳谷、阳溪、腕骨直刺0.5寸，施捻转泻法30秒，针后加灸；八邪向掌斜刺0.5～1寸，后溪直刺1寸，施捻转泻法30秒，针后加灸；关元俞、小肠俞、白环俞直刺1.5～2寸，施提插捻转泻法30秒，针后加灸；环跳、秩边直刺3～4寸，施提插泻法，针感放散至足为度；阳陵泉直刺1.5寸，施提插捻转泻法30秒；髋关节周围痛处围刺，针间距为1寸，针刺深度2寸，施捻转泻法30秒，针后加灸；鹤顶、犊鼻、膝眼向膝关节中部斜刺0.5～1.5寸，施捻转泻法 30 秒，针后加灸；曲泉、委中直刺 0.5 ～ 1 寸，施提插捻转相结合泻法 30 秒，不留针；解溪、商丘、丘墟、昆仑、太溪、申脉、照海直刺 0.5 ～ 1 寸，施捻转泻法 30 秒，针后选择性加灸；公孙、足临泣、八风直刺 1 寸，施捻转泻法 30 秒，针后加灸。每天针灸 2 次，上、下午各 1 次，30 天为 1 个疗程。②刺络法。选择关节附近疼痛明显的部位或压痛点，常规消毒，用三棱针点刺 3 ～ 5 点，加用闪火罐，至出血 3 ～ 5mL 为度。每天 1 次或隔天 1 次，30 天为 1 个疗程。刺络法有明显的消肿止痛疗效。③耳穴法。治疗前先行耳穴探测，寻找敏感点。直刺 0.2 ～ 0.3 寸，施捻转强刺激 30 秒，留针 30 分钟，每 10 分钟施手法 1 次。病情缓解后，改用耳压法治疗，以王不留行籽贴压耳穴敏感点，每天按压 3 ～ 5 次，每次每穴按揉 30 秒，24 ～ 48 小时更换 1 次。

【经验】痹证是临床比较常见的内科杂病，中药、针灸对该病的治疗均有较好的疗效。该病的病因主要是"风、寒、湿"三气，其病机主要是外邪阻遏经络，气血运行不畅，不通则痛，治疗原则主要以通为主。石学敏教授认为针、灸、刺络三者各有所长，针刺以疏理经气、蠲痹止痛为主；灸疗以温散寒邪、通经活络为主；刺络以活血化瘀、逐邪散痹为主，所以三者并用疗效最佳。关于灸疗的应用，石学敏教授也有新的见解。古医籍中记载温灸法用于虚寒之证，实证、热证禁用。石学敏教授通过多年的临床观察和基础研究认为：温灸法以艾绒为药，艾绒可走窜通经，其燃烧只是一种发挥作用的方式。因此，灸法是以通经活络为主要功效。实验证明局部灸疗之后，微循环明显改善，血液供应加快，相应的血中吞噬细胞增多。这些效应对于炎性改变的组织康复极为有利，是尽快消除炎性反应的有效措施。所以，临床中热痹也同样可以应用灸疗。在穴位配伍方面增加泄热的腧穴，加强泻法腧穴的手法力度，即可辅佐而去灸法的温热之弊。我们在临床中应用温灸法治疗热痹，重泻合谷、太冲和大椎穴刺络拔罐，收到了非常理想的疗效。

〔石学敏.石学敏针灸全集［M］.北京：科学出版社，2006：398-400〕

贺普仁：经验方1

【选穴】中脘、肩髃、曲池、外关、合谷、风府、阿是穴、鹤顶、阳陵泉、阴陵泉。

【功效】调补气血，通经活络，通关利节。

【主治】①行痹：肢体关节疼痛，屈伸不利，游走不定，有若风行。可伴恶寒，发热。②寒痹：肢体筋肉关节疼痛显著，遇寒加重，遇热则减，痛有定处，可伴局部肿胀。③着痹：肢体关节酸痛，痛有定处，沉重无力，易受阴雨潮湿气候影响，可伴纳呆。

【操作】均用毫针操作，施平补平泻法，每次留针30分钟，隔天治疗1次。必要时加用灸法或火针温通。

【经验】多种原因均可引起关节痛，为针灸临床常见病症。治疗各种关节痛首先要认清气血之关系，气为血帅，血为气母，此为气血生理联系，而气行则血行，气滞则瘀滞则为病机变化。由此而产生"通则不痛""以通为顺"的治疗大法。

【验案】案1：邵某，女，23岁。左臂关节痛，肌肉及手指时有麻木感已2个多月。2个月前，因感受寒凉引起手臂麻木、疼痛。曾在某医院查血沉为30mm/h，诊断为"风湿性关节炎"。服用多种药物未效，且病情有加重趋势，左肩、肘关节疼痛，夜间尤甚，不能入眠，手指麻木亦有加重。纳可，二便调，月经正常。面色黄，关节无红肿，活动自如，舌苔薄白，脉沉细。

诊断：肩周炎。辨证：素体不足，卫外不固，外感风寒湿邪，阻滞经脉，不通则痛。

治疗：扶正祛邪，通经活络，调达气血。取穴：中脘、肩髃、曲池、合谷、外关。操作：中脘施用灸法，余穴用毫针操作，施用平补平泻手法，每次留针 20 分钟，隔天治疗 1 次。

一诊后患者诉疼痛减轻，五诊后手指麻木显著减轻。原方原穴不变，共治疗 8 次，诸症消失，临床告愈。

案 2：沈某，女，39 岁。双膝冷痛半年。半年前，小产后数日出现双膝关节疼痛，怕凉，遇冷凉疼痛加剧。同时感周身畏冷、怕凉、怕风，四肢发凉。纳可，便调，寐安。面白，手凉，舌质淡，舌苔白，脉沉细。

诊断：肩周炎。辨证：素体阳气不足，气血失和，复感外邪，经络不畅。

治疗：鼓舞阳气，疏散外邪，通经活络，调补气血。取穴：风府、犊鼻。操作：风府用毫针操作，施以补法；犊鼻施用火针温通，隔天治疗 1 次。

一诊后患者诉双膝疼痛明显减轻。二诊时诉双膝疼痛基本消失，周身发凉、四肢欠温明显好转。共诊治 5 次，诸症皆消，临床告愈。

〔贺普仁.国医大师贺普仁针灸心法丛书·针灸三通法临床应用［M］.北京：人民卫生出版社，2014：70–71〕

贺普仁：经验方2

【选穴】中脘、内关、足三里。

【功效】健脾活血，祛风利湿。

【主治】肩周炎，证属脾气虚弱，寒湿阻络。关节出现发红、肿胀、疼痛及活动不便的特征，病久则关节畸形或强直。舌质胖嫩，舌边有齿痕，舌苔白腻，脉濡滑。

【操作】用1.5寸毫针刺入中脘、内关、足三里1寸深，用补法，留针30分钟。灸中脘。

【经验】《黄帝内经》记载："所谓痹者，各以其时，重感于风湿之气也。"指出风寒湿邪是本病病因。人体肌表经络遭受风寒湿邪侵袭后，使气血运行不畅而引起筋骨、肌肉、关节等处的疼痛、酸楚、沉重、麻木和关节肿大屈伸不利。

【验案】邓某，女，36岁。患者在地下室居住3年，环境比较潮湿，于1个月以前外感风寒后，恶寒发热，继而四肢关节肿胀，全身关节肿痛，走路困难。曾服药效果不明显，前来针灸治疗。患者面色灰白，晦暗少华，食欲不振，胃脘痞闷，嗳气，反酸，心慌气短，神疲乏力，汗黏且臭，小便赤短，大便溏薄。

诊断：肩周炎。辨证：脾气虚弱，寒湿阻络。

治疗：以上法治疗。

共治疗20次后诸症消失，恢复工作。

〔王红伟，谢新才，王贵春.国医大师贺普仁教我学针方〔M〕.北京：人民卫生出版社，2015：193-194〕

贺普仁：经验方 3

【选穴】中脘、肩髃、曲池、合谷、外关。

【功效】补益中气，通调经络，行气活血。

【主治】元气不足，风寒凝滞，阻塞经脉。上肢关节疼痛，肌肉及手指麻木。舌苔薄白，脉沉细。

【操作】用 1.5 寸毫针刺入肩髃、曲池、合谷、外关 1 寸深，平补平泻，留针 30 分钟。灸中脘。

【经验】大凡痹证，或正虚或邪实皆由外邪入侵，经脉气血不通而致，其中"风为百病之长""寒为痛因之先"说明了风寒之邪在痹证中的地位。由于上述认识，产生了疏风行血、散寒通络的治疗法则。本病虚实并存，气血经脉瘀滞不行为著，必要时以火针行温通之法取效。

【验案】赵某，女，28 岁。患者右前臂关节疼痛，肌肉及手指有麻木感，已有两个多月。曾在医院检查为"风湿性关节炎"。服药后效果不明显，近日有加重现象，尤其是晚上，影响睡眠，手指麻木明显。饮食一般，月经及二便正常。面色萎黄，关节无红肿，舌苔薄白，脉沉细。

诊断：肩周炎。辨证：元气不足，风寒凝滞，阻塞经脉。

治疗：以上法治疗。

经过 5 次治疗手麻木明显减轻，共治疗 10 次诸症消失。

〔王红伟，谢新才，王贵春.国医大师贺普仁教我学针方［M］.北京：人民卫生出版社，2015：193-194〕

程莘农：经验方1

【选穴】百会、风池、大椎、三阴交。

配穴1：全身疼痛：取后溪、申脉；颈部疼痛：取大椎、后溪、合谷；肩部疼痛：取肩髃、肩髎、肩内陵；腰脊痛：取腰俞、秩边、次髎等穴；上肢疼痛：取肩髃、外关、合谷等穴；下肢疼痛：取环跳、阳陵泉、承山、昆仑、悬钟等穴。

配穴2：①按部位。颈肩部：合谷、外关、曲池、肩髃、阿是穴；腰部：肾俞、腰阳关、环跳、秩边、风市、阳陵泉、委中、悬钟、昆仑；下肢部：肾俞、腰阳关、环跳、风市、秩边、血海、足三里、阳陵泉、委中、昆仑、悬钟、阿是穴。②按病因。祛邪清热，疏经开结：加曲池、腰阳关；祛邪散凝，行气活血：加血海或膈俞；祛散邪气，壮阳通经：加关元或腰阳关；益气祛邪，舒筋止痛：加中脘、足三里；峻补真阴，驱散邪气：加足三里、太溪。

【功效】祛邪止痛，通调气血。

【主治】①寒热错杂之痛痹。痛有定处，局部无红肿，喜热敷温熨，寒象明显，而又有舌红苔黄、小便黄、大便干、脉象有力等内热之象。②血瘀痛痹。③阳虚痛痹。④气虚痛痹。⑤阴虚痛痹。

【操作】常规针刺，施补泻手法，可配合隔姜或附片灸神阙。

【经验】强调寒邪致病，多选阳经穴位。程莘农教授认为，历代对痹证外因的认识，多趋于风寒湿热四邪，但从临床看则以寒气胜者居多（60%以上）。寒者热之，湿者燥之，热者清之，虚者补之，血实宜决之，去菀陈莝。"痹者，闭也"，故主张"散寒""温之""通之"。由于痹证患者受邪兼夹不同，体质虚实各异，又须配他法应用。寒热错杂，则散寒清热并举，令寒散热清；夹瘀，则宜散邪祛瘀；阳虚，则宜温阳散邪；气血不足，宜补益气血，散寒行滞。因寒邪偏重，感受寒邪，邪阻经络，经气凝滞，不通则痛，而阳经经气更易受寒邪侵袭，故选穴的作用多是疏通经络止痛，多选阳经穴位。

以痛取穴，重视阿是穴的运用。痹证以局部疼痛为主要症状，气血运行闭阻为主要病机，针灸治疗痛痹的总原则为祛邪止痛，通调血气。程莘农教授指出，对于疼痛，"诊病之处即是治病之处"，阿是穴对于缓解疼痛症状，常有奇效。因此，常常采用压痛选穴法，以压痛点作为针刺的治疗点。分穴位压痛选穴和非穴位压痛选穴。

百会为督脉经穴，又为厥阴经通巅之会。取之，和调阴阳，疏通血气；大椎是手足三阳经与督脉交会之所，为宣通阳气、驱散寒邪之要穴；胆经腧穴风池善于祛风，引邪外出，为治风之要穴；三阴交为足太阴脾经腧穴，又乃足三阴经交会之处。肾主水，助膀胱气化，脾主运化水湿，取之可以利水化湿，故《针灸甲乙经》有"湿痹不能行，三阴交主之"之说。四穴合用，共奏散寒、祛风、除湿、疏通血气之功，而成针灸治疗痛痹的基本处方。

颈肩部疼痛取穴有疏经通络止痛之功。肩髃、曲池为多气多血之阳明经穴，外关为手少阳三焦经络穴，通督脉，相配以疏通上肢经气。

腰部取穴，肾俞补肾气，强腰脊；腰阳关强腰膝，壮下元；"腰背委中求"，委中为膀胱经合穴，下合穴，可强健腰膝，通经活络；昆仑所在，主治所在，疏通经络。

下肢部取穴，肾俞、腰阳关强健腰膝，祛风散寒；秩边、环跳、风市、阳陵泉、足三里、悬钟、昆仑"循脉之分""各随其过"，取用病痛肢节部的经穴以蠲邪定痛；阳陵泉，筋之会以舒筋活络；足三里理脾胃，调中气，化湿，强健体质；昆仑为足太阳膀胱经经穴，悬钟为足三阳之大络，髓之会穴，经会穴常相配治疗下肢疼痛。

由于痛痹患者症状表现不一，按照前述痛痹辨证要点，其证则有寒热错杂、夹瘀、气血阴阳亏虚之不同，故治疗时在总原则的基础上，还有必要配合以下诸法加以应用。

祛邪清热，疏经开结。大椎乃诸阳之会，配手阳明大肠经合穴曲池能清热，合腰阳关又能祛寒，故取大椎穴有用一穴而奏两功之妙。诸穴相配，能令寒除热清，适用于痛有定处，局部无红肿，喜热敷温熨，寒象明显，而又有舌红苔黄、小便黄、大便干、脉象有力等内热之象，证属寒热错杂之痛痹。

祛邪散凝，行气活血。血海或膈俞（血会），皆善活血化瘀，配百会通调气血，合方适用于血瘀痛痹。

祛散邪气，壮阳通经。《难经》云："诸十二经脉者，皆系于生气之原，所谓生气之原者，十二经之根本也，谓肾间动气也。此五脏六腑之本，十二经脉之根，呼吸之门。"肾间，外当乎关元之分，为冲脉所出之地，取关元，补肾阳而益命火。又关元乃小肠之募，"小肠者，受盛之官，化物出焉"，分清别浊，吸收水谷精华而生阴血，故取之又有"阳得阴助而生化无穷"之功。腰阳关，强阳通经，合方用于阳虚痛痹。若顽痹阳衰，可配隔姜或附片灸神阙，破阴回阳，临床根据阳虚所在脏腑，分别选加肾俞、脾俞或心俞等。

益气祛邪，舒筋止痛。三阴交配足三里补益后天，令谷气内充，营卫强盛，循于常道，"不与风寒湿气合，故不为痹"，中脘为手太阳、手少阳、足阳明、任脉之会，又是胃之募穴，取之补益中气，运化水谷精微，生津液而润宗筋、利关节。合方用于气虚痛痹，脾气虚加公孙、阴陵泉；心气虚加神门、内关，用补法。

峻补真阴，驱散邪气。太溪为肾经原穴，用补法以益肾阴；脾为后天之本，"饮入于胃，游溢精气，上输于脾，脾气散精，上归于肺，通调水道，下输膀胱，水精四布，五经并行"。而脾胃又居中焦，"中焦受气取汁，变化而赤，是谓血"，故取脾胃经穴足三里、三阴交，以资生化之源，助太溪补阴液。合方适用于阴虚痛痹，如肾阴虚加肾俞、阴谷、大钟；肝阴虚加肝俞、太冲、曲泉；心阴虚加心俞、神门、阴郄等。

【验案】赵某，男，23岁。左下肢后侧疼痛3个多月。患者缘于汗后淋浴，即感左小腿酸胀不适，半个月前天转冷，出现左下肢后侧痛剧，活动受限，伴下肢拘急，昼轻夜重，得热稍舒，动则痛增，经服中药及消炎痛（吲哚美辛）疗效不佳，夜间需服4片吲哚美辛方能入眠。饮食尚可，舌质淡紫，苔白，脉弦紧。

诊断：痛痹，寒痹。

治疗：祛邪通经，活血止痛。取穴：百会、大椎、腰阳关，双侧风池、肾俞、三阴交；左侧：环跳、次髎、委中、承山、昆仑。操作：泻风池、大椎、委中、昆仑，补腰阳关，余平补平泻，每天1次。

经上法治疗6次后，其下肢疼痛明显减轻，活动基本已不受限制，停用止痛药后，夜间尚有轻微疼痛，下肢拘急症状消失。查舌质淡红，脉弦。守法治疗12次后，症状全部消除，嘱注意保养，半年内忌过于负重和避寒湿，2个月后随访未见复发。

〔杨金生．程莘农·中国中医科学院著名中医药专家学术经验传承实录〔M〕．北京：中国医药科技出版社，2014：76-80〕

程莘农：经验方2

【选穴】双侧合谷，患侧曲池、外关、八邪、中渚。

【功效】祛风通络，除湿止痛。

【主治】行痹。腕关节红肿疼痛，鼻塞流涕。遇寒或不明原因反复发作，咳嗽畏寒，严重时伴有哮喘，面晦少泽，舌尖红，苔薄，脉缓。

【操作】平补平泻。

【经验】风寒湿邪外袭，痹阻经络，致气血运行不畅，不通则痛。气血不能濡养筋脉关节而发为本病。风性善行走窜，疼痛游走不定，痛无定所，辨为行痹。故取双侧合谷。左侧曲池、外关以祛风通络；取八邪、中渚以止痛。针灸治疗痹证效果明显，但疗程较长，应坚持治疗。

【验案】某患者，男，52岁。左侧腕关节红肿疼痛，伴恶寒3天。患者30年前无明显诱因出现左脚趾红肿疼痛，几天后消失，25年前又出现右脚趾红肿疼痛，经治疗后缓解。20年前又出现脚趾疼痛，治疗后好转，2周后出现腕关节红肿疼痛。自此后常在腕、趾处出现游走性疼痛。3天前左腕又出现疼痛，与气候变化及寒冷等无明显关系，但时感恶寒。现症见左侧腕关节出现红肿疼痛，鼻塞流涕，遇寒或不明原因反复发作，咳嗽畏寒，流泪，发作严重时伴有哮喘出现。面晦少泽，舌尖红，苔薄，脉缓。

诊断：行痹。

治疗：祛风通络，除湿止痛。取穴：双侧合谷；左侧：曲池、外关、八邪、中渚。操作：平补平泻。

二诊，治疗 2 次后，左手腕部肿渐消，痛较前轻。因故未来继续针灸治疗。

〔贺兴东，翁维良，姚乃礼.当代名老中医典型医案集·针灸推拿分册［M］.北京：人民卫生出版社，2009：130〕

第 4 节　扭　伤

扭伤是指四肢关节或躯体的软组织损伤，如肌肉、肌腱、韧带、血管等扭伤，而无骨折、脱臼、皮肉破损的症状。临床主要表现为受伤部位肿胀疼痛、关节活动障碍等。

本节收录了贺普仁治疗本病的经验方 3 首。贺普仁采用缪刺之法取病灶对侧处，可起到疏通经脉、行气活血的作用，亦可采用循经邻近或局部取穴，舒筋活血而止痛，取得满意效果。

贺普仁：经验方 1

【选穴】扭伤处对侧相应处阿是穴，或病灶邻近处取穴。

【功效】通经活络，活血止痛。

【主治】扭伤部位多发生在颈、肩、肘、腕、指、腰、髋、膝、踝、趾等处。扭伤部因瘀阻而肿胀疼痛，伤处肌肤青紫，轻者按压时疼痛，重者关节屈伸不利，活动受限。舌淡，苔薄白，脉弦。

【操作】以毫针刺之，留针 30 分钟；或以火针刺之，用留针法，留针 10 分钟或速刺亦可。

【经验】扭伤的主要临床表现即患处的红肿疼痛和活动功能障碍，其患病多为意外突发，以致损伤经脉，气滞血瘀，治疗此种病变当以缪刺操作为主。《素问·缪刺论》指出："邪客于经，左盛则右病，右盛则左病，亦有移易者。左痛未已，而右脉先病，如此者，必巨刺之，必中其经，非络脉也。故络脉者，其痛与经脉缪处，故命曰缪刺。"由于扭伤部位红肿疼痛较甚，采用缪刺之法取病灶对侧处，可起到疏通经脉、行气活血的作用。对扭伤病亦可采用循经邻近或局部取穴，舒筋活血而止痛，取得满意效果。临床根据病情，医者可灵活选用适宜之治法，获取最佳效果。

【验案】案 1：张某，男，58 岁。右手拇指瓣伤，痛剧，不能活动，苦楚不堪，影响饮食和睡眠。面黄，舌苔白，脉缓。

诊断：扭伤。辨证：筋脉受损，气血瘀滞。

治疗：通经活络，调气和血，止痛。取穴：阿是穴（病灶对侧相应处）。操作：以中等火针速刺对侧相应处。

针治 1 次，疼痛消失，痊愈。

案 2：朱某，男，34 岁。左外踝下方疼痛 2 天。2 天前左脚不慎扭伤，外踝下疼痛，但局部无红肿，行走时疼痛加重，走路困难。纳可，二便调。既往有阳痿病史，至今未愈。舌边齿痕，苔薄白，脉沉。查体：左外踝下方压痛明显。

诊断：扭伤。辨证：筋脉扭伤，经络不通，气血瘀滞。

治疗：调气和血，通经止痛。取穴：阿是穴（病灶对侧相应处）。操作：以毫针刺阿是穴，留针 30 分钟。

患者针治 2 次，疼痛消失。

〔贺普仁.国医大师贺普仁针灸心法丛书·针灸三通法临床应用［M］.北京：人民卫生出版社，2014：137-138〕

贺普仁：经验方 2

【选穴】水沟、哑门。

【功效】通经活络，散瘀止痛。

【主治】活动不慎扭伤腰部，疼痛难忍，活动受限，咳嗽时疼痛加剧。舌淡，苔薄白，脉弦。

【操作】速刺进针，刺 0.3～0.5 寸深，施以同步捻转、雀啄术，并嘱患者缓慢活动腰部。

【经验】水沟、哑门伍用，以治急性腰扭伤、挫伤诸症。盖水沟为督脉的腧穴，穴居口鼻之间，有祛风清热、调和阴阳、醒脑开窍、回阳救逆、镇静安神、活络止痛之功；哑门亦为督脉的腧穴，穴居脑后，有通经络、利机关、清神志、畅窍络、疗失语之效，二穴参合，一前一后，相互对应，通调督脉，宣导经气，散瘀定痛。

针刺治疗急性腰扭伤，临床报道较多，其取穴不一，但均可获得疗效。对扭伤产生的瘀血、水肿，除针刺治疗外，以毫针或三棱针点刺出血，或用磁疗能加快血肿的吸收消散。对于有瘀血而血肿不严重的患者，针刺后加拔罐治疗效果也很好。对于扭伤痛点施以艾灸或穴位注射，效果也很满意。

【验案】孙某，男，51 岁。腰痛 3 天。患者 3 天前因打羽毛球不慎将腰扭伤，疼痛难忍，不能弯腰曲背，呈直立挺腰行走，也不能自行穿、脱鞋袜，咳嗽时疼痛加剧，由其夫人扶持而来。检查：

命门穴周围有明显压痛，不能前后俯仰、左右侧弯、下蹲，咳嗽痛甚。外科会诊，未见器质性改变。舌淡，苔薄白，脉弦。

诊断：腰痛（急性腰扭伤）。辨证：瘀血阻络。

治疗：以上法治疗，活动范围由小到大，切勿用力过猛。

行针1分钟后，疼痛减轻一半，休息片刻，又依法行针2次，留针30分钟，痛除病愈，腰部活动自如。

〔刘智斌，郭遂成，高新.古今名医针灸医案赏析［M］.北京：人民军医出版社，2008：175-176〕

贺普仁：经验方3

【选穴】环跳、养老、委中。

【功效】益肾通脉，活血理气，疏调经络。

【主治】劳伤肾府，气血瘀滞，经脉不畅。腰部扭伤，腰痛时轻时剧，活动受限，不能弯腰，局部怕凉。常因腰部疼痛引起下肢疼痛，痛重则抬腿困难。纳可，二便调。舌淡，苔薄白，脉弦。

【操作】均用毫针操作，行平补平泻手法。养老针双侧，环跳、委中均针患侧，环跳以针感向下窜走为好。每次治疗留针30分钟，隔天针治1次。

【经验】腰部扭伤产生疼痛并向下肢放射，究其病机为气血瘀滞于经脉所致。因此，选用疏达经脉气血效力强大的腧穴以活血化瘀，理气通达。环跳为足少阳经之大穴，上达腰尻，下及膝踝，疏筋骨，利关节，而达到止痛目的，是治疗气血瘀滞腰腿痛的要穴。委中为足太阳经之合穴，擅长理气化瘀、通达气血，是治疗腰脊疼痛的效穴，故有"腰背委中求"之说。养老为手太阳经之郄穴，郄主急性疼痛之症。手足太阳相通而经脉达于腰府。《素问·厥论》曰："手太阳厥逆……项不可以顾，腰不可以仰，治主病者。"养老穴为历代医家治疗颈项强痛之要穴，运用经络理论亦可治疗腰腿痛。如《类经图翼》曰："养老……疗腰重痛不可转侧，坐起艰难，乃筋挛脚痹不可屈伸。"

【验案】魏某，女，37岁。右侧腰腿痛10天。10天前劳动时不慎将腰扭伤，当时疼痛不剧烈，尚可活动，经人搀扶回家休息，未曾治疗。第2天晨起后发现疼痛加剧，起床困难，不能弯腰、转侧，咳嗽、用力时其痛加重，并有向右下肢窜走之疼痛。在某医院经X射线检查诊断为"腰椎关节骨质增生"，服西药未效，其痛至今未减。腰痛时轻时剧，活动受限，不能弯腰，局部怕凉。常因腰部疼痛引起右下肢疼痛，行动迟缓，痛重则抬腿困难，右腰部发僵，压痛点明显。纳可，二便调。舌苔白，脉弦滑。

诊断：腰痛。辨证：劳伤肾府，气血瘀滞，经脉不畅。

治疗：以上法治疗。

初诊起针后，患者感到其腰痛明显减轻，下肢疼痛基本消失。二诊时其痛未见反复。原穴原法不变，共诊3次疼痛消失，活动自如。再予巩固治疗1次，患者喜悦而去。

〔贺普仁.国医大师贺普仁针灸心法丛书·针灸三通法临床应用[M].北京：人民卫生出版社，2014：85-86〕

第5节　背痛（脊柱炎）

　　背痛是指背部因某种原因引起疼痛的一种自觉症状。中医学认为本病是因人过中年，肾气渐亏，复感风寒外邪，邪气留滞经络或复因伤力，气血瘀阻，血脉凝涩不得宣通所致。病因以"肾虚督空""感受外邪""瘀血阻滞经络之督脉"为主。治法上常以调理气机、疏通气血为原则。西医学脊柱炎可参照本节内容辨证论治。

　　本节收录了石学敏、贺普仁治疗本病的经验方2首。石学敏认为本证经脉辨证主要责之于足太阳膀胱经、足少阴肾经与督脉三经，治当祛瘀通络，通调督脉、膀胱经气；贺普仁认为本病治当调理气机，疏通气血。

石学敏：经验方

　　【选穴】①双侧环跳、大肠俞、委中、阳陵泉；②水沟、肾俞、大肠俞、腰阳关、委中、养老及阿是穴。

　　【功效】祛瘀通络，通调督脉、膀胱经气。

　　【主治】退行性脊柱炎，亦称脊椎骨性关节炎、肥大性脊椎炎、增生性脊椎炎。患者多在40岁以上，男性多于女性。早期症状是整个脊柱僵硬酸痛，尤以腰部或颈部为甚，不能久坐，久坐时必须频频更换体位。晨起症状较重，稍活动则症减，但活动稍久，尤其是在疲劳后，症状又加重。一般本病不会发展得很严重，亦不会造成严重的畸形，少数患者可有脊髓或脊神经根受压症状。

【操作】双侧环跳、大肠俞、委中、阳陵泉用刺络法：每次取 1 ～ 2 穴，用三棱针点刺 3 ～ 5 点，取罐闪火法拔之，出血量 5 ～ 10mL，留罐时间不得超过 5 分钟。水沟、肾俞、大肠俞、腰阳关、委中、养老及阿是穴用经穴操作：水沟施雀啄手法，以眼球流泪或湿润为度；腰阳关及阿是穴均用捻转提插泻法，施术 1 ～ 3 分钟；大肠俞深刺 2 ～ 3 寸；委中仰卧位，抬腿取穴，使触电感放射到足部下肢抽动 3 次为度；养老施捻转泻法。

急性疼痛期刺络法每天 1 次，经穴操作每天 2 次，疗程一般为 2 ～ 3 个月。稳定期治疗同上，疗程稍延长。

【经验】本证经脉辨证主要责之于足太阳膀胱经、足少阴肾经与督脉三经。肾俞、大肠俞、腰阳关为腧穴的近治作用，配膀胱经之合穴委中，以疏调督脉和膀胱经气，使其通则不痛。"腰背委中求"，水沟有"全身止痛穴"之说，对强烈疼痛，重雀啄有迅速止痛之效。养老为手太阳小肠经之郄穴，郄治急性病，小肠经病候以痛为著，故取本经之郄治其急性疼痛。

〔石学敏.石学敏针灸全集［M］.北京：科学出版社，2006：384-385〕

贺普仁：经验方

【选穴】中渚、内关。

【功效】调理气机，疏通气血。

【主治】证属气机不畅，气血瘀滞。脊柱痛为颈椎、胸椎、腰椎、腰骶椎、臀部、髋部僵硬，酸痛或钝痛或刺痛，转身仰卧不便，劳累加重，畏寒肢冷，急性发作时疼痛剧烈，可谓"腰痛如折"，腰尻疼痛上连颈项部、肩背部，向下牵引臀部。舌质淡，舌苔白，脉沉滑。

【操作】用 1.5 寸毫针刺入中渚、内关 1 寸深，留针 30 分钟。

【经验】脊柱中线为督脉所过，两边为足太阳膀胱经脉所行，督脉总督一身之阳。太阳为三阳之中最盛之经脉，所以脊柱上某个点痛为阳气不足，整个脊柱疼痛为阳气严重不足，气血失养，气血运行滞涩所致。脊柱痛属于中医学"肾痹""痿痹""骨痹""督脉病"等范畴。病因以"肾虚督空""感受外邪""瘀血阻滞经络之督脉"为主。骨痹见于《黄帝内经》，属于"五体痹"之一。《素问·气穴论》中记载："积寒留舍，荣卫不居，卷肉筋缩，肋肘不得伸。内为骨痹，外为不仁，命曰不足……"由于寒湿外袭，湿热浸淫，跌打损伤，瘀血阻络，气血运行不畅，或先天禀赋不足，肾精亏虚，骨脉失养所致。

【验案】兆某，女，56 岁。患者背后正中脊柱疼痛，畏寒肢冷，劳动脊背痛加重，休息不能减轻，转身仰卧不便，影响家务和生活。曾在医院检查拍片未见异常，特来针灸。患者面色萎黄，舌质淡，舌苔白，脉沉滑。

诊断：背痛。辨证：劳伤肾府，气血瘀滞，经脉不畅。

治疗：以上法治疗。

三诊疼痛减轻，五诊脊柱疼痛停止，诸症消失痊愈。

〔王红伟，谢新才，王贵春.国医大师贺普仁教我学针方［M］.北京：人民卫生出版社，2015：191］

第 6 节　腰酸（腰肌劳损）

腰肌劳损多因外伤劳累，反复多次损伤，急性腰扭伤后失治，或劳动中长期维持某种不平衡体位，长期从事弯腰工作；或由于习惯性姿势不良等引起，导致软组织的疲劳而引起腰痛。腰部一侧或两侧酸痛不舒，时轻时重，缠绵不愈。酸痛在劳累后加剧，休息后减轻，并与天气变化有关。腰肌劳损在急性发作时，各种症状均显著加重，腰部活动受限。中医学又称"腰脊痛"，多因寒湿之邪，客于经络，气血阻滞，负重闪挫，弯腰劳作过累，气血运行不利，老年肾气虚惫，筋骨缺乏充分濡养所致。西医学的"棘间韧带劳损""棘上韧带劳损""腰臀皮神经粘连""腰脊肌筋膜炎"等，均包括在此病范畴。

本节收录了石学敏、贺普仁治疗本病的经验方 2 首。石学敏采用刺络疗法及经穴操作相结合，所取穴位均在膀胱经上，因肾与膀胱相表里，以达到补益肾气、通经活络止痛的作用；贺普仁认为本病病机主要为肾气不足，腰府失养，气血不和，治以补肾强腰为主，主穴取肾俞、腰部阿是穴。

石学敏：经验方

【选穴】①膀胱经两侧取穴。②以局部腧穴和阿是穴为主，重点采用肾俞、关元俞、膀胱俞等。

【功效】舒筋活血，通经活络，祛寒止痛。

【主治】起病缓慢，腰背部酸痛或胀痛，时轻时重，经常反复发作，休息则轻，劳累后加重，经常改变体位症状稍减；腰部劳损与寒湿并病者，常与天气变化有关，喜暖畏寒，阴雨天气及潮湿环境或感受风寒，疼痛如折，姿势微偏，不能直立，活动不利；肝肾亏虚之人则腰痛持续不愈，晨起俯仰欠利，稍做活动后腰部症状好转，舌淡，脉沉细或濡细。临床检查可见腰部功能活动范围尚可，有的患者一侧或双侧腰部肌肉触之极滞，局部压痛，X射线摄片显示轻度骨质增生、骨质疏松，少数患者在腰骶椎可有先天性变异。

【操作】膀胱经两侧取穴用刺络法：沿膀胱经两侧，选取1～2个腧穴，特别在重点疼痛部位，施刺络拔罐法，以三棱针挑刺3～5点，速用闪火拔罐，令出血3～5mL，留罐时间5～10分钟。如患者寒邪较重，可单独应用拔罐或走罐疗法，效果更佳。局部腧穴和阿是穴用经穴操作：针施补法，久病针后加灸。取穴肾俞、关元俞、膀胱俞，浅进针得气后留针30～40分钟。针后嘱患者卧床休息，避寒凉。

刺络法每天或隔天1次，15天为1个疗程；经穴操作每天针刺2次，15天为1个疗程。

【经验】不论刺络疗法及经穴操作，所取穴位均在膀胱经上，因肾与膀胱相表里，以达到补益肾气、通经活络止痛的作用。另外，针刺及拔罐疗法在腰背部可以达到缓解腰肌及腰部酸痛的目的。此乃表里配穴法在临床应用的一个典型范例。

〔石学敏.石学敏针灸全集［M］.北京：科学出版社，2006：394-395〕

贺普仁：经验方

【选穴】肾俞、中空、腰局部阿是穴。

【功效】补肾强腰，调和气血。

【主治】肾气不足，腰府失养，气血不和。腰酸痛，下肢软，畏寒，乏力，精神差，夜寐不安，多梦，二便调。舌苔白，脉沉细。

【操作】均用毫针操作，施用捻转补法。每次留针 30 分钟，隔天治疗 1 次。

【经验】肾俞是足太阳经之穴，施以补法可以益肾强腰，达到止痛目的，为治疗虚性腰腿痛常用腧穴。中空为经外奇穴，位于命门下 3 寸旁开 3 寸，是治疗腰痛的有效局部用穴。

【验案】王某，男，41 岁。腰痛 6 年。6 年前原因不明渐渐发生腰痛，其痛时轻时重，呈酸痛状，稍事休息后可缓解。不能久立、久坐、久行，弯腰困难，有时感局部发凉畏寒，冬季尤甚。常服中药补肾药物，曾被诊断为"腰肌劳损"。腰酸痛，下肢软，畏寒，乏力。精神差，夜寐不安，多梦，二便调。面白，舌苔白，脉沉细。

诊断：腰酸。辨证：肾气不足，腰府失养，气血不和。

治疗：以上法治疗。

三诊后患者感腰部轻松，发僵、发板感明显减轻，酸痛消失。穴法不变，共诊治 7 次，腰痛消失，局部症状消失，患者精神好。再以数次巩固治疗，临床告愈。

〔贺普仁.国医大师贺普仁针灸心法丛书·针灸三通法临床应用 [M].北京：人民卫生出版社，2014：85-86〕

第7节　腰痛（腰椎间盘突出症）

腰痛是指因外感、内伤或闪挫导致腰部气血运行不畅，或失于濡养，引起腰脊或脊旁部位疼痛为主要症状的一种病证。本病属于中医学"腰腿痛"的范畴。其发病常以肾虚为本，感受外邪、跌仆挫闪为标。治疗时实证重在祛邪通脉活络，虚证重在扶正、补肝肾、强腰膝、健脾气是常用治法。腰痛日久，虚实夹杂，治疗应掌握标本虚实，选用祛邪和培本的方法。腰椎间盘突出症是以腰腿痛为主症的常见骨伤科疾患之一。好发于 20 ～ 50 岁的青壮年，男多于女。本病多有不同程度的外伤史，成年人随着年龄的增加，肝肾亏虚、气血失养及不断遭受挤压、牵引和扭转等外力作用，使椎间盘逐渐变性，弹性减少，在外力的作用下，容易发生纤维破裂和髓核向后外侧突出，少数患者腰部感受风寒后，引起腰肌痉挛，椎间盘内压升高，促使已有退行性变的椎间盘突出。由于腰椎的负重量及活动度较胸椎为大，尤以腰 4、5 及骶 1 椎是全身应力的中点，负重及活动度更大，故最易引起腰椎间盘突出症，若突出椎管内的髓核或纤维破裂片未压迫神经根时，只有后纵韧带受刺激，则以腰痛为主；若髓核向后外侧突出，可引起单侧腰腿痛；若伴有后纵韧带完全破裂，髓核若向椎管中心突出，可引起马尾神经受压，出现马鞍区麻痹和大小便功能障碍；少数患者纤维破裂口大而后纵韧带未破裂者，髓核可因体位不同而左右移动，造成两侧下肢交替性疼痛，此病往往伴有不同程度的感觉障碍。

本节收录了石学敏、贺普仁、程莘农治疗本病的经验方 4 首。石学敏从辨证出发，将本病分为两阶段，采取不同治法；贺普仁治疗本病针灸并用，补泻兼施；程莘农认为针灸治疗腰痛除需要脏腑辨证外，尚需经络辨证。

石学敏：经验方

【选穴】大肠俞、环跳、委中、秩边、腰部夹脊穴。

【功效】疏利膀胱经气，兼益肝肾。

【主治】损伤膀胱经脉，气血瘀阻，经气不畅。腰痛不能转动，腿痛，以后侧为甚，入夜尤甚，难以入眠，受凉加重。舌质红，苔黄，脉沉弦。

【操作】秩边针 3 寸，施提插泻法，令针感麻窜至足趾 3 次以上，他穴针法同上。

【经验】腰椎间盘脱出症多发生于腰下部，系由椎间的髓核突出压迫神经根而造成坐骨神经痛，针灸临床较为常见，近年来虽有按摩、牵引、手术等多种疗法，但患者病程较长，屡有复发，仍蒙受较大痛苦。

从辨证出发，将本病分为两阶段，初期由于患者外硬膜或神经根受压，局部水肿充血，神经根周围呈炎性反应，故表现为腰腿剧痛，腰部拘凝，压痛明显. 脉象多弦，证属膀胱经气阻滞，气血瘀塞，治宜行气活血，疏通膀胱经气。选穴以大肠俞、腰部夹脊穴活血化瘀，有利神经根水肿消散，辅以环跳、委中、秩边等穴疏通局部经气以止痛缓急。

经过适度治疗，待腰痛消失，根性痛明显减轻时，多数患者已行动自如，但遗有腰部酸软，肌肤麻木拘紧，此时为本病第2阶段，此时神经根压力开始缓解，神经根周围有慢性粘连，小关节僵凝，脊柱内外平衡失调。据腰膝酸重、肌肉无力、不耐风寒等表现，为肝肾不足、筋脉失荣之征，故治宜滋补肝肾、和营舒络。取肾俞、肝俞、大杼等穴以补益肝肾、强筋健骨，配局部腧穴荣筋和营。并鼓励患者加强展腰、屈髋等功能锻炼，处理好动、静的辨证关系，可促痊愈。

【验案】郑某，男，49岁。腰及左腿疼痛2周，近1周加重。患者26年前因练拉力扭伤腰部，后遗有腰部隐痛。半个月前搬重物时自觉腰痛不能转动，2天后左腿始痛，以大腿后侧为甚，左足趾麻木。8天前来我医院门诊治疗时，自觉受凉，症状加重。左小腿后部剧痛，入夜尤甚，难以入眠，腰及患肢不能活动，饮食减少，大便10天未下，由门诊收入病房，患者以担架抬入。患者痛苦面容，心音有力，律齐，心率88次/分钟，心尖部可闻及收缩期Ⅰ级吹风样杂音，两肺正常。四肢脊柱无畸形，第3、4腰椎有轻度压痛，左侧臀肌萎缩伴压痛。左腿直腿抬高10°，臀点、腓点均有明显压痛，左右分髋试验均阳性，无病理反射。舌红，苔黄燥，脉沉弦。X射线诊断：腰4～5椎间盘脱出。

诊断：①中医：痹证。辨证：腰为肾之府，肾与膀胱相表里，足太阳经脉循腰背，故患者妄自作劳，损伤膀胱经脉，气血瘀阻，经气不畅而现腰似折、髀不可以曲、腘如结……膀胱经是动病候。②西医：腰椎间盘脱出症，坐骨神经痛。

治疗：疏利膀胱经气，兼益肝肾。以上法治疗。

该患者经石学敏教授 1 次针刺后，腰腿疼痛即明显减轻，能侧身坐起，短距离行走。3 天后因活动量过大，腰腿疼痛复剧，治疗 1 周后，疼痛大减，直腿抬高达 70°，继治 15 天后，腰及左下肢疼痛基本缓解，压痛点消失，直腿抬高达 70° 以上，可独立行走，生活完全自理。因有腰酸肢软乏力等症，再予肾俞、肝俞、大杼等穴治疗 20 余天后症状消失，获愈出院。

〔刘智斌，郭遂成，高新 . 古今名医针灸医案赏析〔M〕. 北京：人民军医出版社，2008：176-178〕

贺普仁：经验方

【选穴】昆仑、委中、阿是穴。

【功效】理气活血，活络止痛。

【主治】肾气不足，外伤血瘀。常见腰痛、髋痛，咳嗽、喷嚏或用力时可使疼痛加重。脊椎棘突上方或在旁侧有固定的压痛点，脊柱常发生侧弯，下肢肌肉萎缩。

【操作】用 1.5 寸毫针刺入昆仑、委中、阿是穴 1 寸深，留针 30 分钟。

【经验】椎间盘突出多因腰部多次损伤，或受寒邪等其他原因，局部气血供应不足，气滞血瘀，经脉痹阻不通，使腰椎纤维环变性、萎缩，韧性减低，再加上突然外力损伤，造成椎间盘的髓核向后方突出，压迫神经根或脊髓，引起腰椎间盘突出症。

【验案】马某，男，43 岁。患者在劳动中不慎扭伤腰部，半小时后疼痛加重，走路需人搀扶。经医院拍片检查诊断为"椎间盘突出"，外贴膏药，服用止痛药无效，3天后症状加重，来针灸治疗。患者面容痛苦，大汗出，呻吟不止。舌质淡，舌苔白，脉紧。

诊断：腰痛。辨证：肾气不足，外伤血瘀。

治疗：以上法治疗。

五诊疼痛减轻，十诊腰痛停止，恢复正常，随访1年未见复发。嘱咐患者睡硬板床，避免睡床过软，使腰肌得不到充分休息；避免腰部受到风寒侵袭，避免腰部长时间处于一种姿势，肌力不平衡，造成腰的劳损。还要正确用腰，搬抬重物时应先下蹲，用腰时间过长时应改变腰的姿势，避免搬抬、扛重物造成腰椎的损伤。避免进一步加重，平时要坚持腰的保健运动，经常进行腰椎各方向的活动，使腰椎始终保持生理应力状态，加强腰肌及腹肌练习，腰肌和腹肌的力量强，可增加腰椎的稳定性，对腰的保护能力加强，防止腰椎发生退行性改变。

〔王红伟，谢新才，王贵春.国医大师贺普仁教我学针方〔M〕.北京：人民卫生出版社，2015：192-193〕

程莘农：经验方1

【选穴】①双侧肾俞，腰阳关；②患侧：腰2、3夹脊穴、环跳、次髎、秩边、风市、委中、昆仑。

【功效】祛寒散邪，通络止痛。

【主治】风寒阻络腰痛。腰骶部酸痛，患腿后侧疼痛，行走加重。舌质红，苔厚腻，脉弦细。

【操作】补肾俞、腰阳关，余用平补平泻。

【经验】年老肾虚，阳气不足患者，加之寒邪侵入，筋脉失去温养，寒邪痹阻脉络，气血运行不畅，则致腰腿疼痛。故取双侧肾俞、腰阳关加灸，腰 2、3 夹脊穴，以温肾壮阳，宣通阳气，祛寒散邪；取环跳、次髎、秩边、风市、委中、昆仑活血通络，通经止痛。

【验案】廖某，男，69 岁。左侧腰痛 1 个半月。1 个半月前因衣着单薄而感到腰腿部寒冷，1 个月前即感左侧腰骶部酸痛，随即前往首都医院进行磁疗 15 次，未见好转。半个月前感到疼痛向左侧放射，前往积水潭医院就诊，X 射线检查示"腰椎骨质增生"。给予药物及热敷治疗，症状无明显改善。为求进一步治疗前来我门诊。左侧腰骶部酸疼。左腿后侧疼痛，走路反身时明显。无下肢乏力感，无麻木感。睡眠可，大便正常。舌质红，苔厚腻，脉弦细。

诊断：腰痛。辨证：风寒阻络。

治疗：祛寒散邪，通络止痛。选穴：双侧肾俞，腰阳关（加灸）；患侧：腰 2、3 夹脊穴、环跳、次髎、秩边、风市、委中、昆仑。操作：补肾俞、腰阳关，余用平补平泻。

二诊，经 3 次治疗后，基本痊愈，左侧腰腿部不痛。

〔贺兴东，翁维良，姚乃礼.当代名老中医典型医案集·针灸推拿分册［M］.北京：人民卫生出版社，2009：162〕

程莘农：经验方 2

【选穴】①寒湿证：肾俞、腰阳关、委中、大肠俞、关元俞。②肾虚证：肾俞、腰阳关、委中。肾阳虚，命门、腰眼；肾阴虚，志室、太溪。③外伤证：肾俞、腰阳关、委中、水沟、腰痛穴、阿是穴。

【功效】行气止痛，舒筋活络。

【主治】①寒湿证：多发于感受寒湿之邪以后，腰背重痛，不能俯仰，或痛连臀部下肢。患部肌肉拘急，常觉寒冷，每遇阴雨天则加重。舌苔白腻，脉沉弱或沉迟。②肾虚证：起病缓慢，腰痛以酸楚为主，日久不愈，精神倦怠，膝软无力，遇劳则加剧，卧床休息后可以缓解。偏于阳虚者，少腹拘急，面色㿠白，口中和，手足不温，脉沉细或沉迟，舌质淡；偏于阴虚者，则心烦失眠，口燥咽干，面色潮红，五心烦热，脉细弱或细数，舌质红少苔。③外伤证：有腰部扭伤史，腰脊强痛，一般痛处固定不移，手按或转侧时则疼痛更甚。舌质淡红或紫暗，脉弦或涩。

【操作】①寒湿证：肾俞、腰阳关、大肠俞、关元俞，取清艾条1根，点燃后悬于穴位之上，艾火距皮肤2～3cm，灸10～20分钟，灸至皮肤温热红晕，而又不致烧伤皮肤为度；委中，程氏三才法直刺地才1～1.5寸，振颤催气，飞旋补法。②肾虚证：肾俞、腰阳关、命门、腰眼，取清艾条1根，点燃后悬于穴位之上，艾火距皮肤2～3cm，灸10～20分钟，灸至皮肤温热红晕，而又不致烧伤皮肤为度；委中，程氏三才法直刺地才1～1.5寸，振颤催气，飞旋补法；志室，程氏三才法直刺地才0.8～1寸，飞旋补法；太溪，程氏三才法直刺人才0.3～0.5寸，振颤催气，飞旋补法。③外伤证：肾俞，程氏三才法直刺人才0.8～1寸，平补平泻；腰阳关，程氏三才法直刺人才0.5～0.8寸，振颤催气，平补平泻；委中，程氏三才法直刺地才1～1.5寸，振颤催气，飞旋泻法；水沟，向上斜刺0.3～0.5寸，振颤催气，飞旋泻法；腰痛穴，程氏三才法由两侧向掌中斜刺地才 0.5～1寸，振颤催气，飞旋泻法。

【经验】腰为肾之府，乃肾之精气所溉之域。针灸治疗腰痛除需要脏腑辨证外，尚需经络辨证。

腰是人体运动之要枢，《灵枢·刺节真邪》曰："腰脊者，身之大关节也。"十二经脉中，足太阳膀胱经"挟脊抵腰中，入循膂，络肾，属膀胱；其支者，从腰中，下挟脊，贯臀，入腘中；其支者，从膊内左右别下贯胛，挟脊内，过髀枢，循髀外后廉下合腘中"。足太阳经为巨阳，主一身之表，统一身之营卫，其脉行于脊背，柔润项背腰脊之筋。故若足太阳膀胱经受邪或本经经气变动，则出现腰背部疼痛、强直、屈伸不利等症。

腰痛除与足太阳膀胱经关系密切外，还与奇经八脉中督脉、阳维脉关系紧密。督脉病候主要表现为腰脊强痛、头重头痛和神志病，如《素问·骨空论》云"督脉为病，脊强反折"、《脉经·平奇经八脉病》云"尺寸俱浮，直上直下，此为督脉。腰背强痛，不得俯仰，大人癫痫，小儿风痫疾"。同时，阳维脉行于身之腰背，若阳维脉经气变动则出现腰部肌肉松软、运动无力及腰痛等症。

针灸治疗腰痛最常用的一个远端穴位为委中，该穴首见于《灵枢·本输》。委，曲之义；中，正中，中央。因穴在腘窝中央正中，委曲之处，须膝腘屈曲，委而取之，故名委中。别名血郄、郄中、腘中，乃足太阳膀胱经所入之合穴。凡太阳经脉所过，腰髀膝关重痛，大风眉落，风邪深入于阳跷奇经，乃足太阳之别脉，均可刺委中出血，如《丹溪心法》云"腰痛，血滞不下，委中刺出血，仍灸肾俞、昆仑"，但以上所言均指"邪实宜泻之"之证，正虚者则不可妄刺，《素问》云"刺委中大脉令人仆，脱色，不可不知也"。

269

【验案】王某，男，27岁。腰痛1周。患者家属代诉，1周前因贪凉就地铺席而卧，头两天未觉异样，第3天自觉腰部疼痛，不能转侧，不能入睡。因家中为一楼，故家人疑为受凉，嘱患者于家中床上睡觉，并用棉被包裹腰部以暖腰，疼痛略有减轻，但仍感腰部沉重，活动受限，睡眠轻浅。现患者由家人搀扶至诊所，腰部裹以棉被，舌苔白腻，脉沉。

诊断：腰痛。辨证：寒湿腰痛。

治疗：行气止痛，舒筋活络。选穴：肾俞、腰阳关、委中、大肠俞、关元俞。操作：针用平补平泻法，灸肾俞、腰阳关、大肠俞各3壮。留针30分钟。

治疗结束后患者自觉腰部沉重感较前减轻，疼痛感消失大半。嘱其起居避风寒。次日二诊患者仍由家人扶至医院，但面部表情舒缓，自诉昨日睡眠质量较前提高。治疗仍用前法。针灸2次后患者可以直腰行走，针灸5次后腰部疼痛消失，腰部活动正常，睡眠亦好转。嘱其日后起居避风寒，随诊未复发。

〔杨金生.国医大师临床经验实录·程莘农［M］.北京：中国医药科技出版社，2012：162-166〕

第8节　肘痛（网球肘/肱骨外上髁炎）

肘痛，又称"网球肘"。临床表现为肘部外侧疼痛无力，不能提取重物；较重者，可反复发作，疼痛呈持续性，无力，甚至持物掉落，在前臂旋前伸肘时，疼痛加剧，且活动受限。本病大多发生在前臂旋前，腕关节主动背伸时的急性扭伤或慢性劳损。可由用力不当突然诱发，但多属于劳损性病变。本病好发于前臂劳动强度较大的中老年人，与职业有密切的关系，多见于木工、钳工、泥瓦工和网球运动员。中医学认为本病多由气血虚弱、血不荣筋、肌肉失去温煦、筋骨失去濡养，加之肘部过劳或用力不当，伤及肘部筋脉，筋脉损伤，气血凝滞而发病。治疗以活血化瘀、通络止痛为法。本病相当于西医学的肱骨外上髁炎。

本节收录了石学敏、贺普仁治疗本病的经验方 2 首。石学敏取阳明大肠经曲池、肘髎、手三里、合谷，配以温灸方法，并在肘关节疼痛之处，采用刺络拔罐疗法，达到活血通络、祛瘀生新之效用；贺普仁采用火针消除局部之瘀结疼痛。

石学敏：经验方

【选穴】曲池、肘髎、手三里、合谷、阿是穴。

【功效】舒筋活血，通络止痛。

【主治】起病缓慢。初起劳累后偶感肘外侧疼痛，利用伸腕动作做端提物件时疼痛加剧，但利用屈腕动作做端提物件时则不痛。日久则加重，如提水、拧毛巾、扫地等动作均感疼痛乏力，疼痛甚至向上臂及前臂放射，呈持续性。重者肘关节僵硬、活动受限、无力，甚至持物坠落。压痛点在肱骨外上髁、桡骨小头及腕伸肌的肌间沟。伸腕肌群阻抗试验阳性；伸腕肌群紧张试验阳性。X 射线检查多无病理改变，或偶有骨膜不规则和骨膜外有少量钙化点。

【操作】诸穴新病宜浅刺，久病宜深刺。曲池、肘髎、手三里直刺 0.5～1 寸，施提插泻法，令局部酸胀或有麻电感向前臂放射；合谷直刺 0.3～0.5 寸，施提插泻法 1 分钟，令针感向上传导；阿是穴针刺可做多向透刺，可针刺与温灸并施。诸穴施术后均留针 20 分钟。对肘部痛甚者，可在痛点刺络拔罐，出血量 5～10mL。每天治疗 1 次，10 次为 1 个疗程。

【经验】肘痛属于中医学"伤筋"范畴，早在隋唐时期，伤筋即形成了独立的病证概念，并从整体观念出发，认为筋与骨骼、脏腑、经络、气血等密切相关。故筋虽伤于外，必内损气血经络而发病。其主要病因病机为肘关节长期劳作，以致劳伤气血，血不荣筋，筋骨失去濡养，风寒之邪乘虚侵袭所致。阳明为多气多血之经，又"主润宗筋"，对于劳损引起的肘关节痛，取阳明大肠经曲池、肘髎、手三里、合谷，并配以温灸方法，旨在疏通经络气血、温经散寒止痛。阿是穴针灸并用，以疏风散寒、通络定痛，使筋脉通畅，气血调和，疼痛可除。在肘关节疼痛之处，采用刺络拔罐疗法，不论是新病、宿瘀，都能达到活血通络、祛瘀生新之效用。本疗法为治疗肘痛之效方。

〔石学敏.石学敏针灸全集［M］.北京：科学出版社，2006：388-389〕

贺普仁：经验方

【选穴】冲阳、阿是穴。

【功效】舒筋通络，活血止痛。

【主治】肘关节活动时疼痛，有时可向前臂和上臂放射，局部肿胀不明显，有明显而固定的压痛点。

若肘关节外上方（肱骨外上髁周围）有明显的压痛点，属手阳明经筋病证（网球肘）；若肘关节内下方（肱骨内上髁周围）有明显的压痛点，属手太阳经筋病证（高尔夫球肘）；若肘关节外部（尺骨鹰嘴处）有明显的压痛点，为手少阳经筋病证（学生肘或矿工肘）。

【操作】冲阳进针后要得气明显，行捻转手法，平补平泻；局部阿是穴以火针刺之。

【经验】该病属中医学"肘劳"范畴。多因长期劳累，伸腕肌起点受到反复牵拉刺激，引起部分撕裂和慢性炎症或局部的滑膜增厚、滑囊发炎等变化。中医学认为此病乃由体质较弱，筋膜劳损，气血虚亏，血不养筋所致。而冲阳穴为足阳明胃经之原穴，脾胃为后天之本，气血生化之源，又主筋肉，胃经多气多血，故刺胃经原气所聚之处，可生气血，濡筋肌，利关节，止疼痛。火针可消除局部之瘀结疼痛。

【验案】李某，男，42 岁，工人。右肘尖疼痛 1 年余。患者平时不经常参加体力劳动，1 年前由于搬东西不慎用力太过，随后即出现右肘尖高骨处疼痛，并日趋加重，现在右臂连暖水瓶都不能提。曾在某医院针灸、按摩、热敷治疗，效果不显。一般状况良好，右臂不敢持重物，微有肿胀，局部压痛明显。舌苔薄白，脉沉弦。

诊断：网球肘。辨证：瘀血阻络。

治疗：舒筋通络，活血止痛。取穴：冲阳、阿是穴。操作：冲阳进针后要得气明显，行捻转手法，平补平泻；局部阿是穴以火针刺之。

如是治疗 3 次即告痊愈。

〔王雪苔，刘冠军．中国当代针灸名家医案［M］．长春：吉林科学技术出版社，1991：534-535〕

第9节　筋痹（腱鞘炎/腱鞘囊肿）

腱鞘囊肿是指发生在肌腱或关节附近的囊性肿物，尤多发于腕背及足背部位，患者多为青壮年，女性多于男性。本病相当于中医学"胶瘤"的范围。西医学认为病因尚不清楚，一般认为与外伤、机械性刺激及慢性劳损等有关。

本节收录了贺普仁治疗本病的经验方1首。贺普仁采用火针速刺治疗本病，收效甚捷。

贺普仁：经验方

【选穴】阿是穴（胶瘤处）。

【功效】温通经脉，舒筋活络。

【主治】本病进程缓慢，囊肿部外观圆形或椭圆形，表面光滑，推之活动，按之坚韧，有时可有波动感，局部有酸胀、麻痛及乏力感觉，多发于腕背及足背部。舌质红，舌苔薄黄，脉缓。

【操作】以粗火针速刺筋瘤数针，按压出瘤内胶冻状容物。

【经验】腱鞘囊肿因其多发于筋脉运动较多之处，其外观形似瘤体，刺破后可挤出胶冻状液体，故中医谓之胶瘤。

【验案】案 1：张某，男，28 岁。左外踝下方肿物 3 个月。3 个月前，发现左侧外踝下方肿物，大小如胡桃 3cm×3cm，时而作痛，行动不便，纳可，二便正常。舌苔薄黄，脉缓。

诊断：筋瘤。辨证：气滞血瘀，痰核流注。

治疗：行气活血，消痰散结。取穴：阿是穴（肿物处）。操作：以粗火针点刺肿物 3 针，用速操作，从针孔挤出透明液体 5mL；二诊时肿物明显缩小，继用前法点刺 3 针，挤出透明液体 1.5mL；三诊时肿物完全消失，行履如常人，治愈。

案 2：朱某，男，26 岁。左手腕部背侧生一囊肿数月。左手腕部背侧囊肿现已数月，手用力时疼痛发木，影响劳动。纳可，二便调。舌苔薄白，脉缓。肿物约 3cm×2cm，表面光滑，按之坚韧，推之活动。

诊断：筋瘤。辨证：气滞血瘀，痰核流注。

治疗：行气活血，化痰散结。取穴：阿是穴。操作：以粗火针点刺肿物 3 针，用速操作，从针孔中挤出透明胶状黏液 3mL，肿物当即消失。

3 个月后随访未复发，1 次即愈。

〔贺普仁.国医大师贺普仁针灸心法丛书·针灸三通法临床应用［M］.北京：人民卫生出版社，2014：133-134〕

第 10 节　腿股风（坐骨神经痛）

坐骨神经痛分为根性坐骨神经痛和干性坐骨神经痛两种，本节主要介绍根性坐骨神经痛的针灸配方。坐骨神经痛中医学称之为"腿股风"，对于该病的病因病机，中医学认为多由风寒湿邪流注经络，阻滞经脉，致气血运行不畅所致。西医学认为该病由于坐骨神经根部遭受邻近组织病变的累及而引起。如腰椎间盘脱出症、椎管内肿瘤、腰椎关节病等，其病理改变以椎间孔区神经根受压迫、缺血、缺氧、神经根水肿为主。针刺治疗在促进局部血液循环、改善局部供氧、加速神经根水肿吸收方面效果显著。故针刺是治疗根性坐骨神经痛的有效方法之一，尤其在急性期内，在治疗根性坐骨神经痛过程中，注重经气闭阻而致病的理论，采取针刺配合刺络拔罐的方法，临床可收到较为理想的疗效。

　　本节收录了石学敏、贺普仁治疗本病的经验方2首。石学敏认为太阳和少阳经脉受阻是本病的关键，治疗当以疏导经气为主；贺普仁取昆仑穴治疗本病以祛风散邪，通经止痛。

石学敏：经验方

　　【选穴】①疼痛侧太阳经、少阳经经络所过之处的大肠俞、环跳、风市、承山等部位；②大肠俞、环跳、委中、阳陵泉、风市、飞扬、昆仑、承山。肾虚者加刺肾俞、太溪，血瘀者加刺血海、膈俞，风寒者加刺风池。

　　【功效】活血止痛，疏通经络。

　　【主治】多急性或亚急性起病。开始常有腰部酸痛，疼痛自腰部向一侧臀部及大腿后侧、腘窝、小腿外侧和足部放射，呈烧灼样或刀割样疼痛，夜间更甚。咳嗽、喷嚏、用力排便时疼痛加剧。患者常取特殊的减痛姿势，日久造成脊柱侧弯，多弯向患侧。病变水平的腰椎棘突或横突常有压痛，布氏征（＋），拉塞格征（＋）。

【操作】刺络法：每次选取 2 ～ 4 个部位，用三棱针点刺 3 ～ 5 点，取大号玻璃罐闪火法拔之，令每个部位出血 3 ～ 5mL，留罐时间为 5 ～ 10 分钟，用于疼痛急性发作，有缓急镇痛之效。

毫针操作：大肠俞，俯卧位，针刺深度 2 ～ 2.5 寸，施提插泻法 1 分钟，以麻电感到达足趾为度；委中，仰卧位，抬腿取穴，深度 0.5 ～ 1 寸，施提插泻法 1 分钟，以下肢抽动为度；昆仑、承山直刺 1 ～ 1.5 寸，施捻转泻法 1 分钟;风市、阳陵泉、飞扬直刺 1 ～ 1.5 寸，施提插泻法 1 分钟，针感均要求到达足趾，以上针刺施术后留针 20 分钟。

电针法：针刺得气后，每次取 2 ～ 4 个穴位加脉冲电针，每次 20 分钟，用于疼痛急性发作，有迅速止痛之效。

温针法：每次取疼痛处 2 ～ 4 个穴位，针后加以 1 寸艾炷置针柄上灸之，燃尽为度。有较好的温经散寒之功效。

急性期（发病 10 天以内）刺络每天 1 次，其他针法每天 2 次，15 天以内不可间断治疗。15 天后视病情可改为刺络隔天 1 次，其他针法每天 1 次，急性期疗程为 1 个月。稳定期（发病 10 ～ 45 天）刺络隔天 1 次，其他针法每天 1 次，疗程 1 ～ 3 个月。后遗症期（发病超过 45 天）刺络隔天 1 次，连续 15 次，其他针法每天 1 次，疗程延长，预后不可估计。

针对原发病灶的治疗：根据不同的原发病灶，应采取不同的治疗手段，如腰椎间盘突出症需配合牵引和推拿治疗，椎管内肿瘤需手术治疗，原发病灶得以控制，针刺方能显效。

【经验】坐骨神经痛，中医学属"腿股风""坐臀风""痹证"范畴，是临床多发病种之一。该病源于《金匮要略》"肾着"的记载，其特点为"腰以下冷痛，腰重如带五千钱"。《素问·举痛论》曰："寒气客于脉外则脉寒，脉寒则缩踡，缩踡则脉细急，细急则外引小络，故卒然而痛。"《灵枢·经脉》云："腰似折，髀不可以曲，腘如结，腨如裂。"又曰："腰、尻、腘、腨、脚皆痛。"坐骨神经痛是针灸的最佳适应证。我们通过多年的临床及实验研究认为：针刺治疗该病的作用一方面在于能够改善局部微循环，改变受压神经根的缺血缺氧及水肿状态，而达到缓解疾病的目的；另一方面在于调整了丘脑和内侧丘脑非特异投射系统，激活内啡肽物质和抑制了大脑皮质对体感皮质的疼痛反应，而出现镇痛效果。

石学敏教授认为，坐骨神经痛系属膀胱和胆经发病。太阳和少阳经脉受阻是该病的关键，治疗当以疏导经气为主，根据循经取穴法，宗"经脉所过，主治所及"之理，选用大肠俞、环跳、委中、阳陵泉等穴可以疏通太阳、少阳经脉，驱邪外出，通经活络，故临床疗效显著。针后加灸加电针，能增加温通和疏通之力，以增强疗效。刺络法源于《灵枢·官针》"络刺者，刺小络之血脉也……始刺浅之，以逐邪气，而来血气"。刺络法即为络刺，刺小络之血脉，令血出邪尽，血气复行。配以拔罐，主要是以此控制出血量，使之达到血出邪尽、血气复行、瘀去痛止的治疗目的。

〔石学敏.石学敏针灸全集［M］.北京：科学出版社，2006：395-397〕

贺普仁：经验方

【选穴】昆仑。

【功效】祛风散邪，通经止痛。

【主治】腿股风。证属肾气虚弱，筋骨失养。常在用力、弯腰或剧烈活动等诱因下，疼痛呈持续性钝痛并有发作性加剧向下窜行，发作性疼痛可为烧灼样或针刺样，常在夜间加剧。弯腰或活动下肢、咳嗽、排便时疼痛加重，休息可减轻。患肢小腿外侧和足背常有麻木及感觉减退。臀肌张力松弛，伸踇趾及屈踇趾肌力减弱，跟腱反射减弱或消失。舌质淡，舌苔白，脉紧。

【操作】用 1.5 寸毫针刺昆仑 1 寸深，平补平泻，留针 30 分钟。

【经验】坐骨神经痛由于邻近病变的压迫或刺激引起，又分为根性和干性坐骨神经痛，分别指受压部位是在神经根还是在神经干。根性多见，病因以椎间盘突出最常见，其他病因有椎管内肿瘤、椎体转移病、腰椎结核、腰椎管狭窄等。干性可由骶髂关节炎、盆腔内肿瘤、妊娠子宫压迫、梨状肌综合征、髋关节炎、臀部外伤引起。中医学认为坐骨神经痛因感受风寒湿邪，或跌仆闪挫，以致经络受损，气血阻滞，不通则痛，病久则筋肉失养，可出现臀肌、大腿肌、小腿肌轻度萎缩、麻木、冷痛、灼热、放射的感觉。

昆仑，乃足太阳膀胱经的经穴。《素问·刺腰痛》中记载："足太阳脉令人腰痛，引项脊尻背如重状，刺其郄中、太阳正经出血，春无见血。"其中郄中是指委中穴，太阳正经则是指昆仑穴。《太平圣惠方》曰："腰痛不能俯仰……灸昆仑穴主之。"又曰："昆仑二穴……主腰尻重，不欲起，俯仰难。"《普济方·针灸门》曰："腰痛，昆仑及委中出血。"临床上，昆仑穴可以治疗多种疾病，尤善于治疗颈肩腰腿痛类疾病，如腰椎间盘突出症、急性腰扭伤、坐骨神经痛、急性踝关节扭伤等疾病。昆仑穴有疏通经络、消肿止痛、强腰壮膝的功效，为临床镇痛要穴。

【验案】鲁某，男，38岁。患者腰痛，疼痛由腰部、臀部和髋部开始，向下沿大腿后侧、腘窝、小腿外侧和足背扩散，持续性疼痛，呈烧灼样或针刺样。夜间更严重，弯腰或剧烈活动麻窜加重，曾在医院拍片检查被诊断为"腰椎间盘脱出""坐骨神经痛"，服药未见效果，经常卧床，生活不能自理，饮食欠佳。面色萎黄，舌苔厚，脉紧。

诊断：筋痹。辨证：肾气虚弱，筋骨失养。

治疗：以上法治疗。

经过5次治疗，腰痛明显减轻，自己骑车来针灸。共治疗7次诸症消失。

〔王红伟，谢新才，王贵春.国医大师贺普仁教我学针方〔M〕.北京：人民卫生出版社，2015：196-197〕

第11节　膝　痛

骨关节炎系由于老年或其他原因引起的关节软骨的非炎症性退行性变，并在关节边缘有骨赘形成，临床可产生关节疼痛、活动受限和关节畸形等症状。膝关节骨关节炎多见于中老年女性，肥胖超重负荷是致病主要原因。本病的病理基础是关节软骨的改变，一般认为由于软骨的磨损超过软骨的修复能力所致，常发生于负重关节，早期于光镜下可见软骨细胞减少，脂肪退行性变和胶原纤维的改变，其后在软骨表面可见多数软化灶，软骨失去光泽，颜色变黄，表面粗糙不平，进而出现裂隙，表面剥落糜烂，引起软骨下骨质暴露，脱落的小碎片可引起滑膜炎症。中医学认为本病是由于年老体虚，气血不足，或因感受寒湿之邪，经脉瘀阻，不能荣养关节所致。膝痛还可见于鹤膝风。鹤膝风为中医病名，系指双膝关节肿大，屈伸不利，表现为腿细膝关节粗大，如鹤之膝状，属痹证之一。西医学认为本病多由关节炎症引起，如风湿性关节炎、类风湿性关节炎、结核性关节炎及大骨节病等。

　　本节收录了石学敏、贺普仁治疗本病的经验方 2 首。石学敏从整体观念出发，采用经穴操作结合耳针疗法共同达到舒筋通络止痛之效果；贺普仁认为本病虚实并存，气血经脉瘀滞不行为著，故非毫针微通所及，必用火针行以温通之法方可取效。

石学敏：经验方

　　【选穴】①耳穴：肝、肾。②膝眼、鹤顶、阳陵泉、阴陵泉、膝阳关、梁丘。

　　【功效】行气活血，疏通经络。

　　【主治】关节有"喀喇"音，走路时感疼痛，休息后好转，久坐久站时觉关节僵硬，走动及放松肌肉可使僵硬感消失。症状时轻时重，甚至每天可有差别。关节肿大常由骨质增生，亦可由少量渗液所致，急性肿胀提示关节腔内出血。病情进展时膝关节活动受限，可引起失用性肌萎缩，甚至发生膝外翻或内翻畸形。

　　【操作】耳针疗法：每穴进针后，施以捻转泻法，每隔 10 分钟施术 1 次，留针 20 分钟左右。

　　膝眼、鹤顶、阳陵泉、阴陵泉、膝阳关、梁丘用经穴操作：膝眼稍向髌韧带内方斜刺 0.5 ～ 1.2 寸，施以捻转泻法 1 分钟；鹤顶直刺 0.3 ～ 0.5 寸，施以捻转泻法 1 分钟；阳陵泉直刺 1 寸，施以提插泻法 1 分钟；阴陵泉直刺 1 寸，施以提插泻法 1 分钟；膝阳关直刺 0.8 寸，施提插泻法 1 分钟；梁丘直刺 1 寸，施提插泻法 1 分钟。诸穴施术后留针 20 分钟。

急性疼痛期：耳针疗法每天 1 次，经穴操作每天 2 次，疗程一般为 2 ～ 3 个月。

稳定期：治疗以经穴操作为主，每天 2 次，耳针疗法可每隔 2 ～ 3 天进行 1 次，疗程稍延长。

【经验】中医学认为人体虽可分为脏腑经络、五官九窍、四肢百骸等器官和组织，但它们都是有机整体的一部分，就耳来说并不单纯是一个孤立的听觉器官，它和脏腑有着密切的关系，当脏腑、肢体发生病变时，可于耳部相应区域找到压痛点，在此痛点予以针刺治疗，通过体表 – 内脏反射起到调整机体结构功能的作用。另外，肝主筋，肝与胆相表里，脾主四肢肌肉，阴陵泉、阳陵泉及膝阳关等穴即属于胆经和脾经腧穴，并配合膝关节局部相关穴位，共同达到舒筋通络止痛之效果。

〔石学敏 . 石学敏针灸全集〔M〕. 北京：科学出版社，2006：397–398〕

贺普仁：经验方

【选穴】鹤顶、犊鼻、阿是穴。

【功效】调达气血，通经活络。

【主治】膝部肿大疼痛、变形，或剧痛或重痛。多伴腰酸无力，形寒肢冷，下肢肌肉瘦削，行走无力，步履艰难。

【操作】均用中等粗细火针，行速操作，不留针，隔天或 3 天治疗 1 次。

【经验】膝者筋之府，屈伸不利，两膝臃肿，内外皆痛，腿细膝粗，患者膝关节肿大，像仙鹤的膝部，所以称鹤膝风。西医称结核性关节炎、骨结核、化脓性关节炎、骨膜炎及关节肿大、积水、变形为特征的关节疾病。鹤膝风多因禀赋体虚，肾阴亏虚，风邪外袭，阴寒凝滞，湿热壅阻，湿流关节。足三阴经亏损，风、寒、湿邪结于经络，血脉阻滞或邪蕴化热，湿热流注关节，引起关节红肿热痛，屈伸不利，膝关节肿大变形，股胫变细，形如鹤膝。该病多由经络气血亏损，风邪外袭，阴寒凝滞而成，致肌肉日瘦，肢体挛痛，久则膝大而腿细，如鹤之膝。又称鹤游风、鹤膝风、游膝风、鹤节、膝眼风、膝疡、鼓槌风。

鹤膝风为难治之症，多经久不愈。由于本病以虚为本，加之风寒湿之邪侵袭，使之气血虚弱而经脉愈加不通。不通则痛，局部失于濡养，形成痼疾顽疴而红肿疼痛。由于本病虚实并存，气血经脉瘀滞不行为著，故非毫针微通所及，必用火针行以温通之法方可取效。若患者年龄较大，肝脾肾三脏亏虚症状明显则可酌情加用肾俞、太溪等腧穴以鼓舞正气，以利祛邪。实践证明，火针温通法对治疗鹤膝风有较好的疗效，值得推广。

【验案】杨某，女，15 岁。右膝关节红肿疼痛 2 年余。1986 年因受寒凉引起右膝关节疼痛，行走不便。以后日渐肿大，局部红润，不能站立及行走，一般裤腿不能穿进。纳差，二便正常。望其右膝肿胀，色紫红，腿不能伸直，关节红肿疼痛处拒按。体瘦，面黄，舌质淡，舌苔薄白，脉细弱。

诊断：膝痛。辨证：风寒袭络，日久化热，气血壅滞不通。

治疗：祛风通络，行气活血，通经止痛。取穴：鹤顶、犊鼻、局部阿是穴。操作：以中等粗细火针，行速操作不留针。隔天治疗1次。

经6次治疗，患者局部疼痛减轻，红肿有所消减，停针观察。半年后复诊，局部肿胀已消，仍有疼痛，但较前明显好转，腿已能伸直，可行走。又以原穴原法火针治疗5次，症状明显缓解。

〔贺普仁.国医大师贺普仁针灸心法丛书·针灸三通法临床应用[M].北京：人民卫生出版社，2014：83-84〕

第12节　足跟痛

　　足跟痛是足跟一侧或两侧疼痛，不红不肿，行走不便，又称脚跟痛，是由于足跟的骨质增生，关节、滑囊、筋膜等处退变引起的疾病，多见于40岁以上的中年人。多因跖筋膜创伤性炎症、跟腱周围炎、跟骨滑囊炎、跟骨骨刺及跟骨下脂肪垫损伤引起，发病多与慢性劳损有关。痛者足难以落地，影响活动。

　　本节收录了贺普仁治疗本病的经验方1首。贺普仁认为本病多属肝肾阴虚、痰湿、血热等因所致，治当补益肾气，活血止痛。

贺普仁：经验方

【选穴】太溪、昆仑、阿是穴。

【功效】补益肾气，活血止痛。

【主治】足跟痛。证属肾气不足，筋骨失养。常见的为跖筋膜炎，多发生在久立或行走后，慢性损伤引起。表现为跖筋膜纤维断裂及修复过程，在跟骨下方偏内侧的筋膜附着处骨质增生及压痛。行走时足跟剧痛，缠绵不愈，遇劳加重。舌质淡，舌苔白，脉弦细。

【操作】用 1.5 寸毫针刺入昆仑、阿是穴 1 寸深，平补平泻，留针 30 分钟。火针点太溪。

【经验】中医学认为，足跟痛多属肝肾阴虚、痰湿、血热等因所致。肝主筋、肾主骨，肝肾亏虚，筋骨失养，复感风寒湿邪或慢性劳损导致足部经络瘀滞不通，气血运行受阻，而造成疼痛。

【验案】田某，男，46 岁。双足跟疼痛伴麻木 2 年余。2 年前原因不明发现左足跟疼痛，行路后加重，未治。约 3 个月后右足跟痛出现，行走困难，最多走几十米。伴有麻木症状，严重时双足不能着地。经西医诊查认为是劳累所致，嘱休息。后经服用中药、针灸等方法治疗效果欠佳。现症见双足跟疼痛，以隐痛为主，尚可行走 200 余米。骑车运动良好，局部伴有麻木。全身一般情况好，纳可，寐安，二便调。望其双足跟无红肿，舌苔白，脉沉细。

诊断：足跟痛。辨证：肾阴不足，经脉不畅，足跟不荣。

治疗：补肾通络，调和气血。取穴：昆仑、太溪、关元、局部阿是穴。操作：昆仑、太溪、局部阿是穴均用火针行温通法，不留针，隔2天治疗1次。关元用灸法，每次灸20分钟。

上法治疗3次后左足跟痛开始好转，治疗5次后双足跟痛明显好转，麻木减轻，右侧足跟好转程度好于左侧。经10余次治疗后，双足跟痛、麻木基本消失，劳动行路恢复正常。

〔贺普仁.国医大师贺普仁针灸心法丛书·针灸三通法临床应用［M］.北京：人民卫生出版社，2014：88〕

第13节　外伤性截瘫

外伤性截瘫是指脊柱由于受外力而导致脊髓损伤部位以下的肢体发生瘫痪的病证。脊柱是由7个颈椎、12个胸椎、5个腰椎、1块骶骨和1块尾骨组成。其中椎间盘、关节和韧带相连接，组成一个完整的脊柱，是人体躯干的支柱，又是负重、运动、吸收震荡和平衡肢体活动的重要结构，此外还有支持和保护内脏和脊髓的功能。在椎管内容纳脊髓，脊髓的被膜有3层，自外向内，依次为硬脊膜、蛛网膜及软脊膜。在脊髓的横切面上，可见其外周为白质，中央为灰质。白质主要是由密集的神经纤维组成，灰质主要由大量的细胞体、树突和神经末梢组成，用以传导运动及感觉，以完成周围神经与大脑信息之间的传递。

本节收录了贺普仁治疗本病的经验方1首。贺普仁以活血化瘀、荣养筋脉为原则治疗本病，主要取腰部华佗夹脊穴为主穴。

贺普仁：经验方

【选穴】腰部华佗夹脊穴、环跳、八髎、天枢、足三里、三阴交、太溪、昆仑、八风。

【功效】活血化瘀，荣养筋脉。

【主治】证属外伤血瘀，阻滞筋脉。脊髓受伤以后所表现的在损伤节段以下继发的完全性弛缓性瘫痪，伴有各种反射、感觉、括约肌功能丧失。有的在损伤平面以下各种感觉均丧失、运动障碍、大便失禁、小便潴留，需待脊髓休克恢复后，感觉才能逐渐出现。有的横贯性损伤，在脊髓休克期消失后，损伤节段以下的运动功能完全消失，但肌张力逐渐增高，反射亢进。部分损伤者在脊髓休克期恢复后可逐步出现肌肉的自主活动，但相当于损害节段所管辖的肌群可表现为张力松弛、萎缩、腱反射消失等。有的患者瘫痪肢体的反射逐渐变得亢进，肌张力由弛缓转为痉挛。有的患者伴高热、无汗、肠蠕动减慢、大便秘结等症状。舌质淡，舌苔白，脉弦细。

【操作】用 1.5 寸毫针捻转刺入腰部华佗夹脊穴、环跳、八髎、天枢、足三里、三阴交、太溪、昆仑、八风，得气后捻 15～30 秒，行捻转泻法，留针 30 分钟。隔天治疗 1 次，10 次为 1 个疗程。

【经验】外伤截瘫如果脊髓损伤后，局部组织充血、水肿，因血运障碍，水肿加重，使脊髓受压更为严重，一般持续 1～2 周。椎管内出血、硬膜外血管破裂出血，由于蛛网膜间隙大，故早期不易引起脊髓受压。髓质内出血，可能造成邻近的神经细胞及神经纤维的破坏，脊髓灰质较白质更易出血，这种出血有时很广泛，可累及上、下数个脊髓节段。骨折、脱位或异物压迫，移位的椎体、碎骨片、突出的椎间盘组织、断裂的弓间韧带或其他异物均可压迫脊髓或马尾神经。

【验案】董某，男，40岁。因煤矿工伤事故砸伤腰部，当时昏迷，急送医院抢救。双下肢瘫痪，肌肉萎缩，右下肢较为明显，膝关节以下感觉消失。食欲不振，睡眠一般，小便潴留，需导尿管排尿，大便失禁。X射线片显示腰2、3、4椎骨折，马尾神经大部分损伤。患者面色萎黄，语声低沉，舌苔白，脉细弦。膝腱反射、跟腱反射、肌力消失。

诊断：外伤性截瘫。辨证：外伤血瘀，阻滞筋脉。

治疗：以上法治疗。

经过3个疗程的治疗，患者拔掉导尿管，大便自解，可以自己走路，基本恢复正常，生活基本自理。

〔王红伟，谢新才，王贵春.国医大师贺普仁教我学针方［M］.北京：人民卫生出版社，2015：200-201〕

第 **5** 章 儿科

第 1 节　急惊风

　　惊风是小儿常见的一种急重病证，临床以抽搐、昏迷为主要症状。其证候可概括为四证八候，四证即痰、热、惊、风；八候指搐、搦、掣、颤、反、引、窜、视。惊风发作时，四证常混同出现，难以截然分开；八候的出现表示惊风已在发作，但惊风发作时，不一定八候全部出现。急惊风是惊风的一种，急惊风来势急骤，以高热、抽风、昏迷为主要临床表现，痰、热、惊、风四证俱备。主要病因包括外感风热、感受疫毒及暴受惊恐；本病病位主要在心肝；病机关键为邪陷厥阴，蒙蔽心窍，引动肝风。

　　本节收录了贺普仁、程莘农治疗本病的经验方 2 首。贺普仁采用"微通法""温通法"治疗小儿急惊风；程莘农创立"程氏改进三才法"，灵活运用，以此治疗小儿急惊风。

贺普仁：经验方

　　【选穴】攒竹、大椎、合谷、太冲。

　　【功效】清热解毒，平肝息风，镇惊安神，开窍。

　　【主治】急惊风。证属脾胃虚弱，湿热下注，虫蚀肛门，以致痛痒。

　　【操作】以毫针点刺穴位，不留针。

【经验】贺普仁教授认为，急惊风的治疗以泄实热之邪、息风止痉为主，取督脉大椎穴泄实热，此穴位于第 7 颈椎棘突下，为手足三阳经与督脉之会穴，功专疏风解表，清热通阳，为治疗热证的主要穴位之一。该穴在清热的同时，还可以通调诸经之阳气，使之郁结消除，脉道通畅，以防热盛气壅，壅而为郁，郁而化热，热盛风动的发生，故大椎穴是治疗急惊风的主要穴位之一。攒竹穴为足太阳膀胱经穴，位于眉头，可安神镇惊以息风。合谷、太冲为四关穴，具有开窍醒神、息风止痉的作用，历来为止抽的常用穴位，以上穴位合用，共同起到清热息风、安神止惊的作用。如临床上见患儿口噤不开，神志不清，亦可加用水沟、十宣等穴，以开窍醒神、止抽。

【验案】马某，女，6 个月。（家长代诉病情）阵发性四肢抽搐 10 余天。检查后被诊断为"脑膜炎"，治疗后热退，抽风止，但 3 天后抽风又作，发作时两目圆睁，口开不闭，上下肢抽动，角弓反张，呼吸急促，痰声辘辘，每天 2～3 次，每次持续约 3 分钟，抽止汗出，深睡不醒，醒后稍进饮食，旋即又睡，大便稀薄，小便正常。面色红润，舌苔白，关纹淡紫，脉细数。

诊断：小儿急惊风。辨证：内有蕴热未尽，日久灼伤津液，引动肝风，夹痰上扰所致。

治疗：清热保津，平肝息风，安神止惊。取穴：大椎、攒竹、合谷、太冲。操作：以毫针点刺穴位，不留针。

一诊后只抽 1 次，较前减轻。二诊后患儿未抽，但睡眠不实，易惊醒。三诊后未抽，以上诸症均消失。四诊后饮食增加，二便正常。

〔贺普仁.贺普仁针灸三通法［M］.北京：科学出版社，2014：201-204〕

程莘农：经验方

【选穴】印堂、水沟、太冲。辨证属外感温热加大椎、曲池、十二井穴；痰热惊风加瘈脉、中脘、合谷、丰隆；惊恐惊风加四神聪、劳宫、涌泉。

【功效】开窍、清热、息风。

【主治】急惊风。证属外感温热、痰热惊风、惊恐惊风。

【操作】患者取仰卧位，使用30号1～2寸针灸针。水沟：向上斜刺0.3～0.5寸，振颤催气，飞旋泻法。十二井穴：直刺0.1寸，飞旋泻法。可点刺放血。瘈脉：横刺0.3～0.5寸，振颤催气，飞旋泻法。四神聪：横刺0.5～0.7寸，振颤催气，飞旋泻法。太冲、劳宫、涌泉：程氏三才法直刺天才0.3～0.4寸，振颤催气，飞旋泻法。印堂：程氏三才法横刺天才0.3～0.4寸，振颤催气，飞旋泻法。曲池：程氏三才法直刺地才1.3～1.5寸，振颤催气，飞旋泻法。大椎：程氏三才法向上斜刺人才0.5～0.8寸，振颤催气，飞旋泻法。中脘、合谷：程氏三才法直刺人才0.5～0.8寸，振颤催气，飞旋泻法。丰隆：程氏三才法直刺人才0.5～0.7寸，振颤催气，飞旋泻法。

【经验】印堂为奇穴，泻之能通督泄热而定惊安神、疏风清热，是治疗抽搐痉挛等动证之常用穴。小儿惊风抽搐发作之前，此处常见色青，为治疗小儿惊风之要穴。水沟为督脉之经穴，可通调督脉，醒脑开窍。太冲为足厥阴肝经之输穴、原穴，风动则摇，肝主风，故泻之可平肝息风。热邪盛者取大椎、曲池以泄热；取十二井穴可清泄诸经之热，并具有启闭开窍之功。痰热重者取中脘、丰隆、合谷调理脾胃、清化痰热，配瘈脉泄三焦经热，镇惊止痉。惊恐惊风者取四神聪以镇静安神，配劳宫、涌泉宁心定志，救急止痉。

〔杨金生.国医大师临床经验实录·程莘农［M］.北京：中国医药科技出版社，2012：200-202〕

第2节 疳 积

疳积是积滞与疳证的并称。积滞是小儿内伤乳食，停聚中焦，积而不化，气滞不行所形成的一种胃肠疾病。以不思乳食，食而不化，脘腹胀满或疼痛，嗳气酸腐或呕吐，大便酸臭溏薄或秘结为临床特征。疳证是由于喂养不当或多种疾病影响，导致脾胃受损，气液耗伤，不能濡养脏腑、经脉、筋骨、肌肤而形成的一种慢性消耗性疾病，临床以形体消瘦，面色无华，毛发干枯，精神萎靡或烦躁，饮食异常，大便不调为特征。古人有"积为疳之母，无积不成疳"之说。可见积滞日久，迁延不愈，进一步损伤脾胃，导致气血生化乏源，营养及生长发育障碍，从而转化为疳证。本病病位主要在脾胃，可涉及五脏，发病无明显的季节性，各年龄段均可罹患，临床多见于5岁以下的儿童。主要病因见于先天和后天两个方面，后天饮食不节，喂养不当，营养失调，疾病影响及先天禀赋不足均可导致本病的发生。西医学的蛋白质-能量营养不良、维生素营养障碍、微量元素缺乏、功能性消化不良等疾病均可参照本节内容辨证论治。

本节收录了贺普仁、程莘农治疗本病的经验方2首。贺普仁利用"强通法"治疗小儿疳积；程莘农创立"程氏改进三才法"，以

"程氏改进三才法"加四缝穴、百虫窝治疗小儿疳积。

贺普仁：经验方

【选穴】四缝。

【功效】调理脾胃，消积化滞，清热。

【主治】小儿疳积，脾胃虚损。

【操作】以小三棱针速刺穴位，挤出少量黄白黏液。

【经验】本病的发生主要责之于脾胃，胃主受纳和腐熟水谷，这一过程相当于饮食物的加工研磨过程；脾主运化是水谷精微的分布利用过程。这两个过程一前一后，相互衔接，任何一个环节停止或消极工作，均会引起本病发生，出现厌食、腹胀、大便不爽、消瘦等症。日久不愈者，还可积滞化热，加重病情。治疗以四缝穴为主，此穴最早出自《奇效良方》一书，穴位居于第2、3、4、5指掌面，近端指关节横纹中点。此穴主治小儿疳积患者。如病情需要，在应用四缝穴的同时，还可以配以脾俞、胃俞、中脘、足三里等穴，但每次选配1～2穴即可，临床可根据病情选穴配伍，不必拘泥。

【验案】王某，男，1岁。（家长代诉病情）厌食半年。患儿半年来厌食，食后腹胀，大便不调，面黄消瘦，毛发稀疏发黄直立，右手经常挖鼻孔，易哭闹，不玩耍。望其形体干瘦，面色萎黄无华。舌苔薄白，关纹色淡，脉细数。

诊断：疳积。辨证：饮食不节，克伤脾胃。

治疗：调理脾胃，消积化滞。取穴：四缝。操作：以细小三棱针，速刺穴位，挤出黄白色黏液。

患儿每周治疗 1～2 次。治疗 2 次后，食欲好转，共治疗 7 次，饮食增加，二便调，毛发、面色恢复正常。

〔谢新才，王桂玲. 国医大师临床经验实录·贺普仁〔M〕. 北京：中国医药科技出版社，2011：186〕

程莘农：经验方

【选穴】 四缝、下脘、脾俞、胃俞、足三里、太白。有虫积者加百虫窝。

【功效】 健脾消积。

【主治】 小儿疳积，脾胃虚损。

【操作】 四缝穴采用挑刺操作。下脘、足三里：程氏三才法直刺人才 0.5～0.7 寸，振颤催气，飞旋泻法，不留针。胃俞、脾俞：程氏三才法向内斜刺人才 0.5～0.6 寸，振颤催气，飞旋泻法，不留针。太白：程氏三才法直刺天才 0.3～0.4 寸，振颤催气，飞旋泻法，不留针。百虫窝：浅刺，不留针。

【经验】 四缝穴是治疗小儿疳积的经验效穴，奇穴有奇效，可消食除积。下脘为任脉穴，亦是足太阴经和任脉交会穴，穴位深处对应横结肠和胃，故有清肠和胃的作用。胃俞属足太阳膀胱经穴，胃之背俞穴，背俞穴是脏腑经气在背部的转输之处，胃为水谷之海，该穴近胃腑，有消谷和胃之效。脾俞属足太阳膀胱经穴，脾之背俞穴，与脾相应，有健脾理气之效。足三里为足阳明经穴，胃的合穴及下合穴。《四总穴歌》言："肚腹三里留。"凡胃肠疾病皆可用本穴治之。太白为足太阴脾经穴，本经五输穴中输穴、原穴。本穴能补益脾土，使其恢复运化之能而消食化积。百虫窝为经外奇穴，治疗虫积效验穴。本穴具有驱虫止痒的功效。

【验案】患儿，男，3 岁半。纳差，腹胀半个月余。自幼纳食一般，惟喜饮袋装牛奶，每天 4 包。患儿体瘦，面黄肌瘦，精神萎靡，纳差，腹胀，大便稀薄，舌淡苔薄白，指纹淡。曾中西医调治近 2 个月效果不佳。粪检未发现蛔虫。

诊断：疳积。辨证：脾胃虚损。

治疗：健脾消积。选穴：下脘、胃俞、脾俞、足三里、四缝、太白。操作：四缝挑刺，其余几穴皆用毫针浅刺不留针。

3 个月后随访，患儿面色红润，其母告之患儿体质量增加，食欲、睡眠均正常。

〔杨金生.国医大师临床经验实录·程莘农［M］.北京：中国医药科技出版社，2012：200-202〕

第 3 节　痄 腮

痄腮，是由腮腺炎时邪（流行性腮腺炎病毒）引起的一种时行疾病，临床以发热、耳下腮部肿痛、疼痛为主要临床特征。中医学称之为痄腮，亦称"时行腮肿""温毒""鸬鹚温"等。本病一年四季均可发生，冬春季易于流行。多见于 3 岁以上儿童，尤以学龄儿童高发。预后一般良好，感染后可获终生免疫，少数患儿可因体质虚弱或邪毒炽盛而见邪陷心肝、毒窜睾腹等变证。本病病因为外感腮腺炎时邪，初期邪犯卫表，表卫失和，则见发热、微恶风寒、头痛等症。邪犯足少阳胆经，循经上攻腮颊，使经脉阻滞，气血不行，故耳下腮部漫肿疼痛；邪毒炽盛，内传入里，则见高热、口渴、腮部肿痛加重；少阳与厥阴互为表里，足厥阴之脉循少腹、络阴器，邪毒较重传入厥阴，故较大儿童可并发少腹痛、睾丸痛；若邪毒内陷心肝，肝风内动，心神蒙蔽，则可出现壮热、神昏、抽搐等危重变证。

本节收录了贺普仁治疗本病的经验方1首。贺普仁善用温通法使火郁发之、驱邪外出来治疗本病。

贺普仁：经验方

【选穴】阿是穴、颊车。

【功效】清热解毒，散结消肿。

【主治】耳下腮部疼痛，伴有恶寒、发热、头痛、呕吐等症，并渐见腮部红肿、咀嚼困难。

【操作】火针点刺。

【经验】本病的发生主要责之于毒热之邪阻遏少阳、阳明经所致，其治疗方法在于通其经络，驱邪外出。贺普仁教授提出了热证用火针的治法，并用之临床，取得满意效果。痄腮病属毒热蕴结，阻遏经络所致，火针速刺之，在于通其经络，使火郁发之，驱邪外出。"病多气滞"，经气阻滞是引发诸病的根源，也是诸病发生后对经络作用的结果，所以气滞既是致病原因又是致病的病理过程和结果。痄腮病之温热时邪流行于自然界，素体经气畅通之人，抵抗外邪而健康生活，素体经气阻滞之人，无力抵御邪气，外邪乘虚而入，使人致病。今痄腮之人，所以患病，一是经络之气阻滞，二是与毒邪强有关，但前者是致病的根本原因。火针治疗痄腮，就是运用了"通其经络"，驱其郁滞，使得火气毒热之邪外出，郁热肿胀得以宣散，故病治愈。

【验案】案 1：张某，男，10 岁。左腮肿痛 2 天。局部发红，压痛明显，咀嚼困难。伴有恶寒微热，口渴咽干，纳差，大便偏干。舌红，苔薄黄，脉弦略数。

诊断：痄腮。辨证：少阳郁热，毒邪内蕴。

治疗：清泻少阳，散结消肿。取穴：阿是穴。操作：以细火针快速点刺肿胀局部，刺 5 针左右。

治疗后，腮部肿痛减轻。每天治疗 1 次，4 天后肿痛消而痊愈。

案 2：刘某，男，7 岁。3 天来高热，两腮肿痛。患者 3 天来持续高热 38.5℃。两侧腮部漫肿无际，胀痛，咀嚼困难，食欲不振，大便干，小便黄赤。望其面赤，咽红，两腮隆起，皮色不变。闻其呼吸急促。舌苔黄，脉滑数。

诊断：痄腮。辨证：感受时疫之邪，毒热壅阻少阳、阳明经络，以致痄腮。

治疗：清热解毒，疏通少阳、阳明经络。取穴：漫肿中心及其周围。操作：以细火针，用散操作点刺漫肿局部。每次 4～7 针。

一诊治疗后，漫肿渐消，体温降至 37.5℃，二诊后肿完全消除，体温降至正常。共治疗 3 次而愈。

〔谢新才，王桂玲.国医大师临床经验实录·贺普仁〔M〕.北京：中国医药科技出版社，2011：301-302〕

第4节 昏厥（小儿休克）

昏厥（小儿休克）是一种常见的危急重症，临床表现为面色苍白、四肢厥冷、出冷汗、呼吸急促、脉搏细、血压下降、尿量减少、精神萎靡、烦躁不安、体温下降等。中医学认为，小儿休克属于"厥证"的范畴。多因阴血亏耗，久病真阴亏耗，或因亡血、大汗、呕吐、过泻、疼痛过度等原因而致阴血大伤，脏腑失于濡养。或外感六淫之邪，入里化热，热毒炽盛，耗伤阴液，阳无阴不生，阴损必及阳，以致阴亏阳损。阳气失于温煦导致厥证。严重者阳气无所依附，虚阳外越而致脱证。或阳气衰微，久病或暴病，伤阳耗气而致阳气大衰，或阴损及阳，阳气亏虚，不能温煦而致厥证。若阳气衰微，阳不附阴而脱，则致脱证。厥证的基本病机是阳气或阴气先衰于下，阴阳之气不相顺接所致。如果病情进一步发展或失治误治，致使元气耗散，阴阳虚损，不能相互维系，终至阴阳离决，则为脱证的基本病机。休克早期为阴阳气衰为主，晚期则元气耗竭，亡阴亡阳。西医学根据引起的原因不同可分为：感染性休克、精神性休克、过敏性休克、心源性休克、手术性休克、低血容量性休克、神经源性休克等。

本节收录了贺普仁治疗本病的经验方1首。贺普仁认为本病发生是由于阴血亏耗，脏腑失于濡养，当以益气养阴、回阳救逆固脱治疗本病。

贺普仁：经验方

【**选穴**】水沟、十宣。

【**功效**】益气养阴，回阳救逆固脱。

【**主治**】阴血亏耗，脏腑失于濡养。

【**操作**】以 1 寸毫针，捻转刺入水沟、十宣，得气后捻 15～30 秒退针，行捻转泻法，不留针。

【**经验**】水沟居口鼻之间，地气通于口，天气通于鼻，本穴可沟通大地之气。人身之任督脉，犹如天地，故本穴可通任督脉。任脉总纳诸阴经，督脉总督诸阳经，督脉又入络脑，其分支和心相联系。若二脉经气失调，阴阳失于交合，就会导致昏迷、晕厥等症。又该穴位于人中沟的上 1/3 与下 2/3 交点处，心脏也大致位于人身上 1/3 处，水沟与心脏相对应，心主神，故水沟有开窍启闭、宁心安神和疏通经络的功效，是临床常用的急救穴。十宣为经外奇穴，位于十指尖端，为经脉经气起始部，有开窍醒神之功，主治昏迷、癫痫、癔症、高热、小儿惊厥。二穴合用可回阳救逆固脱。

【**验案**】留某，男，6 岁。患儿突然昏迷，面色苍白，神志不清，皮肤冷而且湿，双眼凝视，呼吸不均，心率＞160 次／分钟，脉搏细弱而快。患儿有呼吸节律不整，面色苍白，皮肤黏膜发绀，四肢厥冷的危证。

诊断：昏厥（小儿休克）。辨证：阴血亏耗，脏腑失于濡养。

治疗：以上法治疗。

针刺后患儿神志立即清醒，迅速恢复健康。

〔王红伟，谢新才，王贵春.国医大师贺普仁教我学针方［M］.北京：人民卫生出版社，2015：241–242〕

第5节 小儿多动症

小儿多动症，是一种常见的儿童时期行为障碍性疾病。临床以与年龄不相应的注意缺陷、多动冲动为主要特征。本病可归属中医学"脏躁""躁动"，由于患儿智能接近正常或完全正常，但活动过多，思想不易集中，导致学习成绩下降，故又与"健忘""失聪"有关。本病病因主要为先天禀赋不足，后天失于护养、教育不当、环境影响等。其他如外伤瘀滞、情志失调等也可引起。病位主要在心、肝、脾、肾。病机关键为脏腑阴阳失调，阴失内守，阳躁于外。

本节收录了贺普仁治疗本病的经验方2首。贺普仁运用微通法及"宁神定智，调和阴阳"治法来治疗本病。

贺普仁：经验方1

【选穴】攒竹、谚语、大椎、腰奇，百会、心俞、通里、照海。

【功效】宁神定智，调和阴阳。

【主治】小儿多动症。

【操作】毫针刺，用平补平泻法，每天1次，每次留针30分钟，10次为1个疗程。小儿不便留针者，可毫针快刺。

【经验】攒竹为足太阳膀胱经穴，有镇静安神之效，为安神要穴；大椎、腰奇通调督脉，平衡阴阳；譩譆、心俞合用，功善养心定智；通里与照海合用交通心肾；百会位于巅顶，可醒神聪脑。

〔贺普仁.贺普仁针灸传心录［M］.北京：人民卫生出版社，2013：341-342〕

贺普仁：经验方 2

【选穴】百会、攒竹、心俞、譩譆、通里、照海、大椎、腰奇。

【功效】安神宁志，调和阴阳。

【主治】小儿多动症。

【操作】毫针刺，用平补平泻法，每天 1 次，每次留针 30 分钟，10 次为 1 个疗程。小儿不便留针者，可毫针速刺。

【经验】治疗多动症要重视调理气血阴阳，安神宁志。常用穴位中以督脉之大椎穴，以及督脉循行线上的腰奇穴，抑阳而息风。督脉属阳，多动症临床表现以多动多言为主，故为阳盛之证，取督脉阳经之穴以抑制阳盛而达调理阴阳之目的。攒竹为足太阳膀胱经穴，有镇惊安神之功，历来为医家所用安神之要穴。譩譆亦为足太阳膀胱经穴，位居背后第 6 胸椎棘突下旁开 3 寸，是治疗神志病变的效穴，也是贺普仁教授善于应用之穴。以上 4 穴合用，治疗多动症可收到很好效果。

【验案】吕某，男，9 岁。多动多语已 10 个月。患儿 1 年前有外伤病史，头部被击伤，头皮下血肿，经治疗后血肿消失，10 个月前开始，患儿常耸肩搔鼻，挤眉弄眼，手脚易动，上课时精力不集中，做小动作，说话，不团结同学，有时骂人打人，被老师多次留校，学习成绩明显下降。开始时家长误认为孩子淘气，常施以严格管教，但毫无奏效，后经某医院诊断为"进行性抽搐"，又经某儿童医院诊断为"秽语综合征"，经治疗后未见明显效果，经人介绍来此就诊。患儿来就诊时，不自主地搐鼻耸肩、挤眉弄眼。舌淡红、苔薄白，脉细数。

诊断：小儿多动症。辨证：患儿外伤，气血瘀滞，阴阳不调，心肝失养，神魂不安。

治疗：调和阴阳，化瘀通络，宁神安魂。取穴：攒竹、意谵、大椎、腰奇。操作：以毫针刺之，不留针。

患者隔天针治1次。五诊后挤眉弄眼、搐鼻耸肩动作消失；十诊后活动明显减少，较少与同学吵架骂人，自我控制能力增强；十五诊后患儿已能遵守课堂纪律，学习成绩较前提高；二十诊后已基本正常，能团结同学，尊敬老师，按时完成作业。

〔贺普仁. 贺普仁针灸三通法 [M]. 北京：科学出版社，2014：199〕

第6节　小儿麻痹（脊髓灰质炎）

小儿麻痹又称脊髓灰质炎，是由脊髓灰质炎病毒引起的一种急性传染病。流行于春夏季节，5岁以下儿童多见。本病的病因病机可归纳为温热之毒，侵袭肺胃，浸淫筋脉，继而病及肝肾，阴血不足，筋骨失养，痿弱迟缓。临床症状主要有头痛、发热、咽痛、嗜睡、烦躁和肢体疼痛，部分患者可发生迟缓性麻痹。热退后，可有1～6

天的静止期，其后热复起，伴有呕吐、颈项强直、肌肉疼痛，待热退后，发现患儿肢体瘫痪，若累及躯干肌肉或神经等，则预后不良，可后遗肌肉萎缩，关节畸形。

本节收录了贺普仁治疗本病的经验方 1 首。贺普仁运用"三通法"中的微通法以养血活血、濡润肌肉、通经活络来治疗本病。

贺普仁：经验方

【选穴】髀关、阴市、风市、足三里、上巨虚、解溪、内庭。

【功效】养血活血，濡润肌肉，通经活络。

【主治】小儿麻痹。证属湿热炽盛，烧灼津液，筋骨失养。

【操作】患者取仰卧位，使用 1 寸毫针，点刺髀关、阴市、风市、足三里、上巨虚、解溪、内庭。不留针，隔天治疗 1 次。

【经验】小儿麻痹是小儿神经系统的传染性疾病，若治疗不当可使肢体麻痹，严重者可出现关节畸形、肌肉萎缩。贺普仁教授认为本病的治疗越早越好，治疗上以足阳明胃经穴为主，因足阳明经多气多血，取该经穴可养血活血，通调瘀滞；阳明者，五脏六腑之海，主润宗筋，宗筋主束骨而利关节也，故刺该经穴可调五脏六腑之功能，营养筋脉肌肉，加强肢体活动。另针刺足阳明经穴可清热祛湿。

【验案】陈某，女，5 岁。双下肢痿软无力 10 天。（家长代诉病情）患儿两腿软弱无力，不能独自站立约有 10 天。初起时发热，体温达 38.3℃，恶心呕吐，头晕，不思饮食，汗出，大便已有三四天未解，小便黄。热退后即发现两腿发软、发麻，不能站立活动，经某医院神经科诊断为"小儿麻痹"。望诊：面色正常，双腿不能站立，仰卧腿不能高抬，俯卧位时两腿不能屈曲，脚趾不能活动。唇干，舌苔白根厚。

诊断：小儿麻痹。辨证：湿热炽盛，灼烧津液，阳明气血不能濡筋骨、利关节所致。

治疗：以上法治疗。

二诊时双腿好转，自己能站立片刻，且能向前迈一步，仰卧已能抬腿，俯卧时已能屈曲，脚趾稍能活动，食纳乏味，大便正常，取穴同前，点刺不留针。三诊两腿大见好转，已能独立自行数步，脚趾活动较前灵活，食欲、二便好转，取穴同前，点刺不留针。四诊时两腿走路如常，且能跑步，外观无畸形，饮食、二便正常，取穴同前，点刺不留针。1周后复查两腿走路无异常。

〔谢新才，王桂玲.国医大师临床经验实录·贺普仁［M］.北京：中国医药科技出版社，2011：189〕

第7节　小儿弱智

本病由先天禀赋不足，肝肾亏损，后天失养，气血虚弱所致。病位主要在脾肾，可累及心肝。以心脾肝肾亏虚为主，精髓不充，精明之府失养。部分后天性患儿有因瘀血痰浊阻滞脑络，致神明失聪。病因以先天为主，父母双方自身遗传缺陷，精血亏损者，精薄血弱，孕胎禀赋不足，或胎儿期间母亲起居饮食、用药不慎，以致伤及胎元，后天多为产后各种因素导致。以上各种原因可导致患儿心脾气血不足，肝肾阴亏，上不能充髓而养脑，外不能滋养筋骨肌肉，以致精明之府失于聪慧，肢体痿软，智能低于正常同龄儿童。本病虚多实少，少数实证者常因产伤等损及脑府，使瘀阻脑内，或热病后浊邪停滞，窍道不通，心神脑窍失慧。凡西医学之脑发育不全、脑性瘫痪、智能低下等病均可参照本节内容辨证论治。

　　本节收录了贺普仁治疗本病的经验方 1 首。贺普仁运用"三通法"中的微通法以填髓通督、健脑益智来治疗本病。

贺普仁：经验方

　　【选穴】①虚证：百会、四神聪、哑门、心俞、谚谚、通里、照海；②实证：上述穴位加风府、大椎、腰奇三穴。

　　【功效】填髓通督，健脑益智。

　　【主治】小儿弱智。证属虚证之肝肾不足，心脾两虚；实证之痰瘀阻滞。

　　【操作】患儿俯卧位，用毫针快速点刺，不留针。进针要稳准、轻浅、快，即持针要稳，刺穴要准，手法要轻，进针要浅且快。力求无痛，针不可提插捻转。每天针刺 1 次，或隔天 1 次，以 3 个月为 1 个疗程。

　　【经验】本病属虚多实少，主因先天不足，后天失养，故补益先天后天为其大法，辅以益智开窍醒神，本方多采用督脉之穴，总督一身之阳气，充实髓海，健脑益智。膀胱之脉，挟脊抵腰络肾，取心俞和谚谚二穴，开通心窍，镇静安神。足少阴肾经之穴照海，滋补肝肾，取通里，心经络穴，调补心之气血，与照海相配，共奏补益心肾之效，使水火相济，心肾相交。四神聪为典型的健脑醒神之穴，其连于督脉，位于太阳经与肝经之间，故善调一身之阴阳，针之可息风宁神定志。在临床中，当辨证以虚证为主时，取百会、四神聪、哑门、心俞、谚语、通里、照海。少数以实证为主者，则采用扶正与祛邪并举之法，即在虚证选穴的基础上，加上风府、大椎、腰奇三穴。切不可手法过重、泻之过重。

【验案】孙某，男，3岁半。患者足月顺产，幼时并未发现其异常，但至今一直不能行走，仅能说很少话语，吐字不清，无理解力，胆怯怕人，对陌生环境恐惧不安。体质欠佳，易感冒。夜间哭闹，尿床，纳食少，体瘦。舌淡苔薄白，脉沉细。查脑CT正常。

诊断：小儿弱智。辨证：肝肾不足，心脾两虚。

治疗：以上法中虚证治疗。

治疗2个多月后，患者渐能行走，吐字较前清晰，爱说话，性格较前开朗，能识别父母以外的其他人，体质有所改善。

〔谢新才，王桂玲．国医大师临床经验实录·贺普仁〔M〕．北京：中国医药科技出版社，2011：190〕

第8节 小儿夜惊

小儿夜惊是一种睡眠障碍，生理因素和心理因素都可能是导致夜惊出现的原因。小儿夜惊与脏腑功能失调有关，多因受到惊吓，精神刺激，或过度饱食，发生消化不良，或膀胱充盈，或寄生虫，或痰火壅肺，或思虑过度，思多伤脾，或惊恐伤肾，或肝气不舒，胆腑气虚，引起夜惊、心神不宁所致。临床表现为小儿在入睡后突然起坐、尖叫、双目睁大直视，有的还自言自语，别人却听不懂他在说什么，有的孩子会用手摸着嘴，或者手到处乱指，有的孩子甚至下床行走，神情十分紧张、恐惧，而且呼吸急促、心跳加快、面色苍白、出汗，但对周遭事物毫无反应，数秒或数分钟后缓解，继续入睡。这种发作即夜惊。

本节收录了贺普仁治疗本病的经验方1首。贺普仁认为小儿夜惊多为脏腑功能失调、心神不宁所致，取手太阴肺经、手少阴心经、足少阴肾经诸穴可调整脏腑、安神定志。

贺普仁：经验方

【**选穴**】少商、神门、涌泉、百会。

【**功效**】清化痰热，安神定志。

【**主治**】痰热蕴肺，魂不守舍。

【**操作**】以1寸毫针捻转刺入少商、神门、涌泉，得气后捻15～30秒退针，行补法，不留针。百会用灸法。

【**经验**】少商是手太阴肺经的井穴，本穴具有清热凉血、泻血开窍的作用。神门是手少阴心经的原穴，为五输穴之输穴，《黄帝内经》曰："五脏有疾，当取之十二原。"又曰："治脏者，治其输。"心主血脉，心藏神，故心神失养或心火亢盛可取神门穴以补心、清心、镇心安神。涌泉为足少阴肾经的井穴，足少阴肾经上贯肝膈……其支者，从肺出络心，注胸中，故肾与心肝肺经络相连；涌泉有滋肾阴、济心火、平肝阳、清肺热的作用。百会为三阳五会，是足厥阴、足太阳、手足少阳与督脉的交会穴；督脉入络脑，上贯心，脑为元神之府，心主神明，故取百会可安神定志。小儿夜惊多为脏腑功能失调、心神不宁所致，取以上诸穴可调整脏腑、安神定志。

〔王红伟，谢新才，王贵春.国医大师贺普仁教我学针方［M］. 北京：人民卫生出版社，2015：240-241〕

第9节　小儿尿频（膀胱肌痉挛）

小儿膀胱肌痉挛是指膀胱平滑肌或膀胱括约肌痉挛性收缩，无炎症变化。在临床上的表现以尿淋沥、尿频、暂时性闭尿和尿性腹痛为主要特征。多因患儿产生恐惧和紧张感，可以诱发膀胱痉挛，由于膀胱及其括约肌受自主神经支配，在正常情况下，膀胱内积尿相当多时，有感觉神经冲动传入中枢发动排尿反射。如果运动神经失调，脊髓反射失去了抑制作用，会引起无抑制性的神经性膀胱功能失调，逼尿肌痉挛，而发生尿频等症状。中医学认为多为惊恐伤肾所致。《类证治裁》说："惊恐伤神，心虚不安。大惊、卒恐则精神内损，肾气受伤，气陷于下。肾主藏精，肾气损则精气失，只惶惶然不可终日，惕惕然如人将捕之，或有二便失禁。"

本节收录了贺普仁治疗本病的经验方1首。贺普仁认为本病多由肾气虚弱所致，当调补脾肾，健脾益肺，温补肾元。

贺普仁：经验方

【选穴】三阴交、肾俞、关元、中极，气海、足三里、膀胱俞、阳陵泉、太冲、百会。

【功效】调补脾肾，健脾益肺，固摄下元。

【主治】先天不足，肾气虚弱，膀胱失约。小儿遗尿，或伴尿频等症。

【操作】用毫针刺入穴位 0.5～1 寸深，每天 1 次，每次留针 30 分钟，用补法，可灸。

【经验】本病多由肾气虚弱所致，治疗原则是温补肾元，采用关元、中极、肾俞、三阴交、气海等穴补之。三阴交补脾气以调理后天，并可通调肝、脾、肾三经经气。肾司二便，本病以肾虚为本，故取肾脏经气输注之肾俞穴以培补先天；关元、中极穴为任脉经穴，为强壮要穴，中极又为膀胱经募穴，功专助阳，利膀胱，可以温肾固摄。气海、足三里培元固本；膀胱俞以利膀胱；阳陵泉、太冲调气疏肝；百会振奋阳气，升阳举陷。亦可在肾俞、关元加灸，以增强温补肾阳之力。诸穴共奏温补脾肾、固摄下元之效。

〔王红伟，谢新才，王贵春. 国医大师贺普仁教我学针方〔M〕.北京：人民卫生出版社，2015：245-246〕

第 10 节 小儿腹泻（单纯性消化不良）

小儿单纯性消化不良，又称消化性腹泻，是小儿常见病之一，多因乳食不节、喂养不当而引起，一般有持续存在或反复发作的腹痛、腹胀、嗳气、厌食、反酸、恶心、呕吐等消化功能障碍症状，是小儿消化内科最常见的临床综合征。由于小孩的消化器官发育还不完善，消化液分泌也不充足。喂食不当，如喂奶次数过多，喂养的成分不适当，或骤然改变；过早的添加辅食，或喂养不足，引起胃肠功能紊乱；或胃肠道炎症，如婴幼儿吃了被细菌污染的食物，引起胃肠道发炎；或滥用抗生素使胃肠道内菌群失调；或受凉等均可引起消化不良而致病。小儿单纯性消化不良的表现是每天腹泻7到8次，多至十数次，便内含有大量的液体或黏液，大便黄绿色或绿色，带有白色小块，并且有酸臭味，腹部胀气，腹痛，患儿好哭闹，厌食，呕吐。

　　本节收录了贺普仁治疗本病的经验方1首。贺普仁认为本病因素体脏腑虚弱，脾胃不足，饮食不节，喂养不当所致，需补益中土，健运脾胃，以奏止泻之功。

贺普仁：经验方

　　【选穴】足三里（双侧）。

　　【功效】补益中土，和胃止泻。

　　【主治】脾胃虚弱，肠胃失和。小儿消化不良见腹泻，伴腹胀、腹痛、嗳气、厌食、反酸、恶心、呕吐等症状。

　　【操作】用1寸毫针捻转刺入足三里，得气后捻15～30秒，行捻转补法，不留针。

　　【经验】小儿素体脏腑虚弱，脾胃不足，加之饮食不节，喂养不当，致使脾胃运化失调，升清泌浊功能失常，故而出现泄泻、腹胀等。足三里为足阳明胃经之合穴，有通调胃肠之气、通经止痛止泻的作用。采用毫针补法，以补益中土，健运脾胃，奏止泻之功。

【**验案**】穆某，男，2 岁。患儿人工喂养，腹泻 1 个月，用饮食疗法、药物疗法未见好转，大便每天 10 次左右，便内含有大量的液体或黏液，呈黄绿色、蛋花样的稀便，伴有腹部胀气，酸臭味，家人前来要求针灸治疗。患儿舌苔白，腹软，腹部胀气。

诊断：小儿腹泻。辨证：脾胃虚弱，肠胃失和。

治疗：补益中土，和胃止泻。以上法治疗。

三诊，腹泻明显好转，大便次数减少至每天 2～3 次。针刺 2 次，腹泻停止，腹胀消失，痊愈。嘱咐家属注意患儿腹部保暖，不要使胃肠道受寒凉。养成宝宝饭前洗手习惯，注意食物清洁新鲜，多进食易消化食物，避免煎炸等难消化食物，不宜边看电视边进食。

〔王红伟，谢新才，王贵春.国医大师贺普仁教我学针方〔M〕.北京：人民卫生出版社，2015：248-249〕

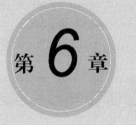

第 **6** 章

五官科

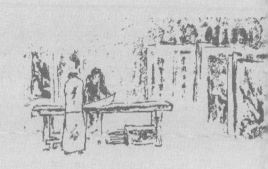

第 1 节　目翳（白内障）

目翳，凡眼内外所生遮蔽视线之目障统称作目翳。目翳指引起黑睛混浊或溃陷的外障眼病，以及病变愈后遗留于黑睛的疤痕。中医学认为该病是由风伤卫表，循经上犯目系；或内外火郁，上炎目系；或肝肾虚损，肾水不足则目失润养所致。临床上常分为风热目翳、肝肾阴虚、气血郁滞等证型。治宜补益肝肾，清热化瘀。

本节收录了贺普仁治疗本病的经验方 1 首。贺普仁运用针刺睛明以通调眼部经脉，促进气血循行，营养眼窍而获效。

贺普仁：经验方

【选穴】睛明。

【功效】益精养血，滋补肝肾。

【主治】①气阴两虚，络脉瘀阻证：视力稍减退或正常，目睛干涩，或眼前少许黑花飘舞，神疲乏力，气短懒言，口干咽燥，自汗，便干或稀溏，舌胖嫩、紫暗或有瘀斑，脉沉细无力。②肝肾阴虚，目络失养证：视物模糊或变形，目睛干涩，头晕耳鸣，腰膝酸软，肢体麻木，大便干结，舌暗红少苔，脉细涩。③阴阳两虚，血瘀痰凝证：视物模糊或不见，或暴盲，神疲乏力，五心烦热，失眠健忘，腰酸肢冷，手足凉麻，阳痿早泄，下肢浮肿，大便溏结交替；舌淡胖少津或有瘀点，或唇舌紫暗，脉沉细无力。

【操作】毫针刺入 1～1.5 寸，不施手法，留针 30 分钟。

【经验】白内障是最常见的老年眼病之一，亦是主要致盲病之一。该病相当于中医学之"圆翳内障"，又名"圆翳""银内障"。贺普仁教授认为中医针刺治疗白内障，越早效果越好，如一旦白色翳障形成，则影响视力，针刺治疗有控制其发展、延缓晶体浑浊等作用。如翳障影响视力严重，仅存光感者，可行金针拨障术。该病多见于老年肝肾不足者，气血不能上荣于目，故针刺睛明通调眼部经脉，促进气血循行，营养眼窍而获效。

【验案】张某，女，80 岁。视力下降近 3 年。近 3 年来双眼视物不清，视力逐渐下降，以致影响家务劳动，经某医院眼科诊断为"早期白内障"，食欲及二便均正常。面黄，舌苔白，脉弦滑。

诊断：白内障。辨证：肝肾亏虚，目失所养。

治疗：以上法治疗。

上方针治 6 次，视力停止下降，又针治 4 次，视力提高，能操持家务劳动。后追访，视力仍正常。

〔贺普仁.贺普仁针灸三通法［M］.北京：科学出版社，2014：327〕

第2节 复 视

复视指注视一物体时看到两个物像，且两物像不重叠，是双眼视觉异常的一种表现。中医学称之为"视一为二症"。中医学认为该病是因肝肾亏损，精髓不足，目失所养所致，以本虚为主，其病位在肝、胆、肾。治宜滋补肝肾，填精益髓，濡养筋脉。

　　本节收录了石学敏、贺普仁治疗本病的经验方 2 首。石学敏治疗中风后伴复视因肝肾真精不足而视物一分为二，治以足少阳胆经穴为主；贺普仁治本病风邪中络证、风痰阻络证、脉络瘀阻证，治以补肝肾、调气血、活血化瘀、补气化浊等以扶正祛邪、通经气、养目窍。

石学敏：经验方

　　【选穴】内关（双）、风池（双）、光明（双）、睛明（双）、阳白（双）、太阳（双）、球后（双）。

　　【功效】滋补肝肾，填精益髓。

　　【主治】肝肾亏损，精髓不足。中风后复视。

　　【操作】内关（双）：直刺 0.5～1 寸，施捻转提插的复式泻法 1 分钟，留针 20 分钟。睛明（双）：患者闭目，左手将眼球推向外侧固定，针沿眶边缘缓缓刺入 0.3～0.5 寸，留针 20 分钟。球后（双）：刺入 0.5 寸，留针 20 分钟。风池（双）：针尖微向下，向鼻尖方向斜刺 0.8～1 寸，施捻转提插针法，以局部酸胀感并向上窜至目眶为度，留针 20 分钟。光明（双）：平补平泻，留针 20 分钟。阳白（双）：平补平泻，留针 20 分钟。太阳（双）：平补平泻，留针 20 分钟。

　　【经验】视一为二症，病在肝肾，肝肾真精不足，而阳光失其主倚，故错乱而渺视为二。本病以本虚为主，病位在肝、胆、肾，光明穴为足少阳胆经络穴，且足少阳经"起目锐眦""至锐眦后"，经脉所过，主治所及。同时，光明穴又是治疗眼疾的要穴。风池穴亦为少阳经穴，可补髓养血、通利眼窍。其中局部取穴的作用能疏通经络、运行气血、濡养经筋以固目系。

〔周萍，石学敏.醒脑开窍结合局部取穴治疗中风后复视33例［J］.山东中医杂志，2011，30（6）：398-399〕

贺普仁：经验方

【选穴】风池、水泉、臂臑、合谷、太冲、肝俞、脾俞。

【功效】扶正祛邪，通经气、养目窍。

【主治】①风邪中络证：发病急骤，目珠偏斜，转动失灵，倾头瞻视，视物昏花，视一为二，兼见头晕目眩，步态不稳；舌淡，脉浮数。②风痰阻络证：眼症同前，兼见胸闷呕恶，食欲不振，泛吐痰涎；舌苔白腻，脉弦滑。③脉络瘀阻证：多系外伤后、脑部手术后或中风后，出现目珠偏位，视一为二，舌暗有瘀斑。

【操作】以毫针刺入穴位。

【经验】复视可由多种疾病引起。本症可结合原发疾病辨证治疗，如证属肝肾两虚，气血不调，治以太冲、水泉补肝益肾，合谷、臂臑调和气血，通调阳明，风池居头枕部，有息风止晕、明目之功，故全方同用，收效颇佳。如是由外伤所致，伤后瘀血阻络，加之患者体弱气虚，痰湿之浊邪蕴于体内，故生纳呆、脘闷等症，其证气虚血瘀，湿浊内蕴，治以肝俞活血化瘀，脾俞补气化浊，臂臑调和阳明气血，三穴共用，扶正祛邪，通经气、养目窍而获效。

【验案】案1：郑某，男，61岁。头晕，复视20余天。20多天前患者突感头晕，视物双影，遮盖一眼即好转，经某医院神经科诊断为"椎基底动脉供血不足""重症肌无力待除外"。既往有高血压病、冠心病，近5～6年病情不稳定。20多年前某医院怀疑"垂体瘤"。吸烟40多年，有空腹吸烟的习惯，每天1包余。食欲好，二便调。面赤，舌红，苔薄白，脉弦细。查体：血压170/110mmHg。

诊断：复视。辨证：肝肾不足，气血不调，不能濡养目系所致。

治疗：补肝益肾，通经活络，调和气血，濡养目系。取穴：太冲、水泉、合谷、臂臑、风池。操作：以毫针刺之，用补法，留针30分钟。隔天针治1次。

初诊后症状减轻，自诉双影减少，时有时无；二诊时加风池穴，针后头晕消失，复视偶然出现，症状明显减轻；六诊后，复视消失，临床痊愈。经随访，数年来病情一直未复发。

案2：李某，女，46岁。视物时重影半年。患者于半年前，头部外伤，后双眼视物时有重影，有时头晕，素日纳呆，脘闷，腹中胀，大便时干时溏。望其身体瘦弱，面色黄，舌暗红，苔薄白腻，舌边齿痕，脉沉细。

诊断：复视。辨证：气虚血瘀，湿浊内蕴，经脉阻滞，目窍失养。

治疗：利湿化浊，行气化瘀，通调经脉，荣养目窍。取穴：肝俞、脾俞、臂臑。操作：以毫针刺之，先补后泻，留针30分钟。

患者隔天针治1次，经治1个月后复视明显减少，2个月后复视消失。

〔贺普仁.贺普仁针灸三通法［M］.北京：科学出版社，2014：329〕

第3节 斜 视

斜视是指双眼注视目标时黑睛向内或向外偏斜的眼病，属于中医学"瞬目""风牵偏视""双目通睛"范畴。类似西医学的麻痹性斜视。中医学认为，本病多因脾胃之气不足，络脉空虚，风邪乘虚侵袭，目系拘急而成；或肾阴亏虚，肝风内动；或外伤，气血瘀滞，经筋弛缓，目珠维系失衡而致。治宜祛风、平肝、化瘀、通络。

本节收录了石学敏、贺普仁治疗本病的经验方2首。石学敏认为治疗应重在祛邪（风）通络，促使气血运行复常，筋肉弛缓有度而使目珠正常转动；贺普仁用通调经气、荣养目窍、调节眼肌为法则治疗本病，应用远端取穴，常取手阳明大肠经、手太阳小肠经穴为主。

石学敏：经验方

【选穴】患侧风池、翳风、太阳、头维、睛明、承泣、外关，眼球附着点之肌腹。

【功效】除风解痉，通络牵正。

【主治】肝阳偏亢，肝阴不足，肝不藏血，目失所养。卒然一眼偏斜于某侧，转动受限，视一为二，伴恶心、呕吐、步态不稳等症。

【操作】风池、翳风（患侧）：向眼球方向斜刺0.5寸，施捻转提插平补平泻手法1分钟，留针20分钟。太阳：向下斜刺0.5寸，施捻转平补平泻法 1 分钟，留针 20 分钟。睛明：直刺 0.5 寸。承泣：直刺 0.5 ～ 1 寸。外关：直刺 0.5 寸，施捻转提插平补平泻手法 1 分钟。

　麻痹眼肌直刺操作：判断准确为某条眼外肌麻痹后，点用局部麻醉剂后，以毫针直刺相应眼肌附着点后约 5mm 处之肌腹，并向眼球后方轻轻推按，带动眼珠轻轻转动 20 ～ 30 次。刺后点抗生素眼药水 1 滴。

　【经验】风牵偏视乃由多种病因导致目珠一侧经络气血不行，邪风入络。筋肉失用，弛缓不收，而健侧筋肉如常，遂致牵引睛珠偏向健侧。石学敏教授认为，本病病因虽多，但一经发病则治疗应重在祛邪（风）通络，促使气血运行复常，筋肉弛缓有度而使目珠正常转动，故取祛风通络要穴风池、翳风为主穴以散风邪、行气血、通目络。睛明、承泣位近眼球，可活气血而振奋筋肉功能。太阳助诸穴活血明目。外关乃八脉交会穴之一，联络阳维脉而交于目锐眦，起平衡眼球内外转动之特殊功效。诸穴合用则气血流畅于眼目，筋肉功能恢复，偏斜复正，诸症得除。

　〔石学敏.石学敏实用针灸学［M］.北京：中国中医药出版社，2009：545-547〕

贺普仁：经验方

　【选穴】听宫、臂臑、水泉。

　【功效】疏通经气，调节眼肌。

　【主治】①禀赋不足证：目珠斜偏向内侧，与生俱来或幼年逐渐形成，或伴目珠发育不良，能远怯近，视物模糊，舌淡红，苔薄白，脉弱。②脉络拘滞证：小儿长期仰卧，或长期逼近视物，或偏视灯光及亮处，眼珠逐渐向内偏斜，全身及舌脉无异常。

【操作】以毫针刺入穴位1寸深，先补后泻。

【经验】治疗本病以通调经气、荣养目窍、调节眼肌为法则，应用远端取穴，常用穴位以手阳明大肠经臂臑穴和手太阳小肠经听宫穴为主。眼为人体之清窍，五脏六腑之精气皆上荣之，十二经脉中有七条经脉行于眼之周围，其他经脉亦通过交接或经别等关系与目相通，故目之能视乃得十二经经气荣养而成，在诸多经脉穴位中，贺普仁教授通过大量临床实践认为"太阳为目上网，阳明为目下网"，手太阳小肠经之听宫穴位居耳前，与手足少阳经交会，不仅通调太阳经气，又可枢转少阳，通经行气，臂臑为手阳明大肠经穴，手阳明经与足阳明经交接，经气相通，阳明经多气多血，循行达于目下，故阳明经为荣养目窍的重要经脉，臂臑穴位居上臂，为临床治疗目疾的经验要穴。

【验案】案1：阎某，女，11岁。左眼斜视半年余。半年前患者因外伤后造成颅底骨折，左耳膜破裂，左眼斜视（斜15°），纳食可，二便调，眠佳。面色黄，舌苔薄白，脉细数。

诊断：斜视。辨证：外伤后瘀血阻滞经脉，目窍失于荣养。

治疗：通经活络，调气血明目。取穴：听宫、臂臑。操作：以毫针刺穴位8分深，先补后泻。

治疗8次后经同仁医院复查视力好转，左眼内斜小于5°。又经1个月治疗后复查，双眼球位置基本正常，原来复视也消失。经追访，疗效稳定，未见异常。

案2：王某，女，5岁。右眼间歇性斜视1年。患儿于1年前，被家人发现在视物时偶有右眼斜视，后去某医院眼科就诊，诊断为"右眼间歇性内斜视"，患儿一般情况好，无不适。舌苔薄白，脉沉细。

诊断：斜视。辨证：先天发育不足，目窍失于荣养。

治疗：疏通经气，调节眼肌，荣养目窍。取穴：臂臑。

操作：毫针刺入 5 分深，予补法。

患儿隔天针治 1 次，并告诫其家长注意患儿休息，勿长时间注视单一方向。针治 10 次后，已很少斜视；针治 15 次后，去医院复查，斜视已消失，临床痊愈。

〔贺普仁.贺普仁针灸三通法［M］.北京：科学出版社，2014：352-355〕

第 4 节　暴盲（视网膜炎）

暴盲是由视衣、目系脉络阻滞，气机郁闭，导致神光离散，而出现视力急剧下降以致失明的内障眼病。类似西医学的多种急性视力障碍眼底病，以及由癔症、脑炎、鼻窦炎、糖尿病、各种中毒及传染病、维生素缺乏等原因引起的眼睛突然失明，以单眼发病为多。中医学认为该病多由暴怒惊恐、气滞血瘀，致目系脉络阻塞；或热邪上壅，肝阳风动，上乘于目，致神光离散；或气血瘀阻日久，视衣、目系脉络闭塞，所致气血俱虚，目窍失荣。中医常见证型有气滞血瘀、肝阳化风、气血两虚等。治宜平肝息风，化瘀通络，补益气血，养血明目。

本节收录了石学敏、贺普仁治疗本病的经验方 2 首。石学敏认为本病是由于心窍闭阻，心神郁逆所致，使用醒脑开窍针操作以醒脑神、启心神，益肾生髓；贺普仁认为本病是由于肝肾不足，脾失健运，肝气郁结，阴虚内热所致，选穴以足少阳胆经为主。

石学敏：经验方

【选穴】以内关（双侧）、水沟、三阴交（双侧）、风池、完骨、天柱（双侧）、太冲（双侧）、睛明（双侧）为主。

【功效】开窍启闭，宣发神气，调神定志。

【主治】心窍闭阻，心神郁逆。左眼对光反射消失，右眼对光反射迟钝，左眼黑矇，右眼雾矇，纳呆，寐欠安，二便调。舌淡红，苔白腻，脉弦细。

【操作】内关（双侧）：捻转提插泻法1分钟，留针20分钟。水沟：雀啄泻法至眼球湿润为度，留针20分钟。三阴交（双侧）：提插泻法，留针20分钟。风池、完骨、天柱（双侧）：捻转补法1分钟，留针20分钟。太冲（双侧）：捻转泻法1分钟，留针20分钟。睛明（双侧）：留针20分钟。头皮针：平补平泻，留针20分钟。

【经验】神为百病之始，百病皆本于神；心藏神，脑为元神之府；神为一切外在活动的表现；凡刺，则先醒其神。醒脑开窍针操作取内关、水沟和三阴交为主穴，以醒脑神、启心神、益肾生髓。

〔寇鹏，石学敏．石氏针操作治疗暴盲验案1例［J］．中华针灸电子杂志，2014，3（1）：27-28〕

贺普仁：经验方

【选穴】睛明、太阳、风池、光明。配穴：肝肾不足配肝俞、太溪；脾失健运配足三里、内关；肝气郁结配太冲；阴虚内热配照海。

【功效】益气养血，明目开窍。

【主治】肝肾不足，脾失健运，肝气郁结，阴虚内热。一眼或双眼视力骤然下降，或视力随病情反复而逐渐下降，可出现视直为曲，视大变小，多伴有眼胀、头痛等症。

【操作】睛明：选用细针，固定眼球，沿眼眶缓慢刺入1寸，严格掌握进针的角度与深度，留针20分钟，出针后用干棉球压迫针孔1～2分钟以防局部皮下出血。太阳、风池：斜刺0.5～0.8寸。风池：针感达眼区。光明：直刺1～1.5寸。

【经验】本方中近取睛明、太阳通络明目；风池、光明属足少阳胆经，不仅泻肝利胆，还可疏导眼部经气。穴位之间的合用可起到相辅相成的作用，如睛明、太阳、风池可清热泻火，凉血解毒；光明、风池、太冲可疏肝解郁，行气活血；风池、光明、足三里、内关、太冲可平肝息风，化痰通络；照海、太溪滋阴潜阳，养肝明目。全方共奏清热凉血、疏肝解郁、平肝息风、活血化瘀、化痰除湿、益气养血、明目开窍之功。

〔贺普仁.普仁明堂示三通［M］.北京：科学技术文献出版社，2011：191〕

第5节 青 盲

青盲是指眼外观正常，视盘色淡，视力渐降，甚至盲无所见的内障眼病。可见于高风内障、暴盲、青风内障等疾病的后期。多单眼或双眼发病，如不及时治疗，最后常导致患眼永久失明。类似于西医学的视神经萎缩，是由多种原因所造成的视神经纤维的退行性病变和传导功能障碍，为一种难治的眼病，西医临床上主要分为下行性、继发性及上行性3类。中医常见证型有肝郁气滞、肝肾不足、脾胃虚弱等。治宜疏肝活血，益气养阴。

本节收录了石学敏、贺普仁治疗本病的经验方2首。石学敏认为视神经萎缩为多种原因导致气血不足、肝肾亏虚，精气不能通达上荣，以致神光耗散而致，因此疏通三阳经穴为首要；贺普仁治疗本病的肝郁气滞证、肝肾阴虚证、气血两虚证、气滞血瘀证，取手阳明大肠经穴为主。

石学敏：经验方

【**选穴**】睛明、球后、承泣、风池、合谷、足三里（双）、三阴交（双）、肝俞（双）、肾俞（双）、太阳。

【**功效**】补气血，益肝肾，通络明目。

【**主治**】肝肾阴亏，肝阳上亢。视力持续下降，双目视物不清，舌红，苔薄白，脉滑。

【**操作**】睛明：直刺0.5～1寸，缓慢进针，施提插平补平泻法，留针20分钟。球后：沿眼眶下缘中、外1/3交界处缓慢进针，针尖斜向内上，进针深度1～1.5寸，施提插平补平泻法，以眼胀、泪出为度，留针20分钟。睛明、球后：不可大幅度提插捻转，留针20分钟。承泣：斜刺0.5～1寸，施捻转平补平泻1分钟，留针20分钟。风池：向对侧眼角斜刺，进针1～1.5寸，施提插平补平泻法，留针20分钟。合谷：直刺1.5寸，施提插平补平泻法，留针20分钟。足三里、三阴交：直刺1.5～2寸，施捻转补法1分钟，留针20分钟。肝俞：斜刺 0.5～0.8 寸，留针 20 分钟。肾俞：直刺 0.8～1 寸，施捻转补法，留针 20 分钟。太阳捻转浅刺，用补法。

【经验】石学敏教授认为视神经萎缩为多种原因导致气血不足、肝肾亏虚，精气不能通达上荣，以致神光耗散而致。因此疏通三阳经穴为首要，睛明为手足太阳经、足阳明经之会穴，球后为经外奇穴，具有疏结、通络、明目之功效。承泣为足阳明经、阳跷与任脉之会穴，风池为手足少阳经与阳维之会穴，肝俞、肾俞可加灸，滋养肝肾、调肝明目。临证可加耳针、穴位注射及其他配穴，在增进视力、改善视野方面，取得良好疗效。

【验案】赵某，男，41 岁。双目视物不清 4 个多月。4 个月前突发视物不清，视力迅速下降，劳累及情绪急躁则甚，查脑 CT 未见异常，现双目仅存光感，视物不清，在强光下，视物可见轮廓，纳可，寐欠安，二便调。神清合作，五官端正，心肺（-），生理反射存在，病理反射未引出。眼底视神经乳头颜色变浅。舌红，苔薄白，脉滑。

诊断：青盲。辨证：肝肾阴虚，肝阳上亢。

治疗：滋补肝肾，活血明目。选穴：球后、阳白、攒竹、睛明、四白、百会、风池，太阳、阳陵泉、光明。操作：球后，沿眶下缘外 1/3 处，眼眶与眼球之间直刺 1.5 寸时可直达视神经，以捻转缓进法进针，其中睛明穴贴眼球侧缘深刺 1.5 寸，不留针；风池，刺向对侧眼眶下缘；阳陵泉深刺 1.5 寸；余穴均捻转浅刺。其中百会、太阳、阳陵泉用补法，风池用泻法，余穴平补平泻，留针 20 分钟。

1 个疗程治疗后，自觉双眼视物较前明显改善，要求继续治疗，又针刺 1 个疗程后，患者已能从事正常的工作、学习，遂告痊愈。

〔石学敏. 石学敏实用针灸学［M］. 北京：中国中医药出版社，2009：549-551〕

贺普仁：经验方

【选穴】百会、睛明、球后、肝俞、肾俞、光明、臂臑、水泉。

【功效】补益肝肾，通经明目。

【主治】①肝郁气滞证：视物模糊，视野中央区或某象限可有大片暗影遮挡；心烦郁闷，口苦胁痛，头晕目胀，舌红苔薄白，脉弦。②肝肾阴虚证：双眼昏朦日久，渐至失明，口眼干涩，头晕耳鸣，腰酸肢软，烦热盗汗，男子遗精，大便干，舌红苔薄白，脉细。③气血两虚证：视力渐降，日久失明，面色无华，唇甲色淡，神疲乏力，懒言少语，心悸气短，舌淡苔薄白，脉细无力。④气滞血瘀证：视神经萎缩见于外伤或颅内手术后，头痛健忘，舌暗红有瘀点，脉细涩。

【操作】百会：平刺 0.5～0.8 寸。睛明：沿眼眶缓慢刺入 1～1.5 寸。球后：沿眶上壁刺入 1 寸左右，补法。肝俞：斜刺 0.5～0.8 寸，补法。肾俞：直刺 0.5～1 寸，补法。光明：直刺 1～1.5 寸，补法。臂臑：直刺 1.5 寸左右，补法。水泉：直刺 0.3～0.5 寸，补法。

【经验】眼为清窍，通五脏之神气，故得五脏之养。五脏有病，皆可经望诊从眼神获悉。五脏中肾为先天之本，五行属水，肝藏血，开窍于目，五行属木。正常情况下，肝目得肾水之滋养，肝血充盈，上荣于目，目得血而能视，如肾水不充，肝木失养，则无血养目，发为青盲。由此可知，肝肾不足是引起本病的主要原因。由于本病多属虚证或虚中夹实，病程大多较长，故选用较多穴位以治此顽证，这与贺普仁教授平日用穴少而精，确实不同，可见用穴无定数，据病情需要，该多则多，该少则少。取睛明、球后局部穴位调理通畅眼部经气，此二穴为治眼病要穴，也是经验效穴，尤其球后穴治此病效果最佳，此穴为经外奇穴，位于眶下缘外 1/4 与内 3/4 交界处。远端取穴以光明、臂臑、肝俞、肾俞、水泉等穴为主，用以补肝益肾，调补气血。臂臑穴属手阳明大肠经穴，阳明多气多血，又因此穴为贺普仁教授临床实践中发现，治疗目疾多获效，故常用之以调补气血而养目。水泉是肾经穴，与光明穴一样也是治疗目疾的常用穴，但二者相比，水泉多用于肾虚目疾，而光明则虚实皆用。除此还常用邻近穴位风池、百会等以治本病。

【验案】案 1：严某，男，7 岁。双目视力下降近 2 年。（家长代诉）患儿自幼身体较虚弱，2 年前开始无明显诱因出现视物不清。外院眼科诊断为"视神经萎缩"，检查视力不足 0.1。治疗后未见明显效果。纳食不佳，夜寐欠安，二便尚调。舌淡，苔薄白，脉沉细略数。

诊断：视神经萎缩。辨证：肝肾不足，气血两亏，目失所养。

治疗：补益肝肾，荣养气血，开窍明目。取穴：百会、睛明、球后、肝俞、肾俞、中脘、光明、臂臑、水泉。操作：同上"操作"项，背俞穴点刺，不留针。除睛明穴不施手法外，余穴用补法。

案 2：田某，男，39 岁。左眼视物不清 2 年，肿痛 1 年。患者于 2 年前，无明显诱因，突发左眼视物不清，经某医院检查，诊断为"眼底出血"，继则又被诊断为"视神经萎缩"，曾经球后注射药物治疗，症状无明显改善。1 年前，左眼出现胀痛，有异物感，视物有黑影，查视力左眼 0.9，右眼 1.5。舌体胖大，苔白腻，脉弦滑。

诊断：视神经萎缩。辨证：气血不足，气滞血瘀，经脉不畅，目失所养。

治疗：补益气血，行气祛瘀，通经止痛。取穴：睛明、球后、攒竹、太阳、臂臑、合谷、太冲。操作：以毫针刺入穴位，除睛明和球后穴外，均用先补后泻法。

患者每周针治2次，治疗8次后，左眼胀痛消失，视物较前清楚，视力检查为1.0。

〔贺普仁．贺普仁针灸三通法［M］．北京：科学出版社，2014：349-352〕

第6节　目痛（急性结膜炎）

急性结膜炎是一种常见的眼科疾病，多由细菌或病毒感染，或化学、物理等因素而致。以显著的结膜充血、黏液性或脓性分泌物为主要特征。俗称"红眼病"，多发于春夏季和秋季。属于中医学的"风热眼""目赤肿痛""天行赤眼"等范畴。中医学认为该病系有外感风热之邪或猝感时邪疫毒，侵袭目窍，火郁不宣；或肝胆火盛，循经上扰；或内外合邪，交攻于目，致经脉闭阻，气滞血瘀。临床上常分为肺胃积热、疫热伤络等证型，治宜疏风散邪，兼以清热，解毒散邪。

本节收录了贺普仁治疗本病的经验方1首。贺普仁认为本病的发生主要是由于毒热壅滞经络，治疗应以清热解毒、凉血为主法。

贺普仁：经验方

【选穴】耳尖、太阳、内迎香、背部痣点、眼睑内侧。

【功效】清热解毒，通络明目。

【主治】毒热壅滞。目睛红赤，眼胞肿起，目痛难忍，眵多黏结，流泪怕光。舌尖红，苔白，脉弦细。

【操作】耳尖、太阳、内迎香、眼睑内侧：锋针速刺穴位放血。背部痣点：锋针挑刺出血加拔罐。

【经验】该病是一种传染性极强的疾病，贺普仁教授认为治疗该病应以清热解毒、凉血为主法，本病的发生主要是由于毒热壅滞经络，以致目窍之浮络红赤肿痛难忍，治疗上侧重于放血泄热，解毒，通调血脉，畅通经气，无论急、慢性结膜炎均适用此法。常用穴为耳尖、太阳、内迎香、背部痣点、眼睑内侧等处，临证时一般挑选 2 ～ 3 处即可。

【验案】案 1：黎某，女，16 岁。双眼痒痛难忍 1 天。游泳后感觉左眼不适，发痒，约 1 小时后，右眼也感到不适，继而双目畏光，流泪，疼痛难忍。纳可，二便调。双球结膜充血。舌红，苔黄，脉数。

诊断：目痛。辨证：风热毒邪，上攻于目。

治疗：清热解毒凉血。取穴：耳尖、太阳。操作：三棱针快速点刺，放血各 3 ～ 5 滴。

治疗后，痒痛减轻，共治疗 3 次痊愈。

案 2：赵某，男，54 岁。左眼红肿疼痛 2 天。2 天前左眼开始发痒目痛，半天后出现目睛红赤，眼胞肿起，目痛难忍，眵多黏结，流泪怕光，曾点氯霉素眼药水无效，故来求诊。舌尖红，苔白，脉弦细。

诊断：目痛。辨证：毒热之邪侵袭，血脉壅滞所致。

治疗：清热解毒，通络明目。取穴：左耳尖、太阳。操作：以锋针速刺穴位放血。

针后患者当即左眼疼痛减轻，可以上班工作，连续针治 3 天，每天1次，左眼痛止，红肿消失，诸症皆愈。

〔谢新才，王桂玲．国医大师贺普仁［M］．北京：中国医药科技出版社，2011：259-260〕

第7节　睑废（眼睑下垂）

　　眼睑下垂是指上睑提举无力、不能抬起，以致睑裂变窄，甚至遮盖部分或全部瞳仁，影响视力的一种眼病。又称"睢目""上胞下垂"，重者称"睑废"。类似于西医学的重症肌无力（眼肌型）、眼外伤、动眼神经麻痹等。中医学认为该病有先天、后天之分，先天禀赋不足，肝肾两虚，或肌腠空疏，风邪客于胞睑，阻滞经络，气血不和，或脾虚气弱，中气不足，筋肉失养，经筋弛缓，均可致胞睑松弛无力而下垂。临床常见证型有肝肾不足、脾虚气弱、风邪袭络等，治宜补肾健脾，疏风通络，调和气血。

　　本节收录了石学敏治疗本病的经验方3首。石学敏治疗本病的治则以益气疏风为主，局部与整体结合，配合捻转补泻手法，取穴经络经筋兼顾，一则近取眼周穴如攒竹、丝竹空、阳白等以疏通眼部经气，二则远取足三里、三阴交培补后天之本，升提眼肌。

石学敏：经验方1

　　【选穴】风池、阳白、太阳、攒竹、四白、合谷、水沟、足三里、三阴交。

【功效】调神健脾，疏筋通结。

【主治】脾失健运，气血不足。眼上睑下垂，晨起轻，夜晚重，面色淡而少华，双眼视物清楚，周身乏力，纳呆，盗汗。舌淡少苔，脉象细而微数。

【操作】水沟：轻雀啄 0.5 分钟，留针 20 分钟。风池：小幅度高频率之捻转补法，留针 20 分钟。阳白、太阳、攒竹、四白、合谷、足三里、三阴交：捻转之补法，留针 20 分钟。

【经验】脾胃为后天之本，脾胃健运，水谷精微得以化生气血而营养周身筋骨肌肉。该病纳呆为脾失健运，面色淡而少华及倦怠乏力均为气血不足。平素盗汗不止，溲赤，属气阴两虚，蕴热于内，合"热则筋纵，目不开"。舌淡少苔为蕴热气血不足之象。石学敏教授取穴经络经筋兼顾，以经筋为主，局部穴位多是额肌、眼轮匝肌及神经血管分布处，以阳明、太阳、少阳经穴为主。足三里既为经筋治疗之远取，亦与三阴交相配，健脾胃、益气血。水沟调神醒志，通利机关，故效如桴鼓。

〔王季良，石学敏．针刺治疗重症肌无力医案 1 则［J］．天津中医学院学报，1994（3）：21-22〕

石学敏：经验方 2

【选穴】攒竹、阳白、丝竹空、百会、风池、合谷、鱼腰。脾虚气弱配足三里、三阴交。

【功效】祛风通络，补脾益气。

【主治】脾肾两虚，血不荣筋。面白无华，眼睑下垂，无力睁开，舌淡红，苔薄白，脉沉细。

【操作】经穴操作：患侧阳白透鱼腰、阳白透攒竹，风邪伤络施捻转泻法1分钟，中气不足，施捻转补法1分钟。丝竹空：向鱼腰方向横刺。风池：斜刺向对侧眼角，进针1～1.5寸，小幅度高频率之捻转补法，留针20分钟。合谷：直刺1.5寸，施捻转补法，留针20分钟。足三里：直刺1.5寸，施捻转补法，留针20分钟。三阴交：直刺1.5寸，施捻转补法，留针20分钟。

皮肤针疗法：采用循经叩刺，眼轮匝肌部位则由上而下，由内而外轻度叩刺，以皮肤潮红、不出血为度，每次5分钟。

穴位注射：药用维生素B注射液2mL，每穴注射0.3mL。

【经验】中医经络学认为眼睑为太阳、阳明所属，与足少阳之经筋关系密切。太阳、阳明、少阳之筋结聚于眼及其四周，共同作用，支配着眼睑的开阖。在五轮学说中，眼睑又统属于脾，如劳汗当风，风邪外袭，筋脉失和或脾虚气弱，不能统摄，肌肉弛纵，则上胞下垂。根据石学敏教授多年经验，本病治则以益气疏风为主，局部与整体结合，配合捻转补泻手法，虚则补，实则泻。一则近取眼周穴如攒竹、丝竹空、阳白等以疏通眼部经气；二则远取足三里、三阴交培补后天之本，升提眼肌。在经穴治疗的基础上，辅以皮肤针疏导风邪结聚，皮肤针叩刺疗法对眼睑局部的皮部行良性持久刺激，以达到鼓动卫气、疏通经络、调整脏腑功能活动、增强眼睑肌肉兴奋的作用，达到治疗目的。

【验案】罗某，男，7岁。右上睑下垂7年。服用六味地黄汤、人参健脾汤、维生素B类无效。患儿形体瘦弱，面白无华，右上眼睑下垂，无力睁开，眼球转动尚灵活，舌淡红，苔薄白，脉沉细。

诊断：上胞下垂。辨证：先天禀赋不足，肾精不充，后天喂养失调，脾胃虚弱，脾肾两虚，气血不和，脉络失养，血不荣筋，而致上胞下垂。

治疗：益肾健脾，活血通络。选穴：攒竹、阳白、太阳、养老、商丘、太溪。操作：攒竹、阳白、太阳，斜刺 0.3 寸，施捻转补法 1 分钟。养老斜刺 0.3 寸，施捻转补法 1 分钟。商丘斜刺 0.3 寸，施捻转补法 1 分钟。太溪直刺 0.3 寸，施捻转补法 1 分钟。均不留针，每天 1 次。

治疗 7 次后，右上眼睑可用力睁开，微露睛；12 次后右上睑可上抬，并有眨眼动作；20 次后，右眼睁开略小于左眼；30 次后恢复正常，临床治愈，经追访 5 年未发作。

〔石学敏．石学敏实用针灸学［M］．北京：中国中医药出版社，2009：547–549〕

石学敏：经验方 3

【选穴】足三里、脾俞、胃俞、睛明、攒竹、鱼腰、四白、极泉、曲池、委中、三阴交。

【功效】健运脾胃，补益中气。

【主治】脾胃虚弱，中气不足。眼睑下垂，眼裂变小，话少懒言，舌质淡，苔薄白，脉细弱。

【操作】足三里：直刺进针 1.5 寸，施捻转补法，针后加艾灸 1～2 壮。脾俞、胃俞：刺向横突，进针 1.5 寸，施捻转补法，令局部酸胀感为度。鱼腰：横刺进针 0.5 寸，施平补平泻法，令眼球胀感为度。攒竹：向鱼腰方向横刺 1.5 寸，施平补平泻法，令眼球胀感为度。睛明：嘱患者闭目，将眼球推向外侧，然后沿眼眶上缘缓慢进针 1～1.5 寸，施小幅度捻转手法，令局部及眼球发胀为度，行针

15分钟将针取下。四白：向下斜刺，进针1寸，施平补平泻手法。极泉、曲池、委中、三阴交，施平补平泻手法。

【经验】眼睑下垂、吞咽困难、四肢无力等属中医学"痿证"范畴，其病机在脾、肾、肝三脏，脾主肌肉，主四肢，眼睑在五轮中为肉轮、属脾，中焦脾胃又为后天之本，生化之本。脾虚不能化生精微则气血不足，四肢百骸失于濡养则肌肉痿弱无力，眼睑下垂。肾主骨，生髓，肾阳虚则四肢不温。肝藏血，主筋，肝血不足，筋脉失养，而致大筋软短，小筋弛长。石学敏教授认为该病症状的核心为"疲倦乏力"。力由气生，而气又来源于脾肾，所以治疗上要以健脾补肾为主，故以足三里补脾益气，三阴交滋补肾阴。治疗上除要根据辨证论治的原则，在健脾补肾的基础上，选用一些安神定志、疏肝理气穴如神门、内关、四神聪、太冲等，可获得显著疗效。

【验案】案1：袁某，男，17岁。双眼睑下垂伴四肢无力半年。双目睁眼困难半年余，晨轻，午后重，某医院神经科诊断为重症肌无力（眼肌型），予新斯的明200mg/d治疗，疗效不显著，现自觉体力下降，四肢无力明显。形体消瘦，发育较差，懒言，语言低微，双眼睑下垂，眼裂变小，眼球活动灵活，四肢肌肉萎缩，肌力减弱，肌张力低下，生理反射均减少，病理反射未引出，舌质淡，苔薄白，脉细弱。

诊断：痿证（眼肌型）。辨证：脾胃虚弱，中气不足。

治疗：健运脾胃，补益中气。以上法治疗。

20次治疗后患者自觉眼睑之重坠感减少。40次后双侧眼睑上提较前有力，眼裂变大。45次后双眼睑及眼球活动基本自如，四肢肌力亦明显恢复，取得满意效果。

案2：刘某，女，27岁。双眼睑下垂2个多月。平素体弱多病，2个月前出现双眼睑下垂，吞咽及发音困难，经某医院诊断为重症肌无力，曾采用新斯的明治疗，效果不佳。现呼吸极度困难，咳嗽无力而窒息，即予气管切开及人工辅助呼吸，并加大新斯的明剂量，后用激素治疗，经治疗病情逐渐好转。1个月后，吞咽及四肢功能基本恢复正常，唯双眼睑下垂恢复较差，伴头痛，胸闷，烦躁。发育正常，营养中等，双眼睑下垂，眼裂变小，四肢肌力正常，腱反射减弱，病理反射未引出，舌质红，苔薄白，脉沉细。

诊断：痿证。辨证：脾胃虚弱，气血不足。

治疗：健脾益气，通调筋脉。选穴：胃俞、足三里、气海、内关、鱼腰、睛明、四白。操作：气海进针1.5寸，施呼吸补泻补法。内关进针1.5寸，施捻转补法。其余腧穴操作同前。

针20次，眼睑沉重感减轻。60次后眼睑上提灵活，胸闷、烦躁等症亦消失，后加服滋补肝肾药效果显著。

〔石学敏．石学敏针灸临证集验〔M〕．天津：天津科学技术出版社，1990：449〕

第8节　眼肌痉挛

眼肌痉挛是指眼周围的肌肉发生不自主地抽搐。中医学认为该病多因情志不畅，疲劳过度，耗伤气血或外感风邪，以致气血不能上荣于目，虚风内动所致。临床常见证型为血虚生风、心脾两虚证。治宜调和气血，疏通经脉，息风止抽。

本节收录了石学敏、贺普仁治疗本病的经验方2首。石学敏治以活血通络、息风止痉，取手足阳明经、少阴经、厥阴经为主；贺普仁多从肝论治，调气和血以调理肝脾。

石学敏：经验方

【选穴】上睛明、攒竹、丝竹空、瞳子、阳白、太阳、鱼腰、四神聪、三阴交、阴陵泉、足三里、太冲。

【功效】滋阴潜阳，息风通络。

【主治】气血亏虚，阴虚阳亢。初时眼睑抽动，发作时眼睑呈痉挛性闭合，睑肌眴动，目睁困难，精神紧张时痉挛加重。舌红少苔，脉弦细。

【操作】上睛明、攒竹、丝竹空、太阳：手法宜轻，得气后加电针并留针20分钟。瞳子、阳白、鱼腰、阴陵泉、足三里：针刺得气后加电针并留针20分钟。三阴交、四神聪：施捻转补法，得气后加电针并留针20分钟。太冲：施捻转泻法，得气后加电针并留针20分钟。

【经验】取手足阳明、少阴、厥阴经中眼睑周围穴位，可疏通经气、舒缓筋急，并通过电针调整神经兴奋性，改善局部营养代谢，加速恢复眼睑部肌肉神经功能。取三阴交、阴陵泉、足三里、太冲以滋阴潜阳、健脾益胃，补后天以治本，兼以平肝柔筋。配合太阳、阳白处刺络拔罐，是取"菀陈除之""治风先治血"之意，可除瘀血、通经络、祛邪气、止痉挛。以达活血通络、息风止痉之目的。

〔周素琴，韩艾，石学敏.针刺治疗眼睑痉挛20例［J］.中国中医急症，2006，15（6）：665-666〕

贺普仁：经验方

【选穴】角孙、合谷、听宫。

【功效】调和气血，疏通经脉，息风止抽。

【主治】①血虚生风证：胞睑振跳不休，或与眉、额、面、口角相引，不能自控，头晕目眩，面色少华，舌淡红，苔薄白，脉弦细。②心脾两虚证：胞睑振跳，时疏时频，劳累或失眠加重，兼心烦失眠，怔忡健忘，食少体倦，舌淡，苔薄白，脉细弱。

【操作】以毫针刺之，留针 30 分钟。

【经验】眼肌抽搐一症又可谓之眼肌痉挛，本病之发生与气血不能上荣于目有关，然眼者为肝之窍，故目病多与肝有关，其治多从肝论治；肌者为脾所主，眼之肌肉及眼睑均属于脾，今眼肌及眼睑抽搐痉挛与脾肝关系最为密切；脾主气，肝主血，调气和血即为调理肝脾。眼肌痉挛虽多有气血损伤之证，然单纯气血损伤不一定发为抽搐，其证必有经脉不畅，经气阻滞，气滞则肝伤，肝伤易风动，而发为此证，故治以合谷调和气血而息风，更兼角孙镇肝，以加强息风止惊之效，听宫为手太阳经穴，有疏外风息内风之效，是治疗目疾的又一经验效穴。

【验案】案 1：张某，男，51 岁。左眼睑痉挛 6 个多月。6 个月前上夜班时，劳累过度，加之思虑问题较多，自感疲劳，夜班工作 2 天后，左侧上下眼睑抽搐，至今已 6 个多月，常有发作，近几天眼睑抽搐频繁发作，极为不舒，故来就诊。既往曾服用中西药，均不效。舌苔薄白，脉弦滑。

诊断：眼肌痉挛。辨证：疲劳过度，耗伤气血，虚风内动。

治疗：调和气血，通经活络，息风止抽。以上法治疗。

患者隔天就诊1次。二诊后，自觉眼部轻松；四诊后，抽搐减少。共针治9次，抽搐已基本停止发作。

案2：王某，女，28岁。双眼睑抽搐、下垂已1年。患者始发于生气后双眼睑下垂、抽搐，渐渐加重，曾于某医院住院治疗1个月，诊断为"双眼睑痉挛"，曾经水针、电针、中药等治疗，均不效。双眼睑不能抬起，右重于左，视物时需用手扶住眼睑，看物时觉胸闷，憋气，眼轮匝肌抽搐，痉挛跳动，晨起症轻，劳累后加重，饮食可，二便调。外观双眼睑闭合。舌苔白，脉滑。查体：血压190/100mmHg。

诊断：眼肌痉挛。辨证：情志不畅，暗耗气血，经脉不畅，目失所养，虚风内动。

治疗：通畅经脉，调气和血，息风止抽。取穴：角孙、听宫、合谷、太冲。操作：以毫针刺之，先补后泻，留针30分钟。

患者隔天针治1次。眼睑基本可睁开，抽搐次数已明显减少，可以上班工作。

〔贺普仁.贺普仁针灸三通法［M］.北京：科学出版社，2014：355–357〕

第9节　胬肉攀睛

胬肉攀睛是指以眼眦部长赤膜如肉，其状如昆虫之翼，横贯白睛，攀侵黑睛，甚至遮盖瞳神为临床特征的外障眼病。胬肉多起于大眦，也有起于小眦或两眦同时发生者，常见于中老年人及户外工作者，男性多于女性，病程进展缓慢，有的静止不发展，有的数月或数年内逐渐向黑睛攀侵，甚至越过瞳神而影响视物。该病相当于西医学的翼状胬肉。中医常分为心肺风热、脾胃实热、心火上炎、阴虚火旺等证。治宜祛风散热，活血化瘀，疏通经络。

本节收录了贺普仁治疗本病的经验方 1 首。贺普仁以火针点烙红肉处治疗本病的心肺风热证、脾胃湿热证、心火上炎证及阴虚火旺证，使胬肉萎缩而消除。

贺普仁：经验方

【选穴】阿是穴（胬肉处）。

【功效】祛风散热，活血化瘀，疏通经络。

【主治】①心肺风热证：胬肉初生，渐见胀起，赤脉密布，多眵多泪，痒涩畏光，舌红苔薄黄，脉浮数。②脾胃湿热证：胬肉头尖高起，体厚而大，赤瘀如肉，生长迅速，痒涩不舒，眵多黏结，口渴欲饮，溲赤便秘，舌红苔黄，脉洪数。③心火上炎证：患眼痒涩刺痛，胬肉高厚红赤，眦头尤甚，心烦多梦，口舌生疮，舌红，脉数。④阴虚火旺证：胬肉淡红，时轻时重，痒涩间作，心烦，口舌干燥，舌红，少苔，脉细。

【操作】以平头火针，点烙红肉处。

【经验】胬肉初起生于白睛，日久可及瞳仁，影响视力。胬肉的生长依赖于眼之气血，气血被胬肉消耗，以致目窍失其所养，而生目涩、视力模糊等症，又因气血上壅，荣于胬肉，故可出现目窍之经络阻滞之证。贺普仁教授以平头火针烙灼胬肉，使其萎缩而消除，胬肉消则目窍之经络恢复正常，气血上荣于目，而能视也。

【验案】案1：杨某，男，59岁。右眼自内眦有肉状胬起3年。发现右眼自内眦有肉状胬起，色红赤，横贯白睛，伴眵多，泪多。舌红苔黄，脉弦数。

诊断：胬肉攀睛。辨证：风热内蕴，气血郁滞。

治疗：祛风散热，活血化瘀。以上法治疗。

治疗4次后，肉状胬起的尖头已退至黑白睛交界处的外面，眵泪大减；治疗8次后，肉状胬起基本消失。

案2：张某，男，28岁。左眼角内胬肉攀睛5年。患者左眼角内胬肉生长已达5年，经常红肿，分泌物多，视物模糊，虽常用眼药水滴眼，但无效。食欲、二便正常。面黄，舌质红，苔薄白，脉滑数。

诊断：胬肉攀睛。辨证：病程日久，火热上炎，气血瘀滞，经脉不通。

治疗：烧灼胬肉，行气活血，通调经脉。取穴：阿是穴（胬肉处）。操作：针刺前先用"丁卡因"滴眼麻醉，以平头火针烧红后在胬肉上烧灼，借火针灼热之力，烧断胬肉生长之根，以阻断气血通路，使胬肉萎缩。火针治疗胬肉攀睛要用特制及有针头的平头针，并需要熟练的手法，施术时的压力不轻不重，恰中黏膜内的小血管，严防伤及角膜，造成不良后果。

患者治疗6次，症减大半。休针1周后，再针6次，视力恢复，胬肉减小90%。

〔贺普仁.贺普仁针灸三通法［M］.北京：科学出版社，2014：343-346〕

第 10 节　眦　漏

眦漏是指从泪窍中渗出脓浊泪液的眼病，又称"漏疮睛""眦漏证"，分为急性和慢性 2 种，类似于西医学的泪囊炎。中医学认为该病多由心脾热邪，蕴蓄日久，上攻内眦，闭塞泪窍，泪不流通，而与风热之邪蕴结成脓；或因风热外袭，引动内火，内外合邪而病。日久不愈者，可致窍络闭阻不通所致。临床常见证型有风热上攻证、热毒炽盛证、正虚邪恋证等。治宜清热搜风排脓，活血通络。

本节收录了贺普仁的经验方 1 首。贺普仁采用祛邪扶正之法搜风排脓、通调窍络、调和气血，使邪去正安。

贺普仁：经验方

【选穴】曲池、合谷、阿是穴。

【功效】搜风排脓，通调窍络，调和气血。

【主治】①风热上攻证：患处红肿疼痛高起，泪多，头痛，恶寒发热，舌红苔薄黄，脉浮数。②热毒炽盛证：患处红肿高起，坚硬拒按，疼痛难忍，红肿漫及面颊胞睑，身热心烦，口干思饮，便秘，舌红苔黄燥，脉洪数。③正虚邪恋证：患处时有小发作，微红微肿，稍有压痛，但不溃破，或溃后瘘口难敛，面色㿠白，神疲乏力，舌淡苔薄，脉细弱。

【操作】以毫针刺曲池、合谷，留针 30 分钟，以火针速刺睛明穴附近之病灶处 3 针许。

【经验】贺普仁教授采用祛邪扶正之法，取曲池、合谷、阿是穴既能搜风排脓，又可通调窍络，调和眼区气血，二者标本兼顾，使邪去正安，效果满意。

【验案】赵某，女，26 岁。双目流脓泪 5 年。大约 8 年以前，患者从事翻砂工作，工作环境灰尘、铁粉飘扬，时有灰尘入于眼中，双眼常有泪出，2 年后症状加重，眼中有时作痒，眼内角有脓性泪液流出，视力有时模糊，曾去眼科检查，诊断为"慢性泪囊炎""泪道不畅"，建议手术治疗。现患者双眼流脓泪，视力下降，纳可，二便调。望其形体瘦小，眼窝发青，眵多，眼睑不红肿。舌苔白，舌边齿痕，脉细涩。

诊断：泪囊炎。辨证：患者素体虚弱，风邪及尘土侵入目窍，阻遏泪道，以致邪毒脓液稽留日久不愈，发为此病。

治疗：搜风排脓，通调窍络，调和气血。以上法治疗。

患者每周针治 3 次。针 3 次后，脓泪已消失；针 8 次后，患者双眼已流泪极少，大致恢复正常。

〔贺普仁.贺普仁针灸三通法［M］.北京：科学出版社，2014：340-341〕

第11节 针 眼

针眼是指胞睑边缘生疖，形如麦粒，红肿痒痛，易成脓溃破的外障眼病。又名土疳、土疡、偷针、睑腺炎。素体虚弱，或有近视、远视及不良卫生习惯者，常易罹患。针眼相当于西医学的睑腺炎，是化脓性细菌侵入眼睑腺体而引起的一种急性炎症。中医常分为风热客睑、热毒壅盛、脾虚夹实等证。治宜扶正祛邪，清热解毒，消肿止痛。

本节收录了石学敏、贺普仁治疗本病的经验方 2 首。石学敏认为该病治宜清热散结；贺普仁认为本病宜疏风明目，清热泻火，取三棱针放血简单有效。

石学敏：经验方

【选穴】攒竹、鱼腰、耳尖。

【功效】清热散结。

【主治】内有蕴热，郁阻热结。眼睑缘有麦粒样大小疖肿，疖肿上部有小点状白色脓包，结膜充血，内眦有少许分泌物。舌红苔薄白，脉浮数。

【操作】攒竹、鱼腰、耳尖：三棱针点刺放血 4～5 滴。

【经验】石学敏教授认为该病因内有蕴热，上蒸于上胞，使眼胞郁阻热结，而生疖肿。治宜清热散结。

【验案】许某，女，25 岁。左上眼睑缘睑腺炎 3 天。3 天前左上眼睑缘发痒，继之出现麦粒样肿物，结膜摩擦痛，赴医院就诊，予氯霉素眼药水及四环素软膏外用，无效。左上眼睑缘外 2/3 处有麦粒样大小疖肿，按之不动，疖肿上部有小点状白色脓包，结膜充血，内眦有少许分泌物。舌红苔薄白，脉浮数。

诊断：针眼。辨证：内有蕴热，上蒸于上胞，使眼胞郁阻热结，而生疖肿。

治疗：清热散结。以上法治疗。

经治 1 次，肿消，治疗 2 次后诸症缓解而愈。

〔石学敏. 石学敏针灸临床集验［M］. 天津：天津科学技术出版社，1990：447〕

贺普仁：经验方

【选穴】耳尖、耳背静脉。

【功效】疏风明目，清热泻火。

【主治】脾胃蕴热，风热相搏：睑缘局限性红肿硬结，伴有痛感，或伴有口渴、便秘。舌边尖红、苔黄，脉滑。

【操作】耳尖、耳背静脉：三棱针放血 3 ～ 5 滴。

【经验】贺普仁教授认为该病因脾胃蕴热，或心火上炎，复外感风热，积热与外风相搏，瘀结于眼睑所致，治宜疏风明目，清热泻火，取三棱针放血简单有效。

【验案】案 1：钟某，女，50 岁。左眼上睑红肿 2 天。2 天前晨起发现左眼痒痛，眼睑红肿，有硬结，自服牛黄上清丸无效，且眼睑局部肿胀加重，伴小便黄，大便干。望其左眼睑局部红肿，局部有一硬结。舌苔黄，舌边尖红，脉滑。

诊断：针眼。辨证：脾胃伏火，风热相搏。

治疗：清热泻火，疏风散结。取穴：患侧耳尖。操作：三棱针快速刺入，放血 3 ～ 5 滴。

针刺 1 次，麦粒状局部红肿稍减，疼痛减轻。治疗 2 次而愈。

案 2：魏某，男，26 岁。左眼上眼睑红肿 3 天。3 天来红肿加重，疼痛亦甚。纳可，二便调。望其左眼上眼睑已有硬块及脓头凸起。耳背上部静脉瘀血明显，色暗。舌淡红，苔薄黄，脉浮数。

诊断：针眼。辨证：风热上扰。

治疗：疏风散热。取穴：耳背上部静脉。操作：三棱针放血 5 滴。

治疗 1 次即溃脓而愈，局部未留疤痕。

〔谢新才，王桂玲. 国医大师临床经验实录·贺普仁〔M〕. 北京：中国医药科技出版社，2012：262〕

第 12 节　天行赤眼

　　天行赤眼是指外感疫疠邪毒，白睛暴发红赤，点片状溢血，能迅速传染并引起广泛流行的外障眼病，可伴有头痛发热、四肢酸痛等症。又名"天行赤热""天行赤目"等。多见于夏秋季，可相互传染，造成暴发流行，常双眼同时或先后发病。类似于西医学由病毒引起的流行性出血性结膜炎。中医学认为该病因疫疠邪毒突然外袭，客于肺经，或兼肺胃积热，内外合邪上攻于白睛所致。临床常见证型有肺经风热、热毒炽盛等。以祛风清热为基本治法，内外兼治。严重者局部兼用抗病毒滴眼液滴眼。

　　本节收录了贺普仁、程莘农治疗本病的经验方 3 首。贺普仁认为疏风散邪、清热凉血、泻火解毒、消肿止痛为本病治则，善于远近穴位配合治疗；程莘农认为少阳、阳明、太阳经脉均上达眼部，故取此三经穴位以疏风清热，泄肝胆之热。

贺普仁：经验方1

【选穴】耳尖、攒竹、风池、合谷。外感风热配曲池、少商；肝胆火盛配太冲、侠溪。

【功效】疏风散邪，清热凉血，泻火解毒，消肿止痛。

【主治】外感风热，肝胆火盛。一眼或双眼突然痒涩，灼热疼痛，畏光流泪，或眵多黄稠，或仅有少许眼眵，胞睑红肿疼痛，白睛红赤肿胀，或有点状、片状出血。外感风热兼有头痛发热恶风，舌淡、苔薄黄，脉浮数；肝胆火盛伴有口苦烦热，便秘溲赤，舌红苔黄，脉弦滑。

【操作】攒竹、耳尖、少商：三棱针点刺放血。风池：向鼻尖斜刺0.5～0.8寸，使针感向眼睛扩散为主，毫针泻法。合谷、太冲：直刺0.5～1寸，毫针泻法。侠溪：浅刺0.5寸，毫针泻法。曲池：直刺1.5寸，毫针泻法。

【经验】方中耳尖穴三棱针放血专治天行赤眼，单眼患病以针患侧耳尖为主，双侧发病，则取双侧耳尖放血，具有清热解毒、疏风散邪、凉血化瘀、消肿止痛之功。风池、合谷泻少阳、阳明之热邪，具有疏风散邪、通络凉血散瘀之功；攒竹以泻太阳、少阳邪热，具有凉血散瘀、泻火解毒、消肿止痛之功。全方共奏疏风散邪、清热凉血、泻火解毒、消肿止痛之效，有主治天行赤眼之功。

〔贺普仁.普仁明堂示三通［M］.北京：科学技术文献出版社，2011：192〕

贺普仁：经验方 2

【**选穴**】耳尖、太阳、背部痣点、内迎香、眼睑内侧。

【**功效**】清热解毒，化瘀通络。

【**主治**】①戾气犯目证：涩痒刺痛，畏光流泪，泪多眵稀，胞睑微肿，白睛红赤浮肿，黑睛翳障，伴头痛发热，鼻塞流涕，舌红，苔薄白，脉浮数。②肝火偏盛证：患眼酸涩疼痛，畏光流泪，视物模糊，黑睛星翳簇生，抱轮红赤，兼口苦咽干，便秘溲赤，舌红苔黄，脉弦数。

【**操作**】三棱针放血。

【**经验**】该病是一种传染性疾病，治疗应以清热解毒、凉血为主法，侧重于放血泄热，解毒，通调血脉，畅通经气，无论急性结膜炎还是慢性结膜炎均适用此法。

【**验案**】黎某，女，16 岁。双眼痒痛难忍 1 天。游泳后感觉左眼不适，发痒，约 1 小时后，右眼也感到不适，继而双目畏光，流泪，疼痛难忍。纳可，二便调。望其双球结膜充血。舌红苔黄，脉数。

诊断：天行赤眼。辨证：风热毒邪，上攻于目。

治疗：清热解毒，化瘀通络。取穴：耳尖、太阳。操作：三棱针快速点刺，放血各 3～5 滴。

治疗后，痒痛减轻，共治疗 3 次痊愈。

〔贺普仁.贺普仁针灸三通法［M］.北京：科学出版社，2014：334-335〕

程莘农：经验方

【**选穴**】睛明、太阳、风池、行间、合谷。风热证配外关；肝胆火旺证配太冲。

【**功效**】疏风清热，清肝利胆。

【**主治**】风热证：目赤肿痛，羞明流泪，眵多而目难开。兼见头痛，发热，脉浮数。肝胆火旺证：目赤肿痛，畏光流泪，眵多而目难开，口苦，烦热，大便秘结，脉弦滑。

【**操作**】睛明：嘱患者闭目，医者左手轻推眼球向外侧固定，左手缓慢进针，紧靠眶缘直刺人才0.5～0.7寸，不捻转，不提插（或只轻微地捻转和提插），出针后按压针孔片刻，以防出血。太阳：患者用拇指由前额向外捋3次，然后用拇指同食指揪起太阳穴处皮肤，用三棱针点刺使出血，挤出10滴左右即可。合谷、外关：程氏三才法直刺人才0.5～0.8寸，振颤催气，飞旋泻法。风池：程氏三才法向鼻尖方向刺入人才0.5～0.6寸，振颤催气，飞旋泻法。行间：程氏三才法逆经斜刺人才0.3～0.5寸，振颤催气，飞旋泻法。太冲：程氏三才法直刺天才0.3～0.4寸，振颤催气，飞旋泻法。

【**经验**】程莘农教授认为肝开窍于目，少阳、阳明、太阳经脉均循行达眼部，故取风池、合谷调节阳明、少阳经气以疏风清热。睛明为太阳、阳明经会穴，能宣泄患部之郁热。行间为肝经荥穴，能引导厥阴经气下行，以泄肝热。太阳邻近患部，点刺出血，可以泄热消肿。配外关可宣散风热、清利头目。

【**验案**】叶某，男，42岁。双眼充血发红5天。近2个月以来经常双眼充血发红，有轻度灼热感，微痛，微痒不舒，有时流泪，初始二目症状较轻，未予重视。发现双目充血与情绪有一定关系，每当情绪不佳时就感觉双目红肿发痒。平素情绪较急躁，易怒。舌边尖红，苔黄，脉弦数。

诊断：天行赤眼。辨证：肝胆火盛。

治疗：清泻肝胆，泻火解毒。取穴：睛明、风池、太阳、合谷、行间、太冲、期门、日月、阳陵泉。操作：毫针操作，采用0.25mm×25mm长毫针。合谷、太冲等穴直刺进针，行泻法，留针30分钟。太阳采用点刺放血疗法，局部常规消毒后，用三棱针点刺放血。睛明取穴方法，让患者端坐位仰首，令患者紧闭双眼，术者以左手拇食指固定患者眼球，右手持针避开血管，直刺睛明2～3分深，每天1次，效佳。

〔杨金生.国医大师临床经验实录·程莘农［M］.北京：中国医药科技出版社，2012：226-229〕

第13节　鼻　塞

鼻塞指鼻腔堵塞，通气不畅，并可影响嗅觉。中医学认为该病是由外感风寒、肺热复感风邪及鼻渊、鼻息肉所致。大抵鼻之为病，除伤风鼻塞之外，皆由火热所致，临床常见证型有外感风寒、肺火乘鼻。治宜宣肺散寒或清解。

本节收录了石学敏、贺普仁治疗本病的经验方3首。石学敏认为伤风鼻塞治宜祛风宣肺通窍，风邪袭肺、肺气不宣、肺窍不利者，治以疏风清热、宣肺通窍；贺普仁认为上迎香为治鼻病之经验有效穴，通天是专治各种鼻病的要穴。

石学敏：经验方1

【选穴】大椎、肺俞、风池、迎香。

【功效】祛风宣肺通窍。

【主治】伤风鼻塞。突发鼻塞、流涕、鼻痒、喷嚏。伴发热、恶寒、头痛等全身症状。

【操作】大椎：三棱针点刺3～5点，再用闪火法拔罐，令出血5～10mL。肺俞：进针0.5寸，施捻转补法1分钟，再留针20分钟。风池：向对侧眼球方向斜刺1～1.5寸，施捻转泻法1分钟，再留针20分钟。迎香：向内斜刺0.3～0.5寸，施捻转泻法1分钟，再留针20分钟。

【经验】伤风鼻塞即急性鼻炎，其发病常在正气虚弱即机体免疫力低下时，感受风邪，即病毒侵犯人体，使肺卫失宣，肺开窍于鼻，肺窍闭塞而发病。故治疗以祛邪通窍为主。大椎穴为手足三阳经与督脉之会，督脉主一身之阳，具有扶正、清热之功。现代研究表明针刺大椎穴可提高机体免疫力，增强白细胞对病菌的吞噬能力。风池为足少阳经与阳维脉之会，有疏风解表、祛邪利窍之功。肺俞居足太阳膀胱经，主一身之表，具有宣肺之功。迎香夹鼻，为通鼻窍之效穴。

〔石学敏．石学敏实用针灸学［M］．北京：中国中医药出版社，2009：504-505〕

石学敏：经验方 2

【选穴】攒竹、迎香、合谷、大椎。

【功效】疏风清热，宣肺通窍。

【主治】风邪袭肺，肺气不宣，肺窍不利。鼻窒时轻时重、反复发作，经久不愈，甚则嗅觉失灵，舌红苔薄，脉弦细而数。

【操作】攒竹：向下斜刺 0.3 ～ 0.5 寸，施捻转泻法 1 分钟。迎香：向内斜刺 0.3 ～ 0.5 寸，施捻转泻法 1 分钟。合谷：直刺 1 寸，施捻转泻法 1 分钟。大椎：三棱针点刺放血。

【经验】鼻窒即鼻塞，中医学认为该病因饥饱劳役所伤，脾胃发生之气不能上升，邪害空窍，故不利而不闻香臭。由此可见，鼻窒一证实为本虚标实之证。肺脾气虚为本，邪留鼻窍，阻塞不通为标。风邪袭肺，肺气不宣，肺窍不利。风邪客久化热，而阻塞孔窍，窒而不通而发为本病。故治疗以宣肺、散邪、通窍为法。攒竹穴为足太阳膀胱经之穴，居鼻窍上方，足太阳经主一身之表，施捻转泻法可散邪通鼻窍。配手足阳明经交会穴迎香，其当鼻唇沟中，夹鼻窍，具有通鼻窍之功，为治鼻塞之效穴。合谷为手阳明经之原穴，手阳明经与手太阴经相为表里，其脉又上夹鼻孔，合谷、迎香可疏调手阳明经气，清泄肺热而通窍。大椎为手足三阳经与督脉之会，主一身之表，主一身之阳，点刺放血而达泄热益气之功。四穴相伍，共奏泄热、散邪、通窍之功，而使鼻塞治愈。

【验案】齐某，男，48 岁。鼻塞不通 5 年。患者 5 年前感冒后遗留鼻塞，自觉鼻孔不通气，经常用口呼吸，平时使用萘甲唑啉、鼻通、麻黄碱等药物滴用，暂缓一时，经久未愈，而来请针灸治疗。

形体如常，鼻腔黏膜轻度充血，分泌物少，黏膜干燥，舌红苔薄，脉弦细而数。

诊断：鼻窒。辨证：风邪袭肺，肺气不宣，肺窍不利。

治疗：疏风清热，宣肺通窍。以上法治疗。

经针1次后，觉鼻已通气，但数小时后如故。继续治疗5次后，鼻窍已通，可闻气味，不用口呼吸，但有短暂不通现象。针15次后，鼻气已通，鼻腔潮润，诸症消失而愈。

〔石学敏.石学敏实用针灸学［M］.北京：中国中医药出版社，2009：508-510〕

贺普仁：经验方

【选穴】上迎香、通天、肺俞、脾俞、合谷、外关、列缺、足三里。

【功效】健脾益气，行滞通窍。

【主治】肺脾气虚，邪滞鼻窍。感冒后遗留鼻塞反复发作，时轻时重，倦怠乏力，面色少华，气短自汗。舌质淡，苔薄白，脉细弱。

【操作】上迎香：点刺出血。通天：旋转泻法。肺俞、脾俞、合谷、外关、列缺、足三里：毫针刺之，留针30分钟。

【经验】贺普仁教授认为上迎香为经外奇穴，位于鼻翼软骨与鼻甲的交接处，为治鼻病之经验有效穴。通天位于头部，上通天气，天气通于肺，肺气通于鼻，又因太阳膀胱经通于鼻窍，太阳主开，故其经穴有宣通鼻窍、并胰祛邪的作用。鼻之疾患多因感受风寒风热所致，故可取通天开肺气，通鼻窍，祛外邪，所以通天是专治各种鼻病的要穴。

【**验案**】李某，女，35 岁。主诉：鼻塞数年。数年前因感冒后遗留鼻塞反复发作，时轻时重。平素倦怠乏力，易于感冒，气短，自汗，稍动汗出尤甚。面色少华，舌质淡，苔薄白，脉细弱。

诊断：鼻窒。辨证：肺脾气虚，邪滞鼻窍。

治疗：健脾益气，行滞通窍。以上法治疗。

治疗 1 次后病情好转，连续治疗 5 次后，鼻塞得到明显缓解。后因工作繁忙终止治疗。

〔谢新才，王桂玲.国医大师临床经验实录·贺普仁［M］.北京：中国医药科技出版社，2012：271.

第 14 节　鼻　渊

鼻渊是指以鼻流浊涕、量多不止为主要特征的鼻病。临床主要症状为鼻塞、嗅觉减退，鼻流脓涕量多，可见于一侧，也可双侧发生，伴有头痛或头昏，疼痛发作可有一定规律性。类似于西医学的急、慢性鼻窦炎。该病有虚证、实证之分，实证起病急，病程短或可伴有恶寒发热、头身不适等全身症状，虚证病程长，缠绵难愈。中医学认为该病多为肺、胆、脾三经热盛，蒸灼鼻窍所致，故常分为肺经风热、肝胆郁热、脾胃湿热、肺气虚寒、脾气虚弱等证。宜内外兼治。该病急性者多为热盛所致，分别采用疏风清热、清泄胆热及清脾泄热等治法；慢性者以肺脾两脏虚损为主，治以补益脾肺为要。外治常用利湿消肿、排脓除涕、芳香通窍的药物滴鼻、吹鼻，或药物灌注。

本节收录了石学敏、贺普仁、程莘农治疗本病的经验方 3 首。石学敏认为本病肝胆火盛，热势上炎者宜清泻肝胆，通利清窍；贺普仁治疗本病外感风热、少阳郁热、脾经湿热、肺气不足、脾气虚弱等证，临床宜以清热宣肺、调和营卫、通利鼻窍为治则，随证加减治之；程莘农认为热郁于肺、失于宣降而发本病，治宜宣肺祛风，清热通窍，取手阳明经穴为主。

石学敏：经验方

【选穴】风池、迎香、合谷、行间。

【功效】清泻肝胆，通利清窍。

【主治】肝胆火盛，热势上炎。鼻流大量浊涕，有秽气，伴有头痛、鼻塞、嗅觉减退。舌红苔黄，脉弦数。

【操作】风池：向对侧眼球方向斜刺1～1.5寸，施捻转泻法1分钟，留针20分钟。迎香：向内斜刺0.3～0.5寸，施捻转泻法1分钟，留针20分钟。合谷：直刺1寸，施捻转泻法1分钟，留针20分钟。行间：直刺0.5～0.8寸，施捻转泻法1分钟，留针20分钟。久病不愈者可用小艾炷灸印堂、百会、上星、迎香等穴。

【经验】鼻渊一证的发生，历代医家论述颇多。因肺开窍于鼻，有因风寒袭肺、蕴而化热、肺失宣肃，而致鼻窍壅塞；或因肝胆火盛上犯清窍所致者。故方用风池，风池为胆经与阳维之会，有疏风清热、清泻肝胆之功。迎香为阳明经穴，阳明经与太阳经互为表里，二经循行皆上夹鼻孔，可疏调阳明经气，宣泄肺热而通鼻窍，为治鼻渊的要穴。合谷为手阳明大肠经之原穴，配迎香可共奏泄热之功。行间为足厥阴肝经的荥穴，有清泄肝经实热之功。诸穴配用共奏清热泻肝通窍之功。

【验案】史某，男，37岁。鼻流脓涕3年。患者嗜烟酒、辛辣之品，性情急躁易怒，3 年前因感冒后遗有流涕，渐至加重，时有鼻塞不通。涕流黏稠，色黄兼脓，腥秽难闻，伴头痛，口苦胁痛，经服消炎解毒等中西药物治疗不愈，来针灸治疗。鼻颏部有压痛，语带鼻音稍重浊，涕浊色黄，有秽气，舌红苔黄，脉弦数。

诊断：鼻渊。辨证：肝胆火盛，热势上炎。

治疗：清泻肝胆，通利清窍。选穴：风池、迎香、合谷、行间。操作：风池向对侧眼球方向斜刺 1 ～ 1.5 寸，针感循头至额中，施捻转泻法 1 分钟。迎香，向内斜刺 0.3 ～ 0.5 寸，施捻转泻法 1 分钟。合谷直刺 1 寸，施捻转泻法 1 分钟。行间直刺 0.5 ～ 0.8 寸，施捻转泻法 1 分钟。每天 1 次，每次留针 20 分钟。

经针刺 2 次后涕减，变稀薄。4 次后涕清色白，涕量减少，鼻可嗅味，头痛止。针 10 次后，诸症消失，痊愈。

〔石学敏.石学敏实用针灸学［M］.北京：中国中医药出版社，2009：347-348〕

贺普仁：经验方

【选穴】迎香、上星、合谷、印堂、列缺。①外感风热配大椎。②少阳郁热配外关、阳陵泉。③脾经湿热配曲池、中脘。④虚证配气海。

【功效】清热宣肺，调和营卫，通利鼻窍。

【主治】①外感风热：涕黄量多，鼻塞，嗅觉减退，伴发热恶寒、头痛胸闷，舌红苔黄，脉浮数。②少阳郁热：涕黄浊黏稠，鼻内肿胀，头痛及患部疼痛剧烈，伴发热、口苦咽干、烦躁，舌红苔黄，脉弦数。③脾经湿热：涕黄浊量多，鼻塞重而持久，嗅觉丧失，伴有头痛头晕，脘胁胀满，舌红苔黄腻，脉濡。④肺气不足：涕白黏，鼻塞，嗅觉减退，鼻内淡红肿胀，头晕头胀，形寒肢冷，气短乏力，舌淡苔白，脉缓。⑤脾气虚弱：涕白黏或黄稠，量多鼻塞，肢困乏倦，食少便溏，舌淡苔白，脉缓弱。

【操作】①实证。迎香：捻转之泻法，针尖向上刺入迎香0.5～1寸，留针30分钟。印堂：捻转之泻法，针尖向下刺入印堂0.5～1寸，留针30分钟。上星：斜刺1.5寸，留针30分钟。②虚证。用补法。

【经验】鼻为肺窍，体内蕴热，肺失宣降，经气不畅，以致鼻窍不利而出现鼻塞流涕症状。鼻窍位居面部中央，手阳明大肠经"上夹鼻孔"，足阳明胃经"下循鼻外"，督脉沿前额下行鼻柱。由此可见，鼻窍除与肺关系密切外，在经脉循行方面，与手足阳明经、督脉关系密切。本方中取局部穴位大肠经的迎香和督脉循行线上的经外奇穴印堂，可调局部经气，通利鼻窍。远端穴位以手阳明经之合谷清阳明热，肺经列缺宣降肺气。同时根据辨证加用穴位，共起到清热宣肺、调和营卫、通利鼻窍的作用。

【验案】某患者，女，29岁。鼻塞流涕5～6天。病初起时，发热恶寒，鼻塞流涕，喷嚏阵作，经服药后发热恶寒消失，但仍鼻塞流涕，前额疼痛，纳食差，二便调。舌苔略黄，脉弦细。

诊断：鼻窦炎。辨证：风邪袭肺，稽留未去，鼻窍不利。

治疗：疏风宣肺，通经调气，利窍。取穴：印堂、迎香、合谷。操作：以毫针刺之，用泻法，留针30分钟。

患者诊治1次后，即觉鼻窍较前通利。二诊后，诸症消失。

〔贺普仁.普仁明堂示三通［M］.北京：科学技术文献出版社，2011：194；谢新才，王桂玲.国医大师临床经验实录·贺普仁［M］.北京：中国医药科技出版社，2012：272〕

程莘农：经验方

【**选穴**】列缺、合谷、鼻通、印堂、迎香。

【**功效**】宣肺祛风，清热通窍。

【**主治**】热郁于肺，失于宣降。鼻塞不闻香臭，时流浊涕，色黄腥秽，或兼有咳嗽，头额隐痛。舌红，苔薄白而腻，脉数。

【**操作**】列缺：程氏三才法向上斜刺天才 0.3 ～ 0.4 寸，振颤催气，飞旋泻法。合谷：程氏三才法直刺人才 0.5 ～ 0.8 寸，振颤催气，飞旋泻法。鼻通、印堂、迎香：程氏三才法向内上方横刺天才 0.3 ～ 0.4 寸，振颤催气，飞旋泻法。

【**经验**】程莘农教授认为热郁于肺，失于宣降，热邪上壅于鼻，则鼻塞；热邪灼津则为痰为涕，故时流浊涕，色黄腥秽；肺气不降，故上逆为咳；肺胃热盛，上扰清窍，则头额胀痛。列缺宣肺气，祛风邪，手阳明经与手太阴经相表里，其经脉上夹鼻孔，故取合谷、迎香以通调手阳明经气，清泄肺热。印堂邻近鼻部，鼻通位于鼻之两侧，二穴有通鼻窍、清鼻热的作用。

【**验案**】钟某，女，24 岁。鼻渊病史 2 年。鼻塞重而持续，鼻涕黄浊而量多，不辨香臭，头晕头重，头痛以前额较重，伴有神疲倦怠，脘闷纳呆，舌红苔黄，脉滑数。

诊断：鼻渊。辨证：脾胃郁热。

治疗：健脾胃，祛湿热。取穴：列缺、合谷、鼻通、印堂、迎香、足三里、三阴交。操作：泻法，留针 20 分钟，期间每隔 10 分钟行针 1 次，每天 1 次。

4个疗程后涕止鼻通而愈。

〔杨金生.国医大师临床经验实录·程莘农〔M〕.北京：中国医药科技出版社，2012：236-238〕

第15节 鼻 衄

鼻衄，即鼻出血。可由鼻病或全身多种疾病使脏腑功能失调引发，鼻部外伤亦常引起鼻衄。常单侧发病，亦可双侧发病，可为间歇性反复出血，或为持续性鼻出血。出血量多少不一，轻者仅擤鼻涕或回缩涕中带血，严重者，血涌如泉，鼻口俱出，甚至可出现休克。临床常见证型有肺经热盛、胃热炽盛、肝火上逆、心火亢盛、肝肾阴虚、脾不统血等。治宜清热泻火，凉血止血。

本节收录了石学敏、贺普仁治疗本病的经验方2首。石学敏认为其病机为血不循经、溢于鼻窍，故治宜理血止血为要；贺普仁治疗本病善用火针，认为有通经调气之功，又可利用火针之烧灼堵塞出血。

石学敏：经验方

【选穴】风池。

【功效】益气，统血，止衄。

【主治】气机冲逆，统藏失司，迫血妄行，鼻衄不止。鼻出血反复发作，色红量多，面黄无华，舌淡，脉芤。

【操作】风池（双侧）：均向对侧眼球方向刺入 1 ～ 1.5 寸，施捻转补法，使针感达鼻咽部，患者鼻咽部有堵胀不适感，至鼻出血止后再继续捻转 1 分钟，留针 20 分钟。

【经验】鼻衄一证为多种疾病的一种症状。中医学认为其病机为血不循经、溢于鼻窍。故治宜理血止血。风池穴为足少阳胆经与阳维脉之交会穴，而阳维脉又合于督脉，督脉循于鼻，针风池穴使针感达病所，施以补法而达到益气摄血止血的作用。

【验案】案 1：沈某，女，50 岁。鼻出血 4 天。患者未婚，患有甲状腺功能亢进。性情急躁，心悸，4 天前夜间突然鼻出血，量多不止，急到医院就诊，于鼻腔填塞纱条止血，返家后 2 小时，血自口内溢出不止，又到部队某医院就诊，考虑后鼻道出血，仍予肾上腺素纱条填塞，注射止血药物，返家后仍间断出血，次日夜间，纱条脱出，鼻腔大量出血，滴药止血不住。面黄无华，焦急病容，鼻血色红，量多，无凝块，出血时如泉涌，舌淡，脉芤。

诊断:鼻衄。辨证:气机冲逆，统藏失司，迫血妄行，逆从鼻出，衄而不止。

治疗：益气，统血，止衄。以上法治疗。当未再出血时，取出纱条。

次日仍未出血又针 1 次，捻转 1 分钟。此后未再出血而愈。

案 2：李某，男，21 岁。突然鼻出血不止 1 小时。喜嗜烟酒，近期过度劳累，出血前 1 小时觉鼻腔干燥，用手指掏摸，突然出血。形体如常，两鼻孔出血不止，色红量多，舌红苔黄，脉弦数。

诊断：鼻衄。辨证：肺胃积热，热灼经脉。

治疗：清热降火止衄。选穴：风池（双侧）。操作：风池向对侧眼球方内刺 1～1.5 寸，施捻转之补法，针感达鼻咽部有堵闷感，捻转至血止，继续捻 1 分钟。治疗 1 次后当时血止，未再发作而愈。

〔石学敏. 石学敏针灸临证集验〔M〕. 天津：天津科学技术出版社，1990：439-441〕

贺普仁：经验方

【选穴】少商、隐白、阿是穴。

【功效】清热泻火，凉血止血。

【主治】体内蕴热，热迫血行。鼻反复出血，头痛，烦闷，大便干燥，小便黄赤，舌质稍紫无苔，脉弦数。

【操作】实证，以火针速刺少商、阿是穴。虚证，以火针刺隐白。

【经验】贺普仁教授治疗该病善用火针。火针有止血作用，尤其是病灶局部速刺，既有通经调气之功，又可利用火针之烧灼堵塞出血，此好似中药三七，既有活血行气之功，又有止血之效能。

【验案】案 1：刘某，女，42 岁。鼻出血 2 次。患者昨日上午突然感到心中不适，继而鲜红的血液从鼻中流出，当即用冷水淋头而血止，下午稍活动后鼻血复出，量多不止，感觉头胀头痛，烦闷，大便干燥，小便黄赤，月经正常。望其面色苍黄，舌质稍紫，无苔，脉弦数。

诊断：鼻衄。辨证：体内蕴热，热迫血行。

治疗：泄热凉血止血。取穴：少商。操作：以中粗火针，点刺少商，用速操作，挤出少量血液。

案 2：张某，男，6 岁。半年来时有鼻血。患儿 1 年来时有鼻

塞，咽部发堵，呼吸不畅，睡眠时张口，后经医院检查发现，双鼻
腔内有腺样体增生，近半年来时有鼻中出血不止，纳可，二便调。
舌苔薄白，脉沉细。查体：双鼻腔内有赘生物。

诊断：鼻衄。辨证：经络不通，气血壅滞，溢出脉外。

治疗：通经活络，调气和血。选穴：阿是穴。操作：以火针速
刺阿是穴，出恶血少量。

患者针后当即觉鼻道通畅，赘生物变小，共针 3 次，赘生物处
变平，鼻塞消失，无鼻衄，临床基本痊愈。

〔贺普仁.贺普仁针灸三通法［M］.北京：科学出版社，2014：
359〕